中医
海外赤子
学术文丛

U0230192

中医
海外赤子
学术文丛

《内经》研习录

王有钧　著

人民卫生出版社
·北　京·

图书在版编目（CIP）数据

《内经》研习录 / 王有钧著. —北京：人民卫生
出版社，2022.11
（中医海外赤子学术文丛）
ISBN 978-7-117-33857-8

Ⅰ.①内… Ⅱ.①王… Ⅲ.①《内经》–研究 Ⅳ.
①R221

中国版本图书馆 CIP 数据核字（2022）第 199898 号

| 人卫智网 | www.ipmph.com | 医学教育、学术、考试、健康，购书智慧智能综合服务平台 |
| 人卫官网 | www.pmph.com | 人卫官方资讯发布平台 |

《内经》研习录
《Neijing》Yanxi Lu

著　　者：王有钧
出版发行：人民卫生出版社（中继线 010-59780011）
地　　址：北京市朝阳区潘家园南里 19 号
邮　　编：100021
E - mail：pmph @ pmph.com
购书热线：010-59787592　010-59787584　010-65264830
印　　刷：三河市宏达印刷有限公司（胜利）
经　　销：新华书店
开　　本：710×1000　1/16　印张：21　插页：2
字　　数：343 千字
版　　次：2022 年 11 月第 1 版
印　　次：2022 年 12 月第 1 次印刷
标准书号：ISBN 978-7-117-33857-8
定　　价：88.00 元

打击盗版举报电话：**010-59787491**　E-mail：**WQ @ pmph.com**
质量问题联系电话：**010-59787234**　E-mail：**zhiliang @ pmph.com**
数字融合服务电话：**4001118166**　E-mail：**zengzhi @ pmph. com**

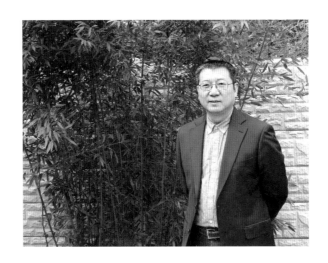

　　王有钧，号穿石斋主人，副主任中医师，毕业于北京中医药大学，在陕西中医药大学附属医院从事临床和教学工作十余年。2006 年旅居英伦，曾任英国中医师学会常务副会长和《英国中医》杂志主编，现任该学会顾问和学术委员会主席。

　　悬壶之余，致力于经典中医理论的还原研究和传统方药理法的发掘整理。反对抽象化和玄化中医理论，主张从天地人的客观规律角度认识中医的阴阳五行概念和法则，并以此为原则重新解读《内经》，发表了多篇研读心得。近年在海外教授《内经》中英文课程，并举办"穿石斋聊《内经》"系列讲座。学术交流邮箱：wyjyz0412@sina.com。

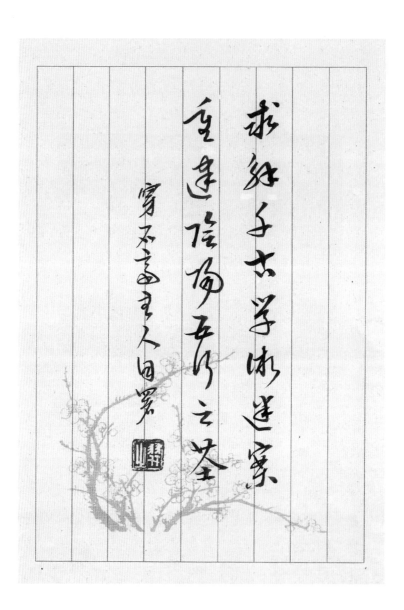

求知乎古学术迷案
重建信仰五彩之金

穿石斋主人曰罢

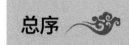

中医海外赤子学术文丛

总序

美国中医学院院长　　　　　　**巩昌镇　博士**

越是民族的，就越是世界的。

中医四十年的海外之路就是这一命题最有力的证明。

呈现在读者面前的这一套"中医海外赤子学术文丛"，是中国改革开放四十年来中医针灸学者在海外传承、创新和融合的结晶，全面反映了一代海外中医人的思考与奋斗、梦想与光荣。

四十年前，国门大开，中国学者走向世界，中医医生也开始走向世界。他们肩负中国最优秀的传统文化行迹天下，走到哪里就在哪里扎根。他们在不同地域、不同国家，服务于不同肤色的民众。从美国的纽约到塞舌尔的维多利亚，从英国的伦敦到巴西的圣保罗，从马来西亚的吉隆坡到南非的开普敦，诊所星罗棋布，遍布寰球，成了当地社会宝贵的医疗财富。除了开业服务，他们还宣传演示，兴办教育，著书立说，推动立法，努力把中医针灸推及各国医学卫生领域。

四十年来，海外中医针灸，一方面，不失传统，克绍箕裘，另一方面，又有所发展，有所创新。传承与创新，相辅相成，尤其是，在异国他乡，针灸这一朵奇葩，经过四十年的发展，终于绽放满枝，熠熠生辉。无怪乎，中国的针灸医生获得了大部分国家的认可，这在众多专业人才中，可谓独占风气，实在是中医走向世界的一个高耸的地标。

"中医海外赤子学术文丛"全面检阅了海外中医针灸学者四十年来的学术成就。"文丛"着力突出四个方面：

第一，传承性。文丛的作者都是中国中医院校培养出来的优秀学子，是祖国医学的直接传承者。他们虽侨居海外，不忘挖掘经典，孜孜矻矻，从经典中寻求智慧，寻求答案，并将经典发扬光大。"文丛"是他们继承传承的一份成绩单。

第二，前瞻性。四十年来，海外中医医生致力于学科交叉地带的创新。"文丛"反映了他们把中医针灸融入新的医学领域的努力，展示了中医全球发展的光辉前景，也必将为祖国医学的繁荣与进步提供重要借鉴。

第三，实用性。"文丛"作者都是临床一线的实战人物。他们日出日落，反复摸索怎样使理论切实可用。丛书记录了许多临床实例，充分体现了理论和应用的紧密相连，为临床医生提供了不可多得的范例。

第四，开放性。"文丛"不拘统一的格式，不受教科书的束缚。丛书每一册都代表着作者的独特个性：一个方剂、一种针法、一个理论、一种学说，都是自己的，不是别人的。丛书包容个性，海纳百川。

四十年前，中国的中医针灸走向世界；

四十年后，海外的中医针灸又回报祖国。

海外的中医针灸是中国的；

中国的中医针灸是世界的。

2017 年 9 月 9 日

于美国明尼波利斯美国中医学院

　　道生一，一生二，二生三，三生万物。万物皆道，人自在道中，愚智贤不肖皆道之象也。浸于道而不已知，此或山中智叟，庙堂贤良；制于道而与道相争，必不能长久者也。医者遵道而养生，不知道安可为大医哉？

　　《内经》者，医道之祖，肇东方医学之基，述形神同治，天地同调之整体医学体系，解万民疾厄，延华夏血脉。其词简理奥，历代贤哲间有述者，析渐明微，颇能发圣心，启后学。然而见于史册者，代不数人。更有兵燹水火，错简讹误，鲁鱼亥豕，诸般灾祸使经义涣漫，知者寥寥。传之当代，虽科学昌明，信息浪涌，然西学独尊，孤求偏信。遂有一叶障目者，居高临下，虚言批评研究，实则寻句栽赃，力求证谬，欲灭我中华医学之道统根基。更见一意孤行者，数典忘祖，叛我杏林，聒噪喋喋，中医学子时有道心为之动摇者，令人扼腕！

　　有志之士，理应尽鼓呼之责。有钧吾友，天性恬淡，意趣高古，才智超群，一心向道，兼收并蓄，多才多艺。青灯素卷，安之若素，不汲汲于名利，不昏昏以糜时。师古而不泥于古，广览后世及当代中西之学，从天文、地理、生物等诸相关科学资料中，反证经典，使读者茅塞顿开，为深受西学影响者指出方便法门。从博杂繁芜的典籍中，反复推证，去伪存真，去粗存精，剖析毫芒。常谓医无分中西，俱在道中，中医宏观所感所述之形上之学，西学假以时日或能窥其"形"而得观，犹如从不同方向登同一座山峰，必有登顶相会之日。古贤之早慧使我等有机会捷足先登，万象了然。弃家传之宝器，拾他人之余唾，东施效颦，不亦惜哉。

　　诚然，现今科学浩荡，传统凋零。科学行政体系，评判标准多附西学。不易与之接轨者，学术研究举步维艰，难有示范激励之用。且红尘滚滚，物欲横流，知命自足者已鲜，恬淡虚无者几无。人云亦云，拼词凑句，皆

"他见"而无"我见"，纸厚而理浅，言多而道泯。唯有道心坚固之有识之士能勘透迷雾，借科技之东风，升发经典研究之生气，所谓善假于物者也。

孔夫子云："朝闻道，夕死可矣！"闻道而后身殒，生亦可无憾矣。古之心系于道者，独立守神，神与道和，身与万物沉浮于生长之门。苟能教化弟子，述以文字，便为人中之圣贤，后世之祖师。

有钧积卅载心血，直溯本源，重现《内经》之自然本意。道显法彰，术施效应。追古圣先贤为岐黄之学传续薪火，圣心备焉。

大作付梓，谨此以贺。

丹心游子黄老后人　陈赞育

于英伦

中医之源，祖推《内经》。《内经》语义艰涩，今人多畏读之。或浅阅而莫信，笑阴阳之不经；或探赜而无门，叹五行之难宗。乐谈现代医学之有验，非议岐黄理法之无征。崇典者呼声式微，主废者言益见重。呜呼！此时势也。某立志习医，专意传统，颠沛转折，已逾三十春秋矣。其间苦于师门难觅，心法难明；痛乎典籍偏废，古训不传。然欲续几熄之焰，光隐没之珠，其岂易哉！因念兹在兹，如痴如醉。昼思夜读，常因梦悟而起记；求得患失，忽若电光以彻心。对文思古，若敬前贤；喜极垂泪，蒙感圣恩。而两鬓飞霜，不觉川逝，积丝成寸，终获斯编。

禅宗大德沩山示弟子云："只贵子眼正，不说子行履。"仆欲缀先圣名言以正医学之法眼，借古哲真知而立仁术之脚跟，求解千古学术迷案，重建阴阳五行之基，故今之所述，唯经是从，略涉旁学，以明大义。然求避拘隘，难免悍肆，欲使近人，或流狎俗。聊奉医士之便览，拟冒大方之一哂。莫敢云发经典之真谛，惟冀助扫医学之初阶。倘能增后学之志趣，勤求古贤之慧论，保之不泯，或幸使达者于岐黄医道多半分知解，并藉将来科学之跃进反求，重新光大先哲天人之学，于愿足矣。

王有钧

乙酉初叙　庚子重订

补曰：原稿名以《穿石斋聊〈内经〉》，言杂俚谑，话枝旁蔓，今斧锯之，庶几以专学术，净辞语，未尽之意，或待后缘。

辛丑仲冬穿石斋

目录

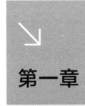

第一章

《内经》说些什么

　　《内经》这部中华古代医典，从形式上看，就是黄帝和他的几位医官谈论医学的对话记录，黄帝是几乎所有篇章里的主角，故曰《黄帝内经》。

耳聪目明的黄帝

　　我们都知道，黄帝是中国上古时期的一位部族首领，与炎帝一起被尊为我们华夏始祖。《内经》开篇第一句就说："昔在黄帝，生而神灵，弱而能言，幼而徇齐，长而敦敏，成而登天。"（《素问·上古天真论第一》）汉代司马迁的《史记·五帝本纪》的记述稍有不同："生而神灵，弱而能言，幼而徇齐，长而敦敏，成而聪明。"赞颂往古时代的黄帝生下来就超群出众，还站不起来的时候就会说话了。弱是柔弱，出生不满七十天为弱。《康熙字典》解释："徇，疾。齐，速也。"就是说黄帝小时候行动敏捷，长大了性情敦厚而又头脑机敏，成年后则耳聪目明。聪和明在古语是分开讲的，听力好谓之聪，视力好谓之明。

　　古文惜字如金，言简意赅，因为在帛和纸发明前，我们的祖先著书立说都要用竹简刻写，著述是很费力的事，所以要把思想落实到文字上，要尽量简明。孔子读《易》，韦编三绝。《灵枢·禁服》篇里，雷公向老师黄帝汇报自己读书的情况，说"旦暮勤服之，近者编绝，久者简垢"，可见那个时代读的就是竹书，雷公研读医学能绝编垢简，是很勤奋的学生。

　　然而，太简洁的文字就给我们的理解造成了困难。比如，《内经》里说黄帝"成而登天"，是什么意思？这个登天显然和后世讲的登天仙游不是一回事，那样理解就不是赞颂的话了，十几岁升天岂不是就夭折了吗？《素问·上古天真论》说："丈夫八岁，肾气实，发长齿更。二八，肾气盛，天癸至，精气溢泻，阴阳和，故能有子。"二八一十六岁，能生育就是成年的标志。既然从情理上讲不是早夭，那是指什么呢？《庄子·德充符》说尧舜"择日而登假"，《庄子集解》注曰："天王登假，此借言遗世独立……若黄帝之游于太清。"登假与登天的意思相同，讲的是内养修为达到神游太虚之境界。

再看司马迁的说法，"成而聪明"，耳聪目明，似乎并不值得专门提出来大事夸奖，其实这个聪明另有含义。《素问·八正神明论》说："神乎神，耳不闻，目明心开而志先，慧然独悟，口弗能言，俱视独见，适若昏，昭然独明。"此处所言目明即不同寻常，众人看不到我能看到，大家糊里糊涂，唯独我看得清清楚楚，他人无法领会的我能领会，很神奇，很玄妙。黄帝的聪明是不是这个明呢？如果是，这是出众的本领，当然值得大书一笔。

《素问·气穴论》，黄帝对岐伯说："夫子之开余道也，目未见其处，耳未闻其数，而目以明，耳以聪矣。"岐伯说："此所谓圣人易语，良马易御也。"这里黄帝虽然在当面夸他的医学老师，但也表明了自己耳聪目明，有能力接受和领悟老师的传授，于是老师也赞扬了他一番。《难经·六十一难》把耳聪目明的本事夸得更高，说"望而知之谓之神，闻而知之谓之圣"，认为望和闻是诊查疾病的上乘功夫，可以用神圣二字称之，不是目明耳聪怎么做得到呢？

三 坟 五 典

据说清代大才子袁子才（袁枚）曾在自己的随园门口挂了一副对联：

此地有崇山峻岭茂林修竹

是能读三坟五典八索九丘

上联是摘天下第一行书王羲之《兰亭集序》的句子，下联摘《左传》的句子，其中就涉及《黄帝内经》。《左传·昭公十二年》记有楚灵王称赞左史倚相的话："是良史也，子善视之，是能读三坟、五典、八索、九丘。"那么到底什么是"三坟五典八索九丘"呢？汉代孔安国《尚书·序》云："伏羲、神农、黄帝之书，谓之三坟，言大道也。少昊、颛顼、高辛、唐、虞之书，谓之五典，言常道也。""八卦之说，谓之八索，求其义也。九州之志，谓之九丘。"基本为后来所接受。古代教育启蒙读物《幼学琼林》说："三坟五典，乃三皇五帝之书；八索九丘，是八泽九州之志。"即本于此。

《三字经》说："自羲农，至黄帝；号三皇，居上世。"三皇五帝，是中国有文字记载的最早的几位君主。伏羲、神农、黄帝，称为三皇；少昊、颛顼（zhuān xū）、帝喾（kù）、尧、舜，称为五帝。三皇之中，伏羲画八卦，神农尝百草，神农也就是炎帝，最古老的中药学著作《神农本草经》就是托神农之名撰写，黄帝就是《黄帝内经》的领衔人物，被推为中国医学的主要创始人。五帝当中，少昊是黄帝的儿子，传位给侄子颛顼。帝喾，曰高辛氏，是颛顼的堂兄弟蟜（jiǎo）极之子，黄帝的曾孙。据记载，帝喾在位七十八年，可谓长寿，清朝的康熙皇帝也不过在位六十一年。《内经》讲"上古之人，春秋皆度百岁，而动作不衰"，应该说帝喾也差不多做到了。尧乃帝喾之子，封于陶地，后又改封于唐地，所以尧又称陶唐氏，舜帝姓有虞氏，所以《千字文》讲"推位让国，有虞陶唐"，就是指的尧禅让帝位给舜，舜帝又禅位给禹的故事。据说天下九州就是颛顼划定的，秦代使用的颛顼历也是自颛顼时代确立的，是古四分历，特点是每年 365 又 1/4 天，四年闰余加 1 天，《内经》里的历法也是四分历。

虽然孔安国的序被很多学者认为是假的，我们说无论其真假，这种解读非常有道理。近年因清华大学受捐的一批战国竹简的面世，导致对《古文尚书》真伪这一学术疑案再起争论。古代的战乱不断，天灾人祸毁灭了太多的古籍典册，《内经》能流传到今天，实属中医学之大幸，我们后来人要知道珍惜，并努力通解其学而传之，才对得起先人。

被称为三坟之一的黄帝之书就是《黄帝内经》。另外，《礼记》有句话说："医不三世，不服其药。"有人解释为医家要父子相承三代作医生，即有祖传的经验，才能相信他的医术。明代翰林学士宋濂在《赠医师葛某序》一文里解释为"古之医师，必通三世之书""非是三者，不可以言医"。唐代孔颖达《礼记正义》早就说明白了："三世者，一曰《黄帝针灸》；二曰《神农本草》；三曰《素女脉诀》，又云《夫子脉诀》。"《黄帝针灸》就是《灵枢》，《素问》和《灵枢》合起来就是《内经》。不管三坟也好，三世之书也好，都表明《黄帝内经》这部书的重要性，是不可不通的医学经典。根据学者们的考证，《内经》的内容大致产生于战国到汉初这段时期，成书于汉代，不止一次经战乱散佚，后世有所增补。虽为托古之作，但它保留了很多先秦的医学资料，是中国医学最早的一次全面总结。

六合之内和内传心法

现在，我们来探究一下《内经》的命名。

经者，义也，道之常也，也就是道理、定则的意思。古代的重要著作都被称为经，如四书五经、十三经等，能被称为经的书都是阐述真理或表述规范的著作，也就是经典。

"内"的基本词义很平常，就是和外相对而言。具体到《内经》，最浅近的理解，内是指人体之内，即该书讲的是人体内部的生命和疾病规律。《内经》认为人体生命的核心是五藏（脏）及以五藏为基础的阴阳五行系统，五藏也叫"五中"，也就是"五内"。更进一步讲，这个内，还应该有内在心传的意思，《难经》说"以外知之曰圣，以内知之曰神"。联系前面引述过的道理，这个神需要慧然独悟，俱视独见，昭然独明，可以说，这个内在心传不是一般人可以理解和实践的，非有相当高的天赋，耳聪目明的资质不可。说得再广一些，这个内不仅限于人体之内，还可以扩大到天地之间。《素问·生气通天论》说："夫自古通天者，生之本，本于阴阳。天地之间，六合之内，其气九州、九窍、五藏、十二节，皆通乎天气。"六合就是前、后、左、右、上、下六个方向，代表整个空间。天人通应的思想是《内经》的基本医学思想之一，如果把对"内"字的理解局限于人体内部，就不如理解为人身在天地之间、六合之内的生命规律来得深刻。

刘向在《汉书·艺文志·方技略》里除了列有《黄帝内经》之外，还列有《黄帝外经》《扁鹊内经》《扁鹊外经》《白氏内经》《白氏外经》等医经，都早已失传。从形式上讲，内和外也是上古对著作的分卷法，好比上册、下册。从内容上看，我们可以参考唐代大经学家颜师古的观点："内篇论道，外篇杂说。"

《素问》和《灵枢》

现在《黄帝内经》的通行本由两部书组成，即《素问》和《灵枢》，也合称为"灵素"。唐代王冰整理的《素问》是后世的通行本，千余年来，授学不衰。他在整理本的序中说："班固《汉书·艺文志》曰：'《黄帝内经》十八卷。'《素问》即其经之九卷也，兼《灵枢》九卷，乃其数焉。"也有考证说《灵枢》原来叫《针经》，至于其中的真伪及沿革，是另外一门考据和版本的学问，在此不赘。

"素问"的意思，前人有不同的解释，马莳等认为是关于医学的平常问答。因为素的原义是未加染色的白色丝帛，引申为本原、朴素而不加修饰。还有一种解释，根据唐代杨上善曾将另一版本的《素问》命名为《黄帝内经太素》，认为"素"是强调其本始之意。太素一词出于《列子·天瑞》："昔者圣人因阴阳以统天地。夫有形者生于无形，则天地安从生？故曰：有太易，有太初，有太始，有太素。太易者，未见气也；太初者，气之始也；太始者，形之始也；太素者，质之始也。"描述的是宇宙生成的过程。太易就是虚无，是空；太初有气，无中生有，乃是一；太始有形，阴阳两分，为有象可见；太素有质，则为有体可触，是三生万物。人之存在，已经是在太素有质的层面，所以讨论人的生命规律的这部著作叫《黄帝内经太素》。

我们觉得今人范登脉的解释更为贴切，即"素"就是自然朴素的意思，就是道的样子，素问就是问道，太素就是大道。他举例说，唐代大书法家怀素，字藏真，素和真是同义词，而道亦称真。并引颜师古语"言阴阳五行，以为黄帝之道也，故曰泰素"。且古文献多见"道素"之辞，可以为证。我们说，元代医家刘完素字守真，也可作为一例。《素问》第一篇《上古天真论》的"天真"也是"道素""天道"的意思。

"灵枢"的字面解释，就是神气的运转枢纽。清代医家章虚谷《灵素节注类编·自序》引宋代理学家朱熹的话说："天以阴阳五行化生万物，气以成形，而理亦赋焉。以其在天名理，赋物名性，同出异名，无非一灵而已。一灵乘气化以成形质，凡有血气者，皆有知觉也。惟人为万物之灵，禀阴阳五行之全气，故配天地为三才。"对灵字的含义加以解析。清代汪讱庵《素问灵枢类纂约注·自序》有一句话："上古圣人，作为医术，用以斡旋气运，调剂群生。"正好可以看作是对"灵枢"的准确诠释。斡旋气运是中枢的功用，调剂群生则是救护生灵的同义语。

师生问对论医道

《黄帝内经》是黄帝和他的医官大臣们谈论医道的记录，其中与岐伯的对话最多，占大部分篇章。在《素问》里也有和鬼臾区、雷公的对话，在《灵枢》里，还有和伯高、少师、少俞的问答。岐伯又被称为天师、夫子，他是黄帝请教医道的老师。天师是指得道的高人，通晓天地之道，可以为人之师，道教里常用这个词，如东汉在龙虎山修道的张道陵即被称张天师。鬼臾区虽也被称为天师，但地位没岐伯高。何以见得呢？《五运行大论》里岐伯对他的评论可以证明："天地动静，五行迁复，虽鬼臾区其上候而已，犹不能遍明。"说鬼臾区虽然也算高明的了，但火候还差一些，不能完全明了天地阴阳五行变化的道理。

对岐伯，黄帝是很尊敬的，如在《素问·五运行大论》里描述："黄帝坐明堂，始正天纲，临观八极，考建五常，请天师而问之。"明堂是古代建筑学的名词，就是正房大厅。八极就是八方，五常就是五行。黄帝把准备工作都做好了，才把岐伯请来问学。《素问·八正神明论》篇里，黄帝称赞岐伯说："妙乎哉论也！合人形于阴阳四时，虚实之应，冥冥之期，其非夫子孰能通之？"夫子是尊称，孔子也被他的学生们称为夫子，可见，岐伯的确地位很高。

这个雷公不是神话人物，而是跟从黄帝学医的学生。南北朝有个雷敩（xiào），著有一部医书叫《雷公炮炙论》，是史上第一部讲中药材炮（páo）制方法的专著，这个雷公与《内经》里的雷公也不是同一个人。

《著至教论》说："黄帝坐明堂，召雷公而问之曰：子知医之道乎？"跟上文一比较，态度就不同了。召而问之，叫来询问，是老师对学生的态度。一个请而问之，一个召而问之，一字之差，就把不同的情形惟妙惟肖地表达出来了。我们华夏文字的魅力就在这里，简洁传神，跃然纸上。黄帝对雷公说起话来也不大客气了："公何年之长而问之少，余真问以自谬也。吾问子窈冥，子言《上下篇》以对，何也?"（《素问·示从容论》）雷公问了个问题，问得不对啦，挨老师一顿骂。我们看，《内经》不都是严肃的医理，也有活泼生动的文学描写。还有，《素问·阴阳类论》记述："雷公曰：请问短期。黄帝不应。雷公复问。黄帝曰：在经论中。雷公曰：请闻短期。"雷公一问，黄帝不理睬。再问，自己看书去。三次请问，黄帝才搭腔。好像很不愿意的样子，没有显示有问必答、诲人不倦的师范。其实，这是因为先圣对医道很推崇，认为医道是很神圣的事情。黄帝就曾对岐伯说："余闻精光之道，大圣之业，而宣明大道，非斋戒择吉日，不敢受也。"（《素问·灵兰秘典论》）

再看下面这节。"黄帝曰：善乎哉问也！此先师之所禁，坐私传之也，割臂歃血之盟也，子若欲得之，何不斋乎。雷公再拜而起曰：请闻命于是也。乃斋宿三日而请曰：敢问今日正阳，细子愿以受盟。黄帝乃与俱入斋室，割臂歃血。黄帝亲祝曰：今日正阳，歃血传方，有敢背此言者，反受其殃。雷公再拜曰：细子受之。黄帝乃左握其手，右授之书，曰：慎之慎之，吾为子言之。"（《灵枢·禁服》）黄帝自己受岐伯之传也是一样。"黄帝问曰：余闻九针于夫子，众多博大，不可胜数。余愿闻要道，以属子孙，传之后世，著之骨髓，藏之肝肺，歃血而受，不敢妄泄。"（《素问·三部九候论》）可见，那时传授医术要沐浴斋戒，择吉日良辰，歃血盟誓，郑重其事。哪能随便问问，随便说说就行了？这也是教育法，大众的心理，轻易得来的东西往往不珍惜。古人传道收徒的都是这样，久经考察磨炼，认为一个弟子德才兼备，可以担当继承传续的重任，才传给法要，而且为了保证其同样重视所传之法，仪式搞得十分隆重。《灵枢·口问》说"黄帝闲居，辟左右而问于岐伯"，让左右人等回避才谈论医道，也是法不传六耳，机密其事的。

余下的三位同黄帝论医的人物，后来也都被一位不得了的名医，在一部不得了的医书里提到过。这位名医就是被尊为医圣的汉代的张仲景，这部伟大的医书就是《伤寒杂病论》。张仲景在序里讲："上古有神农、黄帝、岐伯、伯高、雷公、少俞、少师、仲文，中世有长桑、扁鹊，汉有公乘阳庆及仓公，下此以往，未之闻也。"可见伯高、少俞、少师也都是那个时代的名医，所以他们都能在《黄帝内经》里被委以角色。天师鬼臾区没有被医圣提到，那是因为他只出现在唐代王冰补入的运气七篇大论里，而这七篇大论原本就不是先秦或汉代的内容，医圣当然不会知道后来有这么个人物。

到此，我们对《内经》里的人物都有了大致的了解。接下来，该说一说这部书内容的梗概了。

天 人 之 学

《内经》的内容，最简短地概括起来就四个字：天人之学。其实，不仅仅限于《内经》和传统医学，天人之学是整个中国传统文化思想的最基本特点。

天人之学，是天和人之学，是注重天和人之间关系的思想和学问。在讨论一个问题之前，把概念搞明白是必要的。"天"这个词太简单平常了，天空，白天，晴天，阴天，今天，明天，我们每天都在用。这个词又太复杂了，冯友兰先生在《中国哲学史新编》里把"天"的含义加以归纳，认为在中国文字中，"天"这个名词，至少有五种意义，即物质之天、主宰之天、命运之天、自然之天和义理之天。

《易经·系辞上》曰："《易》与天地准，故能弥纶天地之道。仰以观于天文，俯以察于地理，是故知幽明之故。"《淮南子·天文训》说："道始生虚廓，虚廓生宇宙，宇宙生气，气有涯垠。清阳者薄靡而为天，重浊者凝滞而为地。"都是在谈物质之天。

《易经·系辞上》曰："自天佑之，吉，无不利。"这是说主宰之天。

梁漱溟先生自述《我生有涯愿无尽》说《易经·系辞》"乐天知命故不忧"，"何谓乐天知命？天命二字宜从孟子所云'莫之为而为者，天也；莫之致而至者，命也'来理解，即：一切是事实的自然演变，没有什么超自然的主宰在支配……孔子又云'五十而知天命'，殆自言其学养功夫到五十之年自家生命乃息息通于宇宙大生命也。"这里则是讲命运之天。

《孟子·尽心》说："尽其心者，知其性也；知其性，则知天矣。"这个天是义理之天。

《庄子·秋水》云："何谓天？何谓人？北海若曰：牛马四足，是谓天；落马首，穿牛鼻，是谓人。"这是说自然之天，物性本来如此，就是天性。

庄子同时也提到了"人"的意义，即人有御物的能力，能驾驭自然物，也就是人区别于动物的特征是会使用工具。《孟子·尽心》则说："仁也者，人也。"则定义了人区别于动物的人文意义，即人的社会性。

人生于地，悬命于天

《内经》里的"天"的概念属于物质之天，包括了天宇与其中运行的天体、地球，天地运动产生的时空变化及相关的自然现象，简而言之，就是"天地四时，风雨寒暑"。如《气交变大论》所说："天地之动静，神明为之纪，阴阳之往复，寒暑彰其兆。"这个"神明"并非宗教性的概念，也是客观物质的范畴，后面我们会探讨。

《内经》的"人"主要是自然的人。如《宝命全形论》篇说："天覆地载，万物悉备，莫贵于人，人以天地之气生，四时之法成。""夫人生于地，悬命于天，天地合气，命之曰人。人能应四时者，天地为之父母。"

与《内经》的产生同时代的先秦思想家对于天人关系都强调天地法则是影响人的先决因素，人应当与天地自然相协调，服从于天地的自然法则。如《老子》说："人法地，地法天，天法道，道法自然。"《荀子·礼论》说："天地者，生之本也。"《管子·五行》也同样认为："人与天调，然后天地之美生。"

正如庞朴先生所说："一般说来，天人之学以天为尊，以人从之；无论这个天是何种含义。"(《天人之学述论》)《内经》的天人之学也不例外。《天元纪大论》说："夫五运阴阳者，天地之道也，万物之纲纪，变化之父母，生杀之本始，神明之府也。"即是说，日月行星的运动是天地的自然规律，是统辖天地间万物的总法则，是产生四季及物候变化的根本原因，是地球生物生长和死亡的决定因素，这就是造化的奥妙所在。

故《内经》进一步指出："夫四时阴阳者，万物之根本也。所以圣人春夏养阳，秋冬养阴，以从其根，故与万物沉浮于生长之门。逆其根，则伐其本，坏其真矣。"(《四气调神大论》)强调人类必须遵从"天"的规律，才能保证生命的正常长久，否则就会出现问题。

上 古 天 真

《素问·上古天真论》里将能够顺应天地自然规律，出色地把握运用这一法则的人高赞为神圣：

"黄帝曰：余闻上古有真人者，提挈天地，把握阴阳，呼吸精气，独立守神，肌肉若一，故能寿敝天地，无有终时，此其道生。

中古之时，有至人者，淳德全道，和于阴阳，调于四时，去世离俗，积精全神，游行天地之间，视听八达之外，此盖益其寿命而强者也，亦归于真人。

其次有圣人者，处天地之和，从八风之理，适嗜欲于世俗之间，无恚嗔之心，行不欲离于世，被服章，举不欲观于俗，外不劳形于事，内无思想之患，以恬愉为务，以自得为功，形体不敝，精神不散，亦可以百数。

其次有贤人者，法则天地，象似日月，辩列星辰，逆从阴阳，分别四时，将从上古合同于道，亦可使益寿而有极时。"

这里，黄帝讲述了从高到低四种能掌握和遵从天地生命规律的特殊人群，即真人、至人、圣人和贤人，也就是达到天人合一境界的先哲。圣人和贤人的境界大家容易接受，因为是可以接近的理想，但真人的"寿敝天地，无有终时"和至人的"游行天地之间，视听八达之外"，在现在看是人类尚无法企及的神话，黄帝也未敢说是他那个时代现实的存在，而是说上古中古之事。如果从理论上讲，这也并非完全无法实现的。好比现在无法达到的星际旅行，将来随着物理科学和技术的发展是可能的。现在人类对生命的奥秘仍处于初探阶段，如果有理论的可能性，谁又能确定将来人类的寿命不会达到千百年之久而青春长驻呢？

借鉴先哲在《内经》里的论述，我们是否可以断言，如果要实现这个人类千百年来的长寿理想，研究思维只局限于人体的小系统是不行的，一定要从天地大系统的法则入手呢？即要了解和肯定：生命的产生和进化无时无刻不受到天地时空的影响和塑造，时空规律深深刻进了生命的基因中，基因的表达也依赖于时空的常态运动。人是存活于太阳系地球上这一特定时空环境中的人，无法脱离这个环境系统而独善其身。人类和其他生物 DNA 的变异应当也与这个系统有关，只狭促地研究 DNA 的两条分子链是无法达到健康长寿的终极目标的。

病毒的变异也与这个系统的运动变化息息相关，只看到其变异的现象而不知其所以然，就不可能发现病毒变异和流行的规律，也就无法预测病毒的疾病流行和针对性地提供疫苗。运气学说的道理可以为这一研究提供思路，日月行星的运动决定了太阳系的时空格局处在变动当中，地球在这一时空中的宏观和微观环境也因之而发生变异，中医称之为运气，正气和邪气均要受其影响而变化，诊断和治疗必须相应地加以调整，适合这一变化，顺天应人。机械论的西方科学注定要在超微观和超宏观两极上遇到困境，除非像中国古代学术思想和实践那样能将两者统一起来，纳须弥于芥子，否则是难以解决其难题的。

究天人之际

司马迁在《报任安书》说过，他写作《史记》的目的在于"究天人之际，通古今之变，成一家之言"。他所着重探究的天人之际，是天人之学的社会、政治方面。而在《内经》里，天人之学体现在先哲肯定天地自然对人体生命和健康状态的影响，以及自觉地了解和运用其规律进行养生医疗实践。所以，天人思想在医学方面的发挥大体属于自然科学的范畴，并且是其最本始的出发点。下面，我们再摘几则《内经》关于天地四时和医疗的论述，以见其梗概。

医道的重点：圣人之治病也，必知天地阴阳，四时经纪。（《素问·疏五过论》）

医道的难点：天地之大纪，人神之通应也。帝曰：愿闻上合昭昭，下合冥冥奈何？岐伯曰：此道之所主，工之所疑也。（《素问·至真要大论》）

健康和疾病：五藏各以其时受病，非其时，各传以与之。人与天地相参，故五藏各以治时。（《素问·咳论》）

养生技巧：夫四时阴阳者，万物之根本也。所以圣人春夏养阳，秋冬养阴，以从其根，故与万物沉浮于生长之门。逆其根，则伐其本，坏其真矣。（《素问·四气调神大论》）

诊断技术：《揆度》者，切度（duó）之也……所谓揆者，方切求之也，

言切求其脉理也；度者，得其病处，以四时度之也。（《素问·病能论》）

治疗技术：黄帝问曰：用针之服，必有法则焉，今何法何则？岐伯对曰：法天则地，合以天光。（《素问·八正神明论》）

总而言之，一部《内经》，无论是对生命本原的认识，对健康疾病发生理论的探讨，还是对诊断技术、治疗规律的总结传授，都没离开对人与天地四时五行阴阳之间关系的了解和把握，所以说，这就是《内经》所要论述的内容——天人之学。

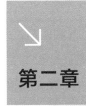

第二章

一阴一阳之谓道

前面说了，《内经》的天人之学首先体现在先哲肯定了天地自然对人体生命和健康状态的影响。从生成论讲，人和万物都是天地之间阴阳气交的产物，天地阴阳是人存在的根本条件。人是产生并存在于太阳系地球上这个巨系统之中的，要深入认识人体生命的规律，就要了解这个基础背景，掌握其对生命产生的影响和规律。所以，我们先来说说天地这一概念。

阴阳之天地

西汉贾谊《鹏鸟赋》曰："且夫天地为炉兮，造化为工；阴阳为炭兮，万物为铜。"这种天地生万物的观点可以说贯穿整个中国古代思想史，但我们一定要认识到，把天地阴阳作为地球上一切存在的先因，这绝非仅仅是一个哲学命题，它同时也是自然科学命题，这个天地是客观存在，这个阴阳也是客观存在，这个命题如此重要，几乎遍布中华文明的各个领域和角落。

《内经》说"天为阳，地为阴"（《素问·阴阳离合论》），"阴阳者，天地之道也""天地者，万物之上下也""积阳为天，积阴为地""清阳为天，浊阴为地"（《素问·阴阳应象大论》）。指出天就是阳的体现，地就是阴的体现。《易经·系辞上》也说："天尊地卑，乾坤定矣。"高就是尊，低就是卑，人站在地上，仰观天谓之高，俯察地谓之低。乾为天，乾卦纯阳；坤为地，坤卦纯阴。即天为阳，地为阴，这就是这个世界，直观明白。在地球上观察，天是虚空，有象无质，若轻若清，日月星辰枢运周天，动而不息，正是"天行健"；地是实体，形质可触，乃重乃厚，植物动物皆赖以生养，万类并蓄，正

13

是"厚德载物"。概括而言，天地代表了物质状态的两种形式：阳气和阴形。

《千字文》开头也是讲天说地，"天地玄黄，宇宙洪荒"，直揭世界和人类本原，把这个天地时空大系统摆在面前。这就是作者周兴嗣，一个古代学士和文官的格局。一本小小《千字文》，说其浅，只是开蒙识字的幼儿读本，说其深，可谓探天地之根，索社会之本。《易经·序卦传》说："有天地，然后万物生焉。盈天地之间者，唯万物。"《老子》论述万物生成则说："道生一，一生二，二生三，三生万物。"简单讲，这个"一"就是天地生成前的那个混沌的物质状态，"二"就是天地阴阳的分离，对"三"有不同解释，我们讲道和器的关系时还要讨论。

传统中还常把天、地、人放在一起，称为三才。老子曰："人法地，地法天，天法道，道法自然。"（《道德经》）说明了三才是有高低层次之分的。《素问·宝命全形论》说："天覆地载，万物悉备，莫贵于人，人以天地之气生，四时之法成。"表明人类产生于天地之间，存在于地球上，就要遵从地球四季阴阳的规律。《素问·六节藏象论》说："天食（sì，喂食）人以五气，地食人以五味。五气入鼻，藏于心肺，上使五色修（脩，xiū）明，音声能彰。五味入口，藏于肠胃，味有所藏，以养五气。气和而生，津液相成，神乃自生。"是从人类必不可少的呼吸、饮食的来源强调了人与天地的密切联系，天地自然的阳气和阴味是人类生命赖以生存的基本条件。中医把"参天地而应阴阳"作为医学最基本的一个前提，就是基于这样一个根本认识。同理，地球是太阳系的一个行星，必然遵从太阳系的宇宙规律，受太阳的影响；太阳系和无限的时空则遵从更广大的"道"的规律；而"道"就是宇宙万物的自有规律，本来就是那样的，无可上溯。

万物负阴而抱阳

由于人和万物根于天地阴阳而发生，所以也"负阴而抱阳"，具备阴阳的客观存在形式和性质。从现代的观念，可以这样理解，中国古人的宇宙生成论，认为宇宙生成之前是没有空间和时间概念的，所以称之为无极、太极、混沌。阴阳初判，天地生成，就是物质不均匀态的产生，也是空间和时间的建立，是从混沌到有序，所以阴阳的产生就是物质聚散两态的产生，以及物质极性的产生。有阴阳就有清浊，有清轻和重浊的物态分别。有阴阳就有极性，空间有三维，则上为阳，下为阴，左为阳，右为阴，前为阳，后为阴，即是六合；时间有方向性，则来者为阳，往者为阴。人类所见万物，无不存在于这个空间和时间里，那么必然具有极性，这就是"万物负阴而抱阳"。所有生物都具有清气和浊形的构成及互相变化的交互运动，相互依存，这也是"负阴而抱阳"。我们不能不赞叹老祖先的智慧，阴阳是多么高明的一个概念！其他文明有如此简洁而又准确的生成论吗？西方基督教文明认为是上帝创造世界并造人，现代科学假说认为宇宙是大爆炸（Big Bang）产生。对于现代物理，恐怕没多少人真正能搞懂，以我个人的粗浅认识来看，目前其大部分还停留在假说和理论计算阶段，对于人间的实际意义未见得大过中国的太极阴阳八卦。从微观之粒子到宏观之宇宙空间，阴阳理论都能适可，不能不让人叹服。这就是"一阴一阳之谓道"（《易经·系辞上》），大到天地，小到芥子，阴阳反映了宇宙万物最根本的道理。

这两句话，一句"道生一，一生二，二生三，三生万物，万物负阴而抱阳，冲气以为和"，一句"一阴一阳之谓道"，两千年以来不知道被多少学者重复和解释过。前一句出自老子，后一句出自孔子，两位中国古代最有名的大思想家。一部《易经》，一部《老子》，分别是儒家和道家的经典，道家同儒家一起影响中华文明几千年，《内经》的医学道理也贯穿着上述两个基本命题。

儒家和道家的哲学思想和自然思想就是中国古代世界观的最主要代表。在这种思想作背景的情况下，中医学的产生和传承就是顺理成章的事情了，而这种思想的高明也决定了中医思想的高明，究其实，这是同样的一种思想，即世界的阴阳观，生命的阴阳观。

天 地 交 泰

《易经》里，除了乾坤两卦表示天地外，还有两卦表示天地关系。泰卦曰："天地交，而万物通也。"否卦曰："天地不交，而万物不通也。"看卦象，泰卦为䷊，地在上天在下，表示天气下交，地气上交；否卦为䷋，天在上地在下，表明天地不交。前者之所以通泰，正由于其升降相因，云行雨施，万物繁茂；后者之所以否塞，正由于其没有高下相召，则若天旱地坼，生机顿绝。这个道理就是，天上地下，并不是静态不动的，天地之间通过形气的升降变化维持动态平衡，才是万物生化之理，才能天长地久。

《六微旨大论》篇说："气之升降，天地之更用也……升已而降，降者谓天；降已而升，升者谓地。天气下降，气流于地；地气上升，气腾于天。故高下相召，升降相因，而变作矣。"我们常用的成语有"三阳开泰""国泰民安""否极泰来"等，"泰"就取其天长地久之意。道家讨论内丹术的著作《钟吕传道集》说："天地之机，在于阴阳之升降。一升一降，太极相生。相生相成，周而复始。不失于道，而得长久。"也是同样的意思。内丹术关于经脉周天和心肾相交的认识对中医的人体理论是很好的补充。

人身一小天地

人居于天地之间，也就是《内经》所说的气交之中，所以人的生命功能应乎天地气交变化，所谓："上下之位，气交之中，人之居也。故曰：天枢之上，天气主之；天枢之下，地气主之；气交之分，人气从之，万物由之，此之谓也。"（《素问·六微旨大论》）"地气上为云，天气下为雨；雨出地气，云出天气。故清阳出上窍，浊阴出下窍；清阳发腠理，浊阴走五藏；清阳实四支，浊阴归六府。"（《素问·阴阳应象大论》）

由于人体的气化升降类似天地阴阳变化的规律，所以古人把人身类比为天地。《太极拳谱》就说："乾坤为一大天地，人为一小天地也。"李中梓《内经知要》也说："就天地而言，谓之云雨；就人身而言，谓之精气。人身一小天地，讵不信然？"《素问·阴阳应象大论》说："惟贤人上配天以养头，下象地以养足，中傍人事以养五藏。天气通于肺，地气通于嗌，风气通于肝，雷气通于心，谷气通于脾，雨气通于肾。六经为川，肠胃为海，九窍为水注之气。以天地为之阴阳，阳之汗，以天地之雨名之；阳之气，以天地之疾风名之。暴气象雷，逆气象阳。故治不法天之纪，不用地之理，则灾害至矣。"把身体部位、五脏功能和气血津液跟天地和自然现象加以类比，来说明中医的人体生理和治疗策略均以天地自然为参照，这就是中医"取类比象"的思维方法。

天地的概念在人身上具体的体现和运用，还有"天为阳，地为阴，腰以上为天，腰以下为地"（《灵枢·经水》）。就是说，人在天地气交之中，上半部为天为阳，下半部为地为阴。上部的气要下降，叫阳中生阴，下部的气要上升，叫阴中生阳。降已而升，升已而降，往来不断，就是气机。元代陶宗仪所著《南村辍耕录》和李翀（chōng）的《日闻录》都记载了大书法家赵孟頫关于人中的认识："唇之上何以谓之人中？若曰人身之中半，则当在脐腹间。盖自此而上，眼耳鼻皆双窍；自此而下，口及二便皆单窍。三画阴，三画阳，成泰卦也。"解释了人中穴①界分阴阳而称其为中的意义。除了九窍的卦象，清代冯楚瞻《冯氏锦囊秘录》说："夫人中为任督交会之衢，督乃阳脉，自人中而上，任乃阴脉，自人中而下，故有以泰卦象之。"陆以湉《冷庐医话》则云："天气通于鼻，地气通于口。天食人以五气，鼻受之；地食人以五味，口受之。穴居其中，故名之曰人中。"也是一种理解。

天地上下阴阳交通，则风调雨顺。人体上下气机顺畅，则舒泰安康。否则，就如《素问·六微旨大论》篇所谓"出入废则神机化灭，升降息则气立孤危"了。篇中还说："故非出入，则无以生长壮老已；非升降，则无以生长化收藏。是以升降出入，无器不有。故器者生化之宇，器散则分之，生化息矣。故无不出入，无不升降。化有小大，期有近远，四者之有，而贵常守，反常则灾害至矣。"把气机交通出入对于生命的重要性说得很透彻。

人体上下方面出现了问题，就可以从天地阴阳的理论出发来探讨，比如头痛，属于上半部即天部病症，首先要考虑阳气的升发出了问题。升发太过谓之阳亢，好比炎夏不雨，气升而不降，偏于阳的状态，往往有面赤、失眠、口干、头眩的症状；升发不及谓之清阳不升，好比阴雨连绵，湿气流行，气降不升，偏于阴的状态，往往有面色晦黯、精神不振、口黏、头重等症状。无论哪种情况，对证调理使阴阳升降恢复到常态，就会得到缓解，这就是中医的诊治逻辑。

心 肾 相 交

天地交泰在中医理论和实践里的另一重要运用就是"心肾相交"。心为阳，为离火，居上；肾为阴，为坎水，居下。离卦☲为二阳爻包一阴爻，寓阳中藏阴之义；坎卦☵为二阴爻包一阳爻，寓阴中藏阳之义。内丹家说：离中水为真水，为真阴；坎中火为真火，为真阳。《尚书·洪范》云"火曰炎上"，

---

① 人中穴现行国家标准称为"水沟"。

即火有天然趋上的性质；"水曰润下"，即水有天然趋下的性质。心之阳不可一味发散而不收，必升已复降，赖离中一点真阴作用收敛而返归肾阴；肾之阴不可一味收敛而不散，必降已复升，赖坎中一点真阳作用升散而腾化心阳。心肾之间阴阳二气升降往来，循环不断，是阴阳生化，生命长久的根本。这一生理规律，叫作"心肾相交"。以离火和坎水二卦关系，表达为坎上离下☵，是为"水火既济"，表明肾水能上升、心火能下降的状态，即心肾相交。如果心肾不交，即坎下离上☲，是为"火水未济"。阳奔上而不返，阴流下而不复，则会出现阴阳离决的危候，脱汗而喘，四逆不温，谓之"脱阳"或"阴厥"。张仲景《伤寒杂病论》里有少阴病四逆汤证、白通汤证等，就是讨论这类证候的证治。后世有交泰丸治疗心火不降的失眠，既济丹治疗肾虚气化不足的遗精，乃针对心肾不交的轻症，也都是遵循天地交泰、水火既济的道理而创。

道家内丹修炼法能延年益寿，核心理论也是心肾阴阳相交，《钟吕传道集》说："以真气接真水，心火与肾水相交，炼而为精华。""真气为阳，真水为阴。阳藏水中，阴藏气中。气主于升，气中有真水。水主于降，水中有真气。真水乃真阴也，真气乃真阳也。""既生之后，元阳在肾。因元阳而生真气，真气朝心；因真气而生真液，真液还元。上下往复，若无亏损，自可延年。"这里把肾阴中所藏的元气叫真阳，心阳中所藏的真水叫真阴，明白直接。很多道书为了保密都隐晦其说，用代名词称之为铅汞、龙虎、郎君姹女、金公木母等等，使读者如堕五里雾中。

人有三宝精气神，气为万物之美，水火既济，心肾相交，其气化效应会使人产生愉悦欣快之感。张三丰《玄机直讲》说："其先后二气一合，则坎离自交，魂魄混合，神气凝结，胎息自定。每日如外夫妇交情美快，切不可着他。水火自然既济，发运四肢，如外火之生焰焰相似，只要水火均平，此是小周天。火候调和熏蒸，喉息倒回元海，则外阳自然入内，真火自然上冲，浑身苏软，美快无穷。"所谓周身融融，每个毛孔都舒畅，正如宋代术数大师邵康节的诗句，"三十六宫都是春"。

内丹修炼得到小成，就是水火相济，阴平阳秘而长久不衰，故可以健康长寿。百姓日用而不知修养，精神和身体的各种劳顿损耗，就会导致阴的损失或阳的损失，打破其平衡。阴阳不能独存，长此以往，一损俱损，一衰俱衰，因循衰减，终致衰老和疾病。

周天运转和打呼噜

讲到内丹术，我们在这里可以探讨一点前人未讲的秘密，也是和心肾相交密切相关的。大家知道人为什么会打鼾（俗称打呼噜）么？估计到目前为止还没人能说明白。你或许要说，现代医学搞明白了，是肥胖导致软腭的组织松弛，以及各种疾病导致的鼻腔不通畅，张口呼吸，引起悬雍垂和松弛的软腭组织震动而产生的，做手术割除悬雍垂和部分软腭就好了。还有，说打鼾能导致睡眠呼吸暂停综合征，并导致诸多病症，如心脑血管病、记忆力下降、嗜睡、神经疾患、精神疾患、肾功能不全、性功能障碍等等。对此，我们不能苟同，这种解释乃倒果为因，要知道瘦人照样打鼾，手术也并不能根本解决打呼噜的问题，很多人在术后复发。正如我们不能说感冒的发热症状是流鼻涕引起的一样，我们不能说是打呼噜导致了各系统损害，实际上是阳气衰弱导致了打鼾、肥胖和各系统的病症。打呼噜是人体的自然调节方式，用以帮助身体维持心肾相交的功能。

打呼噜都是在睡眠时发生，一本道家内丹书讲，不修炼的人只是靠睡眠时心火下降的作用来养心神，而修炼的人则可以在运功时随时使心火下降。所以睡眠时人体靠自然的功能进行心肾相交，心火下降，肾气上升，从而达到平衡阴阳、恢复精力的作用。子午觉为什么重要？因为午时阳气到极盛状态，需要转向阴之收藏；子时阴气到极盛状态，需要转向阳之升发。睡眠可以保证阴阳的顺利转换，否则阳气腾而不收，阴气堕而不返，阴阳不能充分周转，则失其平衡体用，影响健康。

道家内养修炼有一种导引之法，仰头伸颈，运睛注神，配合呼吸，可引导肾水真气沿督脉向上运行通关，产生周天运转，好比水车汲水上运，所以也叫河车搬运。一本英文著作《唤醒第三只眼》（*Awakening the Third Eye*，by Samuel Sagan），里面介绍用喉头的呼吸震动结合仰头展胸的瑜伽动作来激发能量共振。河车搬运法里还有所谓"六根震动"法，但如何震动是个千古秘密，从未在道书里透露过，其实就是靠喉头打呼噜震动，所以打呼噜能帮助肾水之中真阳之气上升。

一些人阳气衰弱，尤其是人过中年，睡眠时肾气上升之力不足，心肾相交和阴阳平衡的功能就不好，这时，人体就会自动调节，用打呼噜来震动阳气，使其上升，达到心肾相交的目的。所以我认为，打呼噜是身体的一种自然补偿机制。

即使确实证明打呼噜有害，对于其治疗也应该从根本入手，即注意保健，惜护元气，静坐练功，培固命本，加强身体的心肾相交能力，必要时可用中药补益肾阳，交通心肾，而不宜简单地切掉部分软腭了事，放任其根本原因而不顾。如果有其他病症影响呼吸道通畅，如慢性鼻炎、慢性支气管炎，这些病本身也往往是阳气亏虚的结果，不解决因的问题，在果上纠缠，是不会获得好的疗效的。

道 和 器

前面讲了天地交泰和水火既济，天地交泰是地球特有的阴阳冲合的环境，所以可以产生生命，而生命的维持，必须要水火既济。从这个简单的逻辑出发，我们是不是可以说，人类要寻找其他适宜生命的星球，那里也得有天地交泰的条件才行呢？否则，生命就不可能在那里发生，人类也不适合向那里移民，这是硬"道"理。

除了"道"，我们还提到了"器"的概念，这也是学习《内经》需要明白的一个重要概念。"器"就是人能利用的物品，就是器具、器物，也指有形质的一切存在。"器"是和"道"相对的，《易经·系辞上》定义为："形而上者谓之道；形而下者谓之器。"并且说："阖户谓之坤，辟户谓之乾。一阖一辟谓之变，往来不穷谓之通。见乃谓之象，形乃谓之器。"收合敛降是地和阴的功能，开张升发是天和阳的功能，天地间阴阳的升降往来运动就产生变化，这种往来因循环而没有穷尽。这种变化还在气化层面时就能够看到的叫作象，进一步变化而产生的有形质的东西，就叫作器。所以这个器是天地间阴阳气交的产物，是有形质的，可以看得见摸得着的，不仅包括人类可以使用的人造器具，还包括有固定形质的一切自然物，如动物、植物、矿物等，都是器的范畴。而在此之上，阴阳初判之前是无形无象的，阴阳往来变化的气化运动是有象无形的，都属形而上，可以谓之道。

那么，有一个刁钻的问题出现了，水这种自然物算什么呢？是器吗？如果不能算是器，难道是道吗？我们认为水和火都不能算是器物，因为它们不能被称为东西。"东西"这个词，非常有意思，干吗叫"东西"不叫"南北"呢？前人给出过解释。看后天八卦，南为火，北为水，水和火不可能成为器物，东为木，西为金，金和木是可以成为器物的，所以器物叫"东西"而不叫"南北"。那么水火是什么？水火是道和器的变通显用。无形之"道"为阳气，有形之"器"为阴形。火有象无形，为阳之显用而炎上，可化阴为阳；水有质无形，为阴之显用而润下，可变阳为阴。故先天八卦里水火居天地之间，以为往来变通之用，《内经》说"水火者，阴阳之征兆"，也是这个含义。心肾相交，水火既济，明白了水火的道理，人体生命最根本的道理也就明白了。先天八卦讲的是本体和对待，后天八卦讲的是功用和方位时序，所以先天八卦无时空限制，后天八卦有时空限制。

前面提到过老子的一个命题，"道生一，一生二，二生三，三生万物"，"一"和"二"我们讨论过了，那个"三"是指什么呢？我们根据这段论述的前后逻辑看，首先，它是阴阳分判之后的阶段，再者，它应该是万物之前或说是器之上的层次。结合《系辞》的论述，"三"就是"变""通""象"的状态和过程。这个"三"并不是说有三种并列的情况，而是指阴阳交杂的运动状态，一种由纯阳的乾和纯阴的坤往来变化产生的中间态，即纯阴、纯阳两态之间的第三态，这种态是变动不居循环往复的，是有象可察但无质可循的，也就是具有"变""通""象"的属性。阴阳分离的"二"的状态是无法产生万物的，只有阴阳交互，产生第三态，才奠定了万物化生的基础。如何交互如何变通呢？要靠水火之作用。《阴符经》说"爰有奇器，是生万象"，这个奇器往小里说就是人的身体，往大里说就是天地，三生万物，产生阴阳无穷变化，都是根于一阴一阳之道。

"一阴一阳之谓道"，"道"就是阴阳及其往来循环无穷变化的过程。阴阳之道是万物发生和变化的根本，所以阴阳是上层规律，对下层的形质之物有统摄作用。《素问·阴阳应象大论》的论述申明了这一判断，所谓："阴阳者，天地之道也，万物之纲纪，变化之父母，生杀之本始，神明之府也。治病必求于本。"

具体到医学，有形质的人体发生的疾病，根本还是形而上的道的层面出了问题，必须从根本上来解决，所谓"粗守形，上守神"，形就是形质，是器的层面，神就是阴阳气化，是道的层面。"阴阳不测谓之神"，在形而上的层面，阴阳虽然变化莫测，但"其中有象"，通过象来了解判断情况，并在形而上的层面纠正错误，引导其"变""通"，从而帮助人体恢复和保持正常功能，这就是中医的基本诊疗逻辑。

只停留在器的层面看问题，就是"百姓日用而不知"了，就是不知"道"，怎么好治病呢？所以这个问题很重要。刘力红教授在《思考中医》一书里讲，中医是道器合一、形神合一之学，是以形而上统形而下的学问，非常正确。

上工治未病

西医有个名词叫器质性病变，什么意思呢，就是脏器本身的形质结构都出现异常了。相对的叫功能性病变，只是功能发生偏差，还没影响到形质。从中医角度看，是道的层次即阴阳气化先出问题，久之才导致器的问题。如果能提早察觉道层面的问题，及时解决，就不会发展到器质性病变，这就是《内经》"治未病"的思想。《素问·四气调神大论》是这样说的："圣人不治已病，治未病，不治已乱，治未乱，此之谓也。夫病已成而后药之，乱已成而后治之，譬犹渴而穿井，斗而铸锥，不亦晚乎。"等渴了再挖井，打起仗来再铸造兵器，那不就晚了吗？看病治病和这一样的道理。

我们都知道扁鹊望齐桓侯之诊的故事，该故事体现了名医扁鹊"治未病"的高明，在病形未成、身体未察的时候就能在道的层次上发现问题，提议治疗，齐侯"不知道"，并不相信精通医道者，失去治疗机会，最终送了命。医圣张仲景对此有读后感："余每览越人入虢之诊，望齐侯之色，未尝不慨然叹其才秀也！"我们也感叹，现在有哪位医生有这样的才学呢？

所以，学中医要懂得"道理"，要懂阴阳。一阴一阳之谓道，中医讲阴阳，所以又叫"医道"。不知阴阳，就不是中医。懂阴阳要从哪里入手呢？从外而言，要懂日月星辰、天地八方、四时昼夜之大阴阳；从内而论，生理上要懂得脏腑、经络、部位、男女、气血之人身小阴阳，病理要懂正邪虚实之阴阳，诊断要懂色脉形气和表里寒热之阴阳，治疗要懂针灸营卫虚实之阴阳和药物气味之阴阳。

《内经》处处谈阴阳，诊断治疗不离阴阳，能抓住这个要点，读《内经》才算入门。识得阴阳，诊病治病就不离谱，但要得机入契，知病之深浅而分营卫气血形体补泻，随天时地理人情而制宜，辨证用针用药的功夫非达到能够"致广大而尽精微"不可。

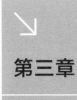

第三章

阴阳系日月

从中国传统的世界观来看，阴阳是万物的根本性质，阴阳的往来运动是生命运动最根本的形式。那么如何才能把握阴阳，顺应天地规律，利用阴阳的规律了解生命和疾病呢？

悬象著明莫大乎日月

"阴阳不测谓之神"，就是说，阴阳运动变幻莫测，是自然的造化神功。既然无法测度，古人怎么认识和利用阴阳的规律呢？

如《素问·五运行大论》所说："夫阴阳者，数之可十，推之可百，数之可千，推之可万。天地阴阳者，不以数推，以象之谓也。"虽然阴阳变化莫测，不可计数，古人并不强求把握阴阳变化的每一个具体细节，而是用"象"的概念和方法来把握其状态，这是《易经》研究阴阳之道的重点，也是《内经》确立的研究方法和具体技术。由于阴阳的本体无形无象，是我们无法直接把握的，阴阳之用具有"变""通""象"的属性，"变"导致了阴阳变化莫测，"通"保证了阴阳循环往复变化的恒久性，"象"则提供了间接了解阴阳运动状态的可能性。

阴阳之用虽无形，但有象，是可以了解的。所以《易经·系辞上》说："在天成象，在地成形，变化见矣。"《内经》更进一步说明："夫变化之用，天垂象，地成形，七曜纬虚，五行丽地。地者，所以载生成之形类也。虚者，所以列应天之精气也。形精之动，犹根本之与枝叶也，仰观其象，虽远可知也。"（《素问·五运行大论》）这就是为什么《内经》提出了藏象、气象、脉象、五色精微象等一系列"象"的概念，所谓"五藏之象，可以类推"，等等。这里，我们同样从逻辑上可以分析了解，阴阳不是单纯的哲学或方法论的概念，古人明确地说明了阴阳是物质概念，但由于其超出常人观察能力之外，所以只好用观象的方法间接地加以把握。

天地之间，人能观察到的最大的自然现象，就是日月在天空的运行和由此产生的地上的四季昼夜变化了。所以《易经·系辞上》云："法象莫大乎天地；变通莫大乎四时；悬象著明莫大乎日月。"在《史记正义·天官书》里，引张衡的论述说"日者，阳精之宗……月者，阴精之宗"。《灵枢》第四十一篇的篇题是"阴阳系日月"，并说"日为阳，月为阴"。这就将太阳和月亮进行了阴阳属性归类，在地球上，阴阳的运动变化取决于太阳和月球的时空运动，日月为大明，变化神秘莫测，所以太阳和月球就是"神明"。

古人把月亮也叫作"太阴"，和"太阳"相对。太就是大的意思，我们把宇宙空间称为"太空"，也是因为其巨大无边。我们都知道，月亮是引发潮汐的主要原因，有学者还发现行星与月球的运动可以影响地球的大气状况，可以用来预测天气乃至地震和火山活动。月亮对地球上生物的生命活动也有很大影响，它可以影响女性的月经，也可以影响人体其他的功能，所以，《灵枢·岁露论》说："人与天地相参也，与日月相应也。故月满则海水西盛，人血气积，肌肉充，皮肤致，毛发坚，腠理郄，烟垢著。当是之时，虽遇贼风，其入浅不深。至其月郭空，则海水东盛，人气血虚，其卫气去，形独居，肌肉减，皮肤纵，腠理开，毛发残，膲理薄，烟垢落。当是之时，遇贼风则其入深，其病人也卒暴。"《素问·八正神明论》也说："天温日明，则人血淖液而卫气浮，故血易泻，气易行；天寒日阴，则人血凝泣（当作'沍'①，hù，凝结，闭塞）而卫气沉。月始生，则血气始精，卫气始行；月郭满，则血气实，肌肉坚；月郭空，则肌肉减，经络虚，卫气去，形独居。是以因天时而调血气也。"肯定地认为，日月会影响人体的气血盛衰，进而影响发病，调节血气要遵循日月的变化规律。

---

① 从俞樾《读书余录·内经素问》及范登脉《黄帝内经素问校补》。

寒 来 暑 往

《易经·系辞下》说："日往则月来，月往则日来，日月相推而明生焉。寒往则暑来，暑往则寒来，寒暑相推而岁成焉。"根据现代天文学的知识，地球的四季寒暑是地球围绕太阳公转形成的，此公转形成太阳的视运动是太阳在黄道上逆时针方向的周年运动。中国古代历法里岁的概念就来自太阳的这种周年视运动。

南京天文台的赵定理先生认为，中国的古天文时空是时空统一的，即天体的空间运动和纪历是统一的，是非惯性相对时空，这区别于牛顿的绝对时空概念，也不同于爱因斯坦的相对时空观。牛顿的绝对时空把时间和空间分裂开来，各自独立存在，并绝对均匀，这是完全的理论假定，缺乏自然背景。爱因斯坦的相对时空坐标系虽然建立了时间和空间的相对关系，但时间轴是虚数轴，没有实际的方向，研究条件仍是假设的理想状态，即空间运动是匀速的惯性运动。中国古代天文时空，则完全源于自然的时空关系，坐标系因地而异，空间的运动是相对的和非匀速的，时间也是相对的。它的基本坐标系就是地平坐标系，其特点是随着观察者在地球上地点的变化也就是经纬度的变化而变化，而且由于地球本身的公转和自转，这个坐标系在空间是非匀速曲线运动着的，天体在这个坐标系里的运动就是视运动也表现为非均匀的。另外，因为太阳在这个坐标系里的运动揭示了阴阳的奥秘，所以赵定理先生又把它称为阴阳时空、太极时空。

在这个非惯性相对时空里，二十四节气是纪月的历制，太阳经过黄道冬至点时是阳气生发的开始（图3-1），这时太阳在环周运动中从下降半周转为上升半周，中午土圭的影子长度达到最大，并开始逐日缩短（图3-2），白昼逐渐变长。宋代大易学家邵康节诗曰："冬至子之半，天心无改移。一阳初动处，万物未生时。"就是对冬至日阳气初发状态的最好描写。

此后，随着太阳向黄赤交点即春分点移动，阳气逐日隆盛，阴气逐日衰弱。太阳到了春分点，开始越过天赤道的刹那，阴阳相当，昼夜等时。越过后阳胜于阴，太阳运动到夏至点时，阳气达到极点，土圭的阴影长度呈最小值，白昼达到最长，阳极生阴，一阴生，阳气开始收敛。此后，太阳向秋分点运动，阳气日衰，阴气日盛。到达秋分点时，阴阳相当，昼夜等时。越过秋分点后阴胜于阳，太阳向冬至点运动，完成一个年循环。

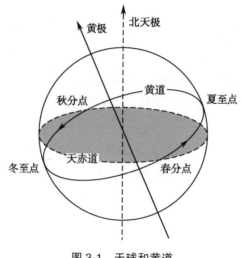

图 3-1　天球和黄道

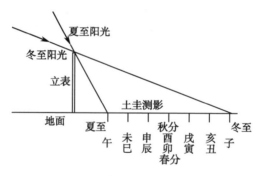

图 3-2　土圭法地支纪气示意图

二十四节气对应太阳在黄道上的二十四个位置，这二十四个位置均分黄道。节和气是不同的，节是十二月的划分节点，又叫月节，在月中的则叫中气，两者合称节气。

我们应当了解，现行公历也就是儒略历的十二个月划分与天文无关，真正反映天地阴阳变化的纪历是二十四节气。以月节划分的十二月采用地支纪月，又叫月建，即正月建寅，二月建卯，三月建辰，四月建巳，五月建午，六月建未，七月建申，八月建酉，九月建戌，十月建亥，十一月建子，十二月建丑（见表 3-1），中医的推步纪气就是以此为准的，不可不通。

表 3-1　二十四节气和月建表

	节气	立春 (月节)	雨水 (中气)	惊蛰 (月节)	春分 (中气)	清明 (月节)	谷雨 (中气)
春季	月建	正月建寅		二月建卯		三月建辰	
	西历	2月4-5日	2月19-20日	3月5-6日	3月20-21日	4月4-5日	4月20-21日
	太阳黄经	315°	330°	345°	360°	15°	30°
	节气	立夏 (月节)	小满 (中气)	芒种 (月节)	夏至 (中气)	小暑 (月节)	大暑 (中气)
夏季	月建	四月建巳		五月建午		六月建未	
	西历	5月5-6日	5月21-22日	6月5-6日	6月21-22日	7月7-8日	7月23-24日
	太阳黄经	45°	60°	75°	90°	105°	120°
	节气	立秋 (月节)	处暑 (中气)	白露 (月节)	秋分 (中气)	寒露 (月节)	霜降 (中气)
秋季	月建	七月建申		八月建酉		九月建戌	
	西历	8月7-8日	8月23-24日	9月7-8日	9月23-24日	10月8-9日	10月23-24日
	太阳黄经	135°	150°	165°	180°	195°	210°
	节气	立冬 (月节)	小雪 (中气)	大雪 (月节)	冬至 (中气)	小寒 (月节)	大寒 (中气)
冬季	月建	十月建亥		十一月建子		十二月建丑	
	西历	11月7-8日	11月22-23日	12月7-8日	12月21-22日	1月5-6日	1月20-21日
	太阳黄经	225°	240°	255°	270°	285°	300°

《素问·至真要大论》讲得非常明白，"夫气之生与其化衰盛异也。寒暑温凉，盛衰之用，其在四维。故阳之动，始于温，盛于暑；阴之动，始于清，盛于寒。春夏秋冬，各差其分。故《大要》曰：彼春之暖，为夏之暑，彼秋之忿，为冬之怒，谨按四维，斥候皆归，其终可见，其始可知，此之谓也。帝曰：差有数乎？岐伯曰：又凡三十度也。"正如刚刚讲到的一样，阴阳的盛衰是随四季而变化的，寒暑之循序更迭就是阴阳变化的征象。古周天365.25°，现代周天360°，太阳运行30°为一个月节，可以作为衡量阴阳气变的客观尺度。

《内经》有许多学术悬案和疑案，这个"斥候皆归"是其中之一。黄元御引《汉书·李广传》注说："斥，度（duó）也。"就是思忖的意思。"候，望也。"就是观察的意思。斥候就是观察计算，能讲得通，但并不准确。

其实，斥候的候，通"堠"字，堠就是古代为了计算里程在道路的边上堆起来的土堆，所谓封土为坛，也叫土堠、堠子。每五里（1 里 = 500 米）立一个单堠，堆一堆土，每十里立一双堠，堆两堆土，这样方便计算里程，与现在的里程碑是一个道理。斥堠，就是根据堠子计算里程。四时交接的四个季月，是阴阳转换和量变引起质变的关键时段。四个季月都是土月，如同道路里程的堆土，是四时转换的节点，是此一时的结束，也是下一时的开始。所以说"其终可见，其始可知"。这个终始，就在于这四维之月，也就是辰戌丑未四个土月。所以，斥候皆归，就是讲四时阴阳的变化，如同道路的里程，是可以度量的，节气就如同道路分段里程的堆土一样，是阴阳变化的节点。归就是归齐，落实到位的意思，也就是说这些阴阳变化阶段的节点都有定准。"谨按四维，斥候皆归"，就是都计算归齐到这四个季月，才能完成寒热温凉变化之用。吴昆《素问吴注》说："言占步四时景候，皆归终于四维之月，终既可见，始可知矣。"意思是正确的，就是通过看自然物候来判断四时阴阳的变化，而四时交接的四个季月，就叫四维。

另外呢，归也可以理解为回归，阴阳的变化是循环往复的，每个季节都是轮回出现的，如同路途有去有回，去时多少里，回来还是多少里，是有定数的。我们看对联常用的词，"春回大地""风雨送春归，飞雪迎春到"，都有这个意味。

这里还有个巧合，或者它们本身意思就是相通的，道路以五里为一堠，节气以五日为一候，斥候的候和气候的候是相通的，所以"斥候皆归"也可以具体理解为气候的候。阴阳变化是每五天一个变化，因此，古代有物候学记录，一年七十二候，三候为一气，两气为一月，七十二候正好十二个月。《礼记·月令》和《淮南子·时则训》都有物候学的记录。

现在，"气候"两个字基本等同于天气状况了，古代可不是，气和候都是阴阳变化的单位和节点，五日一候，三候一气，候变气移，自然界的景象和动植物的活动，也就是物候，就会有所变化。

《素问·脉要精微论》也说："天地之变，阴阳之应，彼春之暖，为夏之暑，彼秋之忿，为冬之怒。""冬至四十五日，阳气微上，阴气微下；夏至四十五日，阴气微上，阳气微下。"都是告诉我们天地间四季的变化是对应于阴阳的，春天渐暖到夏天成为暑热，秋季渐凉到冬季成为严寒。总成一句话，就是《五运行大论》里讲到的："阴阳之升降，寒暑彰其兆。"这里的四十五日又是什么意思呢？这是八卦纪气法，就是把一年分为八段来描述阴阳消长的过程。后面会谈到九宫八风，就是八卦纪气法。

《内经》里对于一年的划分有几种说法，最简洁的是四时，夏季和秋季中间加一个长（zhǎng，生长也）夏就是五分法。如《素问·四时刺逆从论》说："故春气在经脉，夏气在孙络，长夏气在肌肉，秋气在皮肤，冬气在骨髓中。"六步纪气法就是六分法，八卦纪气法就是八分法，更细致的就是上面的二十四节气。这似乎给人造成一种混乱的印象，其实并不乱，不管哪种划分，都是试图人为地对阴阳的年节律加以定量描述，从技术上加以把握，根据不同的历法或在不同的朝代就可能定义不同的划分法。所以，《内经》对当时通行的各种划分法并未刻意取舍，因为每一种划分本质上都是合理的。另外，五分法还源于五行的理论，后面讨论五行时还要提到。而中国传统数术中的奇门遁甲，其用以表纪阴阳状态的最小时间单位就是候，把每候的时空状态定义为一局，全年共七十二局，是更为精细的划分法。《素问·六节藏象论》虽也提到"五日谓之候，三候谓之气，六气谓之时，四时谓之岁"，但对于候，并没有具体的应用。划分简洁的好处是容易把握，不易出大的偏差；划分精细的好处当然是更精确，但如果观察或推算失误就可能得到完全错误的结论。

各种划分法并非完全独立，它们之间有一些内在关联。如四季分法，每季含六个节气，并且以立春、立夏、立秋、立冬四节为界；六气划分法，每气两个月，亦即四个节气；八宫分法，每一宫含三个节气。

纳甲和月相

前面介绍了，太阳的黄道运行是年周期和纪月的依据，那么月亮的周期有什么意义呢？古人观日月而定阴阳，月亮本身不发光，靠反射太阳光而显像，故有"月为阳镜"之说，可以从月相判断阳气的消长。而月相一月一循环（图3-3），是月周期，这个"月"是朔望月，又称太阴月，也是我国民间使用的阴历月，为月相盈亏的周期，即月球连续两次合朔（地球、月球、太阳在一条直线上，月球在日地中间）的时间间隔，也就是月球绕地球公转相对于太阳的周期，平均为 29.530 59 天，所以历法采用大月 30 天、小月 29 天以合于朔望周期。目前公历的纪月是人为规定，每个月长短跟天文或日地位置没有任何关系，所以，我们在中医里使用月这个概念，要么是太阳历的月建，即节气概念，要么就是朔望月，太阴历概念，而不能用公历。那么，一个朔望周期里，有何种阴阳节律呢？

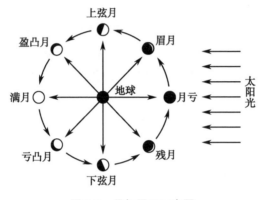

图 3-3　月相原理示意图

古代有纳甲法，就是根据月相而分配天干，即《周易参同契》所谓："三日出为爽，震庚受西方。八日兑受丁，上弦平如绳。十五乾体就，盛满甲东方。蟾蜍与兔魄，日月无双明。蟾蜍视卦节，兔者吐生光。七八道已讫，屈折低下降。十六转受统，巽辛见平明。艮直于丙南，下弦二十三。坤乙三十日，东方丧其明。节尽相禅与，继体复生龙。壬癸配甲乙，乾坤括始终。"纳甲法以震、兑、乾、巽、艮、坤六卦表示一月中阴阳的消长，甲、乙、丙、丁、戊、己、庚、辛、壬、癸十干表示一月中的日月地位。即乾纳甲，坤纳乙；艮纳丙，兑纳丁；坎纳戊，离纳己；震纳庚，巽纳辛；乾纳壬，坤纳癸。图 3-4是清朝易学家惠栋所作纳甲示意图。

震表示初三日的新月，受一阳之光，黄昏时出于西方庚地；用兑表示初八日的上弦月，受二阳之光，黄昏时见于南方丁地；乾表示十五日的望月，受三阳之光，黄昏见于东方甲地。这叫作望前三候（图 3-5），为阴消阳息，息即生长的意思。

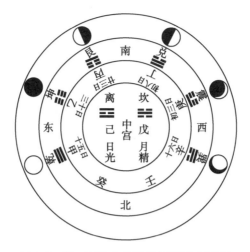

图 3-4 清·惠栋八卦纳甲示意图（新绘）

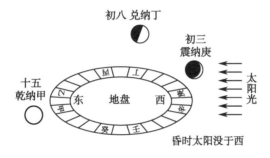

图 3-5 昏时观月示意图

　　巽表示十六日的月象由圆而缺，始生一阴，平旦（日出前）没于西方辛地；艮表示二十三日的下弦月，再生一阴为二阴，平旦位于南方丙地；坤表示三十日的晦月，全变三阴，平旦时伏于东方乙位。这叫作望后三候（图3-6），为阳消阴息。

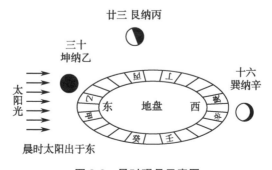

图 3-6 晨时观月示意图

可见，纳甲法是根据月亮可见时的位置来定义天干，这种定义实际上是取决于日月地球三者的相对位置，反映了以地球为中心的相对时空格局。古代讨论的方位是以观察者为中心的相对方位，即面南背北，立而观察，东方为甲乙木，西方为庚辛金，南方为丙丁火，北方为壬癸水，中央戊己土。月之出入方位皆可用天干方位表示，从出入方位定义月之天干，则甲和庚分别对应望日和望后三日，乙和辛分别对应朔日和朔前三日，丙和丁分别对应下弦和上弦。戊己为中央，为观测者所居之位；壬癸为隐藏之方，不见月之出没，实际上是月亮隐于地平面之下或在地球另一面运行。我们在北半球观察，只有东南西三方可见月之出没和经天。

十分明显，从纳甲法得到的天干和干支纪日并无对应关系。现在有甲骨文证据的最早的干支纪日出现在殷商时期，经计算验证的干支纪日是在春秋时期。《春秋》云："隐公三年，春王二月己巳，日有食之。"所记录的日食距今2700多年了，自那时以来从规定某日为"甲子日"开始，使用干支循环纪日，六十日一个循环，一天一个干支这样接续数下来，就没有中断过，新编的万年历还在继续使用。这样的话，除了最早一个甲子日规定为"冬至日起甲子"，或其后甲子日偶然遇到冬至日外，再难找到干支纪日的时空背景了，所以现在这个日干支与时空阴阳是无关的。既然无关，如何能用这种机械的顺序来揆度阴阳呢？如果使用这样死板且没有内在意义的干支纪日来推算，以日干支来对应基于阴阳气血周期规律的治疗方法如子午流注、灵龟八法等，如何能够得到有效的结果呢？《素问·五运行大论》说："天地阴阳者，不以数推，以象之谓也。"正是否定了用逐年逐月逐日机械地计数式的方法来推求阴阳，指出应该以实际观测的天象来把握阴阳变化规律。十二月建和十二时辰均以一个时空周期为一个循环，即干支的循环周期等于时空周期，干支纪日不考虑月周期的循环性是不合逻辑的。因此，我们应该打破逐日计数的方法，在朔望月周期内分配纪日天干。纳甲法不是古人心血来潮的标新立异，而是在对天地时空和日月运行的细心观察和深刻理解的基础上创立的阴阳时空系统的重要组成部分。易学研究卦爻纳甲，也应摒弃机械推数日干支的做法，原原本本地使用月相纳甲法。

一个有趣的现象是，阳系于日而纪月，十二地支纪十二月；阴系于月而纪日，十天干纪三十日。所以，在这里我们还发现了这个阴阳系统的对称且交错的形式美学。

我们知道潮汐是跟月球相关的地球物理现象，海水的潮汐涨落有着和朔望月一样的周期。由于月亮和太阳对地球引潮力的合分关系，每月朔望后 2~3 日是大潮，上下弦后 2~3 日是小潮，这是观测到的月亮周期对地球的影响，其影响对象是水体。其实月亮同样影响着固体的地壳，引发固体潮，也影响岩浆、火山活动和地震。水和地之体皆是阴性的，所以潮汐是属阴的形质层面受月亮影响的体现。而根据物理原理，海水受月球引力的起潮有滞后现象，由于海洋水体庞大，运动缓慢，加上海水和海底的摩擦作用，故岸边的起潮要滞后 2~3 天。所以，实际的强作用时间正是朔望期间，弱作用时间正是上下弦期间。结合纳甲取干法，弱作用时间属于丙丁火，强作用时间是庚辛金和甲乙木，可谓重阴质而轻阳气，完全符合月亮的太阴性质。对于人体，体液和形质受月球影响的大小也是与月相相关的，女性的月经周期和激素、子宫内膜的变化周期也证明了这一点。我们推断，无论男女，营血、津液、脉体和形质的盛衰都与此同步。以现在的技术手段，完全可以设计有效的实验方法加以观察验证，我们期待有条件和能力的研究者能关注到这一点。

《易经》有文"先甲三日，后甲三日"和"先庚三日，后庚三日"，《入药镜》也说："日有合，月有合，穷戊己，定庚甲。上鹊桥，下鹊桥，天应星，地应潮。"两者都提到了代表月圆和其后三日的"甲""庚"，这是日月引潮作用最强的时间段，表明研究阴阳变化的易学和研究阴阳丹法的道术都很重视月亮对阴阳的影响，我们研究中医的阴阳证治岂能忽视这种影响呢？

象 和 数

说到象，就不能不提到数。象数更多的是在易学里被讨论，其实，中医对象和数都很重视，只是数的运用相对较少罢了。《素问·上古天真论》说"上古之人，其知道者，法于阴阳，和于术数"，这个"术数"，也叫"数术"，即气数的应用方法。《内经》里还有涉及数术的记载，如《素问·六元正纪大论》云："甲子甲午岁，上少阴火，中太宫土运，下阳明金，热化二，雨化五，燥化四，所谓正化日也。"其中二、五、四就是数的表达，但怎么求数用数，《内经》里并未深入探讨。

　　数，也叫气数，是对于象的抽象总结，可以说是象的数学表达，是更高级的理论形式，数的运用是一种高深的技术，所以叫作数术。因为数表达的是天地自然的规律，理所当然法于阴阳的最高境界就是"和于术数"。

　　《素问·六节藏象论》云："天度者，所以制日月之行也；气数者，所以纪化生之用也。天为阳，地为阴；日为阳，月为阴。行有分纪，周有道理，日行一度，月行十三度而有奇焉，故大小月三百六十五日而成岁，积气余而盈闰矣。立端于始，表正于中，推余于终，而天度毕矣。"所以数术就是用数字和数字组合表达时空阴阳状态，用数字顺序和推演表达时空阴阳变化规律。"天度者，所以制日月之行也；气数者，所以纪化生之用也。"这是骈文的对待语，也是互文，天度和气数是相合的。由于古代一些掌握天文和数术知识的人故意玄秘其事，一说到气数就给人以高不可测或天机不可泄露的感觉，所以弄得现在说起这个词也让人指为迷信，其实，最直白地讲，气数就是天度，就是日月阴阳的运动状态。

　　数术的深奥之处在于，必须基于对天文时空和地理的深刻理解和动态把握，才能正确运用。如果使用者胶柱鼓瑟，机械套用理论，往往因为失于对时空运动的实际观察和计算的校正而导致错误。单就太阳纪年来说，就要"立端于始，表正于中，推余于终"，"立端于始"，也叫"履端于始"，指推导历法以冬至为始。"表正于中"是指根据圭表日影和中天星座厘定二分二至所谓"四正"的时间。"推余于终"，就是设置闰月以平衡朔望月和年岁的不均齐。如此，才能正确把握气候季节变化的时序。时序不乱，人民才不会困惑。我国古代就不止一次出现过因为天文官推算不当，造成"告民以时"出现失误。

　　我们说，运气学说里天干地支的运用错误也要归结于纪历失掉了和天运、天度的联系。天体运动的格局是每年不同的，干支纪历完全不顾这种变化，机械地循环推导，怎么可能真正反映阴阳五行的状态呢？不通天象之观测，不会气数之推演，中医天地之学的精髓，象数两门学问就这样丢失了。

　　多年来，中国古代数术大多被指为迷信糟粕，但抛开其神秘性和故弄玄虚的一面，究其实质，都是古人为了把握自然和生命阴阳五行规律而创立的方法。其中，有对了解人体生命现象的努力，有对理解和利用自然环境的努力，还有对把握社会运动规律的尝试，了解和借鉴其中的合理内容，将有助于我们开拓中医研究的思路。比如，奇门遁甲里的"超神接气"就是对机械的天干地支纪历的校正法，也是调和阳历阴历周期矛盾的尝试，很富启发性。

九 宫 八 风

《灵枢》里有一篇《九宫八风》专门谈到了九宫，虽然未深入论述，但要研究数术就不可轻易放过。

"太一日游，以冬至之日，居叶蛰之宫，数所在日，从一处至九，日复，反于一，常如是无已，终而复始。"这个"日游"之"日"是指节气之日，并不是指太阳，因为太阳视位置是逆时针运动的，而太一日游是顺时针的。太一就是太乙，也叫天帝，是北极星附近一颗明亮的星，北斗又叫帝车，载着太乙每年巡天一周。看《九宫八风》原文："太一常以冬至之日，居叶蛰之宫四十六日，明日居天留四十六日，明日居仓门四十六日，明日居阴洛四十五日，明日居天宫四十六日，明日居玄委四十六日，明日居仓果四十六日，明日居新洛四十五日，明日复居叶蛰之宫，曰冬至矣。"（图 3-7）结合我们前面提到的八卦纪气法和太阳黄道运动，不难理解，这里谈的八宫就是黄道周期的另外一种划分法。太一日游，就是天帝星以北极为中心旋转，每个节气都会移动位置。因为太乙轨迹不显著，故多参考北斗斗柄的顺时针指向运动，从冬至指北一宫，春分指东三宫，到夏至指南九宫，复经秋分指西七宫，冬至再返回到北一

立夏 阴洛宫 东南 四	夏至 上天宫 南 九	立秋 玄委宫 西南 二
春分 仓门宫 东 三	招摇宫 中央 五	秋分 仓果宫 西 七
立春 天留宫 东北 八	冬至 叶蛰宫 北 一	立冬 新洛宫 西北 六

图 3-7　太一日游九宫图

宫，为一个完整周期，终而复始。所指每宫居四十五或四十六天，累加计算，行八宫一周期合三百六十六天，实际太阳周年视运动的一年是 365.2422 天。八宫加上中央招摇宫，就是九宫八卦模式。

这个图和数术里的经典模式之一的洛书是一致的，洛书方位是地平方位，以观察者为中心，所以有四正四隅八个方位，是以地的方位谈天道影响，所以用恒星星座围绕北天极顺时针右旋为参考。实际引起这些运动的是地球绕太阳的逆时针公转，以及相关的太阳沿黄道的逆时针年周视运动，所以黄道以二十八宿为坐标，描述太阳系天体的逆时针左旋运动，这就是所谓"天道左旋，地道右旋"的道理，其直接体现就是式盘的坐标规律，后天八卦、十二月建、十二地支、二十四山都代表顺时针地道规律，二十八宿、十二次都代表逆时针天道规律。洛书又常常和后天八卦配合成为九宫八卦图。

《易经·系辞上》载："河出图，洛出书，圣人则之。"传说伏羲氏时黄河有龙马背负《河图》而出，洛水有神龟背负《洛书》而出，伏羲据以画八卦。洛书之数，"戴九履一，左三右七，二四为肩，八六为足"（图3-8），加上中央为五，形成九宫。配以文王后天八卦，就是九宫八卦图了（图3-9）。这个图数到底是表示什么呢，现代人还没完全搞清楚。这里，我们可以做一个基本判断。首先，它是揭示处于天体运动系统中的地球的自然规律的公式。所谓"先天而天弗违，后天而奉天时"。既是后天八卦，它必然符合天体时空的规

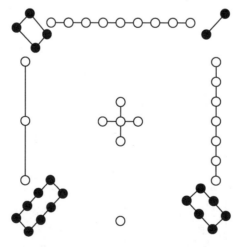

图 3-8　洛书

律。再者，九宫是方形的，分为八个方向，"天圆地方"，所以它还代表了地球上与方位相关联的规律。所以，合起来，它应该是揭示天地时空关系的综合公式，也就是揭示地球四时阴阳规律的公式。《内经》专门对此列专篇论述，强调的正是"人法地，地法天"的天人相应观点，人要健康，必须"和于术数"，和同于天地之规律。

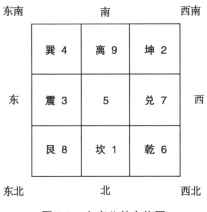

图 3-9 九宫八卦方位图

象数是统一的，从象可以推数，从数可以推象，张其成博士在《"象"模型：易医会通的交点》一文里认为："运数之'数'实质上就是'象'，它并不偏向于定量，而是偏向于定性。"认为中医思维根本上是"维象"思维，换句话说，数只不过个替代符号。既然如此，那么我们是不是可以认为数是可以废除的呢？我个人认为，这是不可以的，我们应当了解，象和象数的互推互代只是代表了象数之学的一部分，而数术的深奥在于数数推演。能够做到数数推演，并符合实际的象的演变规律，就是这一理论和技术的数学化，数学化是科学必须具有的特点。由于缺乏对阴阳变化的直接把握，这个推演规律很难理解和验证，且很容易流为抽象的唯心理论，目前所见的各种数术学方法都难逃这一误区，中医运气学说也在很大程度上陷入了这一误区，这是数在中医理论实践中难以应用的重要原因。

我们简单地对九宫八卦数做一观察就会发现，一和六相邻，三和八相邻，四和九相邻，二和七相邻。参照河图之数的五行性质，"天一生水，地六成之。地二生火，天七成之。天三生木，地八成之。地四生金，天九成之。天五生土，地十成之。"洛书从六和一开始，太一日游，依顺时针方向，五行按照水、木、金、火的顺序排列，假如把中央土加在极数九的后面，那么将会和人体经络流注的顺序吻合。"肺大胃脾心小肠，膀肾包焦胆肝乡"，这个经络流注是循环无端的，如从水开始，即膀胱、肾（水）→心包、三焦、胆、肝（木）→肺、大肠（金）→胃、脾（土）→心、小肠（火）。这只是一种巧合吗？还是有更深层的意义？

我们还可以观察到，数的排列是阴阳相间的，相同五行性质的两数总是阴在前阳在后，即阴变阳时五行性质不变，阳变阴时五行性质才会改变。说明了五行阴阳变化的一个重要规律，即真正的质变都是以阳气的变化为主导的。"阳生阴长，阳杀阴藏。""阳予之正，阴为之主。"以阳统阴，以阴从阳，阳是阴阳变化里的主导因素。这也就是为什么中医诊疗注重气的原因，只有能把握气的变化和状态，才可能察病之先机，才能治未病，才可能引起变化和调整阴阳。

物象与物候

就我们现在能掌握的少得可怜的材料，谈数很困难，所以还是回过头来说象。很有意思的是，从现在使用的名词"天气""气象""气候"，就可以与古代气的理论找到一种联系。气就是天地阴阳之气，地球上的风雨寒暑都源于阴阳二气的变化，而气的变化是可以从日月五星的垂象及地球上的物候来了解的。就拿后者来说，我们说春天来了会有一派新气象，其实四季各有其独特气象，而且在四时大节律不变的前提下，气候物象年年不同，日新月异，可以说是气象万千。因为时变、气变而物候就会不同，候是和时、气相对应关联的，所以合称时候、气候。五日一候，即五天的时间物候就会有变化，可以区别对待。反之，我们可以以候推气，也可以叫候气。其实，候就是象，以候推气，就是以物象变化推断阴阳变化。但归根结底，地球上万物物象的因时变化，都是由于太阳和月球的运动影响阴阳状态的结果。观象测气，从大的方面就要善于了解日月运行，小的方面就要善于观测当地的物候。

观测物候为什么要强调其地方性呢，因为地球广大，地域殊异，各种因素会导致一方气运的特殊性。所谓"人间四月芳菲尽，山寺桃花始盛开"，百里不同春，十里不同气。要了解一个地方气运的状态，必须细心观察当地的物候，这样才能进一步了解人体在这个具体环境下受到的影响，判断疾病的外因。这是运气学说研究者容易忽略的另一个重要问题，第一个前面已经说到，是失于对天文背景的了解。忽略地方差异，死板套用机械理论，怎么可以见微知著，明察阴阳呢？

《素问·气交变大论》说："夫道者，上知天文，下知地理，中知人事，可以长久。"真正高明的中医简直要有诸葛亮的本领才行啊！这好像很令人沮丧，恐怕我们绝大多数人，都没有这个才干和机会了。不过我们也无须灰心，虽中医几千年的历史上能称为大医的医家屈指可数，但牛顿、爱因斯坦不也就各出了一个嘛，我们不一定要做发现真理的那个人，但不可以不做真理的追随者。

古代人比现代人善于体察物候，因为那个时代没有其他的工具可以利用，只能观察自然。《礼记·月令》记载有较早的天象、气象和物候资料，例如："孟春……日在营室。昏，参中；旦，尾中……东风解冻，蛰虫始振，鱼上冰，獭祭鱼，鸿雁来……天气下降，地气上腾，天地和同，草木萌动。"物候实际上是阴阳生长化收藏状态的反映，是可以帮助我们准确把握大自然阴阳律动的表征。天道阴阳影响到具体某地区的阴阳气机状态，要以当地物候来印证和把握，阴阳历法的气数应参照实际情况加以校正，气运的太过不及也由此而知晓。

十二时辰和昏旦刻

由于地球的自转，太阳东升西落，周而复始，形成昼夜的现象和概念。昼夜分时，昼间日照温暖光明，夜间寒凉黑暗，也是一种阴阳的交替变化。为了量化这种周期变化，就出现了计时的需要，于是我们的先民发明了时辰计时系统，即把一昼夜分为十二个时辰，并用十二地支命名。古代还没有钟表时，靠看太阳和自然生物钟，比如鸡叫，粗略地掌握作息时间。汉代根据太阳的情况和人的作息把一昼夜大致分为十二时段，命名为夜半、鸡鸣、平旦、日出、食时、隅中、日中、日昳（dié，太阳偏西）、晡（bū）时、日入、黄昏、人定。这个隅中，就是太阳的位置正在院墙的东南角上。《淮南子》说："至于悲谷，

39

是谓晡时。"晡时，就是日落前的时间，晡，从日从甫，甫为大，为美，正是太阳落山前美丽的样子。《伤寒论》104 条、137 条、212 条和 240 条都提到"日晡所发潮热"，或"日晡所小有潮热"，都是这个晡时也就是申时发热，如潮汐之来，到时即发，都属于阳明结热征象，说明时辰和人体经络脏腑气机是相关的。

古代也有比较精确的计时方法，白天可以靠圭表或日晷掌握时间，晚上靠官方打更报时，打更则是根据漏刻计时的。一般来说，官方负责掌握水漏计时的装置，并向居民报时。据记载，西周时我们的先民就已使用漏刻法和十二时辰计时。漏刻就是将水壶滴漏造成的泄水壶或受水壶水平面的变化反映在浮标刻度尺上，用以计时。《内经》多次提到的百刻计时就是漏刻法，即一昼夜分为 100 刻，汉代改为 120 刻，明晚期又改为 96 刻。96 刻的话，每个时辰就分为八刻，由于宋以后每个时辰还分为初、正两部分，每半时就分为四刻。比如大家都知道古代行刑常常讲"午时三刻，开刀问斩"，午时就是指正午时，三刻开始之时就是正午时的前二刻和后二刻的交接时刻，即正午时正中点的时刻。我们现在用的一刻钟 15 分钟就是从明清的一昼夜 96 刻法沿用和换算来的。

古人没有钟表计时，但可以说"因祸得福"，正因为他们观察的是自然界这个大钟，所以才会发现自然的真正律动。现代的钟表计时虽然精确，但含有多少自然意义呢？又跟中医的阴阳学说有多少联系呢？用现代钟表计时的二十四小时去平均对应十二时辰是错误的，因为季节不同，地理经纬度不同，每个地方的日出日落时间不同，阴阳的节律变化就会不同。许多研究者已经注意到用不分地理经度差别的平太阳时和时区标准时来刻度十二时辰是错误的，认为应该用地方真太阳时。我们说，更进一步讲，地方真太阳时也不够准确，仍不究竟，要以阴阳的实际状态刻度十二时辰，随地区性四季变化的因时因地制宜的计时系统才能真正反映阴阳的实际节律。

古人总结的规律注重实际观察，"定寅时歌诀"把每个月的寅时总结如下：

> 正九五更二点彻，二八五更四点歇。
>
> 三七平光是寅时，四六日出寅无别。
>
> 五月日高三丈地，十月十二四更二。

仲冬才到四更初，便是寅时须切记。

古代夜间打更报时，从日没后开始到日出前结束，均分为五更，每更再均分为五点。日出前和日落后的昼夜交界时段叫作昏旦刻，就是晨昏朦影阶段，古代规定其时长为二刻半。也就是夜间时段从昏刻开始，到旦刻结束。如果把五更等同于五个时辰，每个时辰等同于现代两个小时，那么每点就是 24 分钟。但实际上由于四季昼夜不等长，所以昼漏和夜漏也不等长，每更时长也并非总是等于一个时辰，每点也不总是等于 24 分钟。曹大明等根据北京地区日出日没时刻，在考虑昏旦刻的情况下，按日出日没划分昼夜，计算分析发现，冬至日的平均昼时辰和平均夜时辰长度相差达 1 小时 11 分，夏至日和冬至日的昼间起始时刻也就是卯时起点相差竟达 2 小时 46 分，夜间开始时刻也就是戌时起点相差也达 2 小时 54 分①。

可见时辰是活的，不是死的，所以，要用活甲子，不用死时辰，也要遵循"不以数推"的原则。机械地用两个小时等于一个时辰推算下来，不阴差阳错才怪。研究子午流注之类的时间治疗学，必须搞清楚时间的规定才可以，否则花费了很多精力，作为讨论前提的坐标系弄错了，怎么可能得出正确结论呢？所以研究和使用时间针法不可不"履端于始"。

取 类 比 象

前面说了象，说了日月垂象，寒来暑往，那么中医是怎么运用这些规律来诊病治病的呢？取类比象，就是这四个字。

《四气调神大论》说"故阴阳四时者，万物之终始也，死生之本也"。作为医生，首先要知天象和气象，能把握天地四时的阴阳节律，随时了解日月所引领的阴阳动态。然后，要知藏象，掌握人体气血脏腑经络受日月运行四季变迁影响的规律和自身的生理功能。第三，要知脉象、病象，会观察判断疾病，而最根本的就是看一个人是不是与万物沉浮于生长之门。人体顺应了自然的节律，就会表现出相应的征象，即气象、脉象、藏象等等，不协调了，病了，也会表现出违背节律的征象。了解和运用这些规律判断身体状况，就是诊法，应

---

① 曹大明，路玫. 按时取穴法中时辰概念之本意 [J]. 中国针灸，2006，26（8）：578-580.

用某种方法来纠正这些偏差,使偏离的象回复到正常状态,就是疗法。这就是中医学的基本逻辑,很简单吧?但真正要从技术上实现,谈何容易!

比如,病人形寒畏寒、水液清冷、手凉脉沉,比附其类,是一派寒象,对治以火热之法,用灸法祛寒,用温药温经散寒,等等,也是从类可比。而具体选方用药要切合病人个体的体质情况和具体病症,注意节令影响,方证相符,选药入扣,并根据服药后的反应和病情的变化随时加以调整,才能取得好的疗效。所以高明的中医大夫都是善于体察物候,体察物性的。

有个故事,说清朝乾隆年间江南名医叶天士被请去救治一难产妇女,途中听病家讲已请温病大家薛生白诊看过,但服药后仍不见产下。叶天士来到病家,见产妇已奄奄一息。薛生白的医术与叶天士齐名,绝非庸碌之辈,看其处方以气血双补、行滞活血、催生下胎药为主,药证的对。叶天士觉得有点奇怪:薛医生用药不错,为何不效呢?时值秋分,他正在思忖,忽见窗外桐叶飘落,乃有所悟,于是只将原方中的药引"竹叶三片"改为"桐叶三片",产妇遵方服药,不久便顺利产婴。此事传到薛生白耳中,薛不以为然,认为叶天士巧立名目而已。叶天士闻之即修书与薛,曰:"秋分之时,梧桐叶落,同气相求,胎儿立下。"薛生白大为叹服。从此留下"三片梧桐叶,一字救两命"的佳话。秋分之日,昼夜等分,乃一年周期中由阳盛转为阴盛之转折点,自然气机趋于内敛,在外的枝叶失养,故梧桐叶纷纷落下。人与自然通应,同气相求,叶氏通过比象而知时令有利于生育,在原方中加入梧桐叶以助营造肃降之气象,则更得自然之力,胎儿因此如瓜熟蒂落,顺产而生。无论此催产成功之关键是梧桐叶的功效,还是叶氏善于观象而能知时节断预后,都体现了中医学观象法阴阳的诊疗思维。

建立了这种取类比象思维之后,再检视中医学的种种历史遗产,就会发现,中医从来就是遵循着这样的思维方法而发展的。例如:《伤寒论》名方白虎汤,生石膏、知母、粳米、甘草四味药,正是被用来营造西方金气肃降的法象,此象得立,即如秋风一扫暑气,可治大热、汗出、脉洪、气喘之阳明热证。金元时期,医家张洁古建立了重要的"药类法象"系统,创造性地把中药分类为"风升生""热浮长""湿化成""燥降收""寒沉藏"五类,对应四时五行的气化功能。将药物的气味厚薄、寒热温凉类比于四时五行的特点,以"象"思维来理解药物的性质及功能。它与中西医通用的功用主治分类法(如解表药、攻下药、益气药、活血药等）和自然分类法（如矿物药、动物药、草本药、木本药、果类药、谷类药等）都不同，这是根植于中医特色的药物分类法，最符合中医理论特点，因而也是最方便择用的分类法。例如："风升生"就是春之象，如果春季时令不及，当温不温，寒气过季而不去，则生发之气不足，便可选此类药物，用以辛温发散，升提阳气，助春令气化。如果诊断某病症系少阳或肝胆之用不足，木气不达，也可选用此类药物，强化肝胆之气化。

第四章

左右者， 阴阳之道路

男 左 女 右

中国有句大家经常挂在嘴边的话"男左女右"，这有什么道理吗？有人说古代以左为尊右为卑，男左女右就是男尊女卑。现在虽然对于我国历史上尊左还是尊右仍有一些争论，比较客观的意见是我国除了元代以右为尊外，总体上是以左为贵，比如左班丞相职位就高于右班丞相。或者说，吉事尚左，凶事尚右，文官尚左，武官尚右，如丧礼、兵事都属于凶事。老子就说："君子居则贵左，用兵则贵右。兵者，不祥之器。"兵器不祥，兵事杀伐，当然是凶事，武官是主兵事的，所以也尚右。

我们认为，左右是相对说法，与观察者所处的位置或参照的主体相关。君王升殿，臣列两班，则君王以上临下的左右和臣僚以下侍上的左右方位恰好相反，所以讨论左右要分主宾对待。以主人身份礼下，有信陵君"虚左以待"的典故；以臣子的角度而言，则有司马迁对田叔"无出其右"的夸赞。在古代官场话语中，因为都是以大臣身份讲话，以右为上，所以贬官叫作"左迁"。总之，以主位为参照，尊左是没有问题的，楚汉相争时鸿门宴的座次如此，当代国家领导人的会场座次安排也是如此。

在这里我们要谈的要点是：左右尊卑之分的实质是崇阳贱阴，追溯根源，左右和阴阳有关。君王面南背北，左为东，属青龙为阳，右为西，属白虎为阴，贵阳而贱阴，故崇左之阳，青龙为吉。

《内经》讨论天地和人体，阴阳左右也是非常重要的概念。《阴阳应象大论》说："阴阳者，血气之男女也；左右者，阴阳之道路也。"这句话包括了两个命题：其一，阴阳具体到人体就是气血。其二，阴阳运动的通路有左右的区别。

《内经》中多处谈到左右阴阳的问题，例如《素问·五运行大论》云"天地者，万物之上下，左右者，阴阳之道路"，《素问·阴阳应象大论》说："天不足西北，故西北方阴也，而人右耳目不如左明也。地不满东南，故东南方阳也，而人左手足不如右强也。"《灵枢·官能》则云："用针之理，必知形气之所在，左右上下，阴阳表里，血气多少，行之逆顺，出入之合，谋伐有过。"既然黄帝明确地把它提到了"必知"的高度，我们学《内经》不可不弄明白这个"左右"。

天 道 左 旋

阴阳的道路分左右，这包括天道阴阳和人体阴阳，我们先来看天道阴阳。"左右者，阴阳之道路"，而"天为阳，地为阴"，那么"阴阳之道路"是否天地之道路呢？《易经》说："天道左旋，地道右旋。"阴阳左右的关系，从根本上就是观察天地运行而来的。

古人谓"天圆地方"，仰视观察太阳、月球和行星在天球上的圆周视运动，其位置在星空背景上是不断左移的，即左旋，是逆时针运动（图4-1），

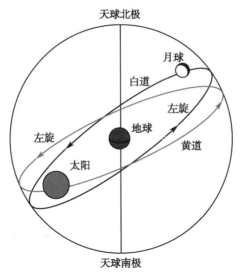

图 4-1　天道左旋图

故作为黄道和白道坐标的二十八宿的顺序也是逆时针左旋的。

早于西方把黄道带上的恒星列为黄道十二宫，中国殷商时期就把黄道分为"十二次"，即星纪、玄枵（xiāo）、娵訾（jū zī）、降娄、大梁、实沈、鹑首、鹑火、鹑尾、寿星、大火、析木。后来又细演成二十八宿：

东方青龙七宿：角亢氐房心尾箕；

北方玄武七宿：斗牛女虚危室壁；

西方白虎七宿：奎娄胃昴毕觜参；

南方朱雀七宿：井鬼柳星张翼轸。

我们可能还记得王勃的《滕王阁序》里有一句"物华天宝，龙光射牛斗之墟"，就是指剑光上耀北方之斗、牛二宿。还有一句"星分翼轸，地接衡庐"，这个"翼轸"就是南方七宿之翼宿和轸宿，说的是滕王阁地处荆楚翼轸两宿之分野。李白《蜀道难》云："扪参历井仰胁息，以手抚膺坐长叹。"因为蜀道跨益、雍二州，益州（今四川）是参宿的分野，雍州（今陕西和甘肃部分地区）是井宿的分野。形容过蜀道为"扪参历井"，乃一语双关，见其穿岩越岭之高之险，故诗人有此望天长叹。

分野是古代术数重要的概念，即用天上的星座对应地理的方位。先秦史书《国语·周语下》云："岁之所在，则我有周之分野也。"韦昭注说："岁星在鹑火。鹑火，周分野也，岁星所在，利以伐之也。"当为分野之滥觞。鹑火相当于柳、张二宿。

更详细的分野叫作"州郡躔次"，具体到周天分度。古代把周天分为三百六十五又四分之一度，各星宿占据度数不等，如角宿占十二度，亢宿占九度，等等。历代《天文志》里几乎都要列出二十八宿分野，例如《晋书·天文志》载：

"陈卓、范蠡、鬼谷先生、张良、诸葛亮、谯周、京房、张衡并云：

角、亢、氐，郑，兖州：东郡入角一度，东平、任城、山阳入角六度，泰山入角十二度，济北、陈留入亢五度，济阴入氐二度，东平入氐七度。

房、心，宋，豫州：颍川入房一度，汝南入房二度，沛郡入房四度，梁国入房五度，淮阳入心一度，鲁国入心三度，楚国入房四度。

尾、箕，燕，幽州：凉州入箕中十度，上谷入尾一度，渔阳入尾三度，右北平入尾七度，西河、上郡、北地、辽西东入尾十度，涿郡入尾十六度，渤海

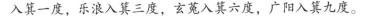

入箕一度，乐浪入箕三度，玄菟入箕六度，广阳入箕九度。

斗、牵牛、须女，吴、越，扬州：九江入斗一度，庐江入斗六度，豫章入斗十度，丹阳入斗十六度，会稽入牛一度，临淮入牛四度，广陵入牛八度，泗水入女一度，六安入女六度。

虚、危，齐，青州：齐国入虚六度，北海入虚九度，济南入危一度，乐安入危四度，东莱入危九度，平原入危十一度，菑川入危十四度。

营室、东壁，卫，并州：安定入营室一度，天水入营室八度，陇西入营室四度，酒泉入营室十一度，张掖入营室十二度，武都入东壁一度，金城入东壁四度，武威入东壁六度，敦煌入东壁八度。

奎、娄、胃，鲁，徐州：东海入奎一度，琅邪入奎六度，高密入娄一度，城阳入娄九度，胶东入胃一度。

昴、毕，赵，冀州：魏郡入昴一度，钜鹿入昴三度，常山入昴五度，广平入昴七度，中山入昴一度，清河入昴九度，信都入毕三度，赵郡入毕八度，安平入毕四度，河间入毕十度，真定入毕十三度。

觜、参，魏，益州：广汉入觜一度，越巂入觜三度，蜀郡入参一度，犍为入参三度，牂柯入参五度，巴郡入参八度，汉中入参九度，益州入参七度。

东井、舆鬼，秦，雍州：云中入东井一度，定襄入东井八度，雁门入东井十六度，代郡入东井二十八度，太原入东井二十九度，上党入舆鬼二度。

柳、七星、张，周，三辅：弘农入柳一度，河南入七星三度，河东入张一度，河内入张九度。

翼、轸，楚，荆州：南阳入翼六度，南郡入翼十度，江夏入翼十二度，零陵入轸十一度，桂阳入轸六度，武陵入轸十度，长沙入轸十六度。"

各代记录的二十八宿宿度往往有些不同，这不仅是因为观测精度的差异，还因为在大的时间尺度下，岁差会导致黄道圈的偏移，星宿的距星和宿度也会随之变化。

很多人不了解二十八宿分野的实质，就批评古人唯心主义，认为远近不一的恒星组成的星座是根本不可能对地球造成什么影响的，所以二十八宿分野是荒谬可笑的拜天迷信。其实这完全是一种误解，二十八宿是个坐标，只是一个定位系统，实际对地球发生影响的是日月和太阳系行星，古人谓之"七政"，或曰"七曜""七纬"。《尚书·舜典》云："在璇玑玉衡，以齐七政。"孔安国

《传》曰："七政，日月五星各异政。"孔颖达《疏》曰："七政，其政有七，于玑衡察之，必在天者，知七政，谓日月与五星也。木曰岁星，火曰荧惑星，土曰镇星，金曰太白星，水曰辰星。"唐代王冰补入《黄帝内经素问》的七篇大论是讨论运气的专篇，日月五星都有涉及讨论。《玄珠密语》是中医运气学专著，虽被认为是伪托王冰之作，但伪未必劣，其中有不少七政运行的内容，宜用心甄验，去伪存真。

箕 风 毕 雨

七政运行在不同的位置会影响到中国不同的地区，七政性质各不相同，影响也各有特点。如"箕风毕雨"就是指太阴月亮位于箕宿就会引起某些地区的刮风天气，位于毕宿则会引起阴雨天气。《诗经·小雅》有"月离于毕，俾滂沱矣"的诗句。《尚书·洪范》则曰："月之从星，则以风雨。"孔安国《传》曰："月经于箕则多风，离于毕则多雨。"东汉王充《论衡·明雩篇》载："孔子出，使子路赍雨具。有顷，天果大雨。子路问其故，孔子曰：'昨暮月离于毕。'后日，月复离毕。孔子出，子路请赍雨具，孔子不听，出果无雨。子路问其故，孔子曰：'昔日，月离其阴，故雨。昨暮，月离其阳，故不雨。'"我们看孔子很精通天文，观天测雨的本事精细如此，一点不比诸葛亮差。《三国演义》就有诸葛亮夜观天象，根据太阴离于毕宿推测必有大雨滂沱的情节。

中医的运气学说就是七政天运在医学上的运用，要深入研究五运六气就要搞懂七政的规律，观天以知地，否则是弄不清运气的内涵的。我们不能因目前预测不准就轻易否定运气学说，或许是没真正掌握方法呢。不明天运，死守甲子，我们自己用得不对，怪不得古人。分野是帮助我们考察七政影响发病地区的重要参考，不可笼统地认为流年运气是讨论天下一致的流行病规律的，要注意地方性，什么时候应验在哪个地区，要看产生运气变化的主要星曜在该时期流连于哪个分野。运气研究要想细化，就应该仔细研究分野理论，对天象、时段、分野地区和流行病的关系加以甄别验证。

太阳、月球和行星视运动的轨迹都是逆时针左旋的。虽然由于在太阳系里，地内行星和地外行星跟日地的关系有所差别，各个行星公转的周期也不同，观星时会看到行星的视运动速度是不均匀的，且有多种运行轨迹的变化，如顺行、逆行、留、伏、绕圈等，并且有几个特殊的与日地的位置关系，如上合、下合、冲日等等（图4-7），但总的运动轨迹都是逆时针左旋。所以，天道左旋，不仅包括太阳和月球，还包括所有行星。天道左旋，在这一点上是绝对规律，没有例外。也正因如此，星盘或罗盘上黄道二十八宿的顺序都是逆时针左旋的，因为坐标系总是适合于观察对象的。

我们读《气交变大论》就可以知道，《内经》也讨论了行星视运动轨迹、速度和大小光芒的多变性："帝曰：其行之徐疾逆顺何如？岐伯曰：以道留久，逆守而小，是谓省下。以道而去，去而速来，曲而过之，是谓省遗过也。久留而环，或离或附，是谓议灾与其德也。应近则小，应远则大。芒而大倍常之一，其化甚；大常之二，其眚即发也。小常之一，其化减；小常之二，是谓临视，省下之过与其德也。德者福之，过者伐之。是以象之见也，高而远则小，下而近则大，故大则喜怒迩，小则祸福远。岁运太过，则运星北越，运气相得，则各行以道。故岁运太过，畏星失色而兼其母，不及，则色兼其所不胜。肖（消）者瞿瞿，莫知其妙，闵闵之当，孰者为良？妄行无征，示畏侯王。帝曰：其灾应何如？岐伯曰：亦各从其化也。故时至有盛衰，凌犯有逆顺，留守有多少，形见有善恶，宿属有胜负，征应有吉凶矣。"这里不多作具体文字解释，相关的书籍很多了，可以参考。

日月行星与地球远隔虚空，七政天运影响地球是无形的，无形如化，古人认为是通过气来影响的。现代人虽然知道有引力和太阳辐射，知道地球磁场受到某些影响，但具体影响什么？怎样影响？影响到何种程度？仍不甚了了。古人把无形而又客观存在的影响统归之于气，"阳化气"，所以七曜经天是阳道。以阳统阴，以上驭下，天道决定了地道，也是"地法天"之理。

有关阴阳这几章，我们虽分别从不同的角度探讨阴阳，但它们不是割裂的，而是互相交错的，互相联系和补充的。

地 道 右 旋

观天要仰视，察地则要俯视。正如《周易·系辞上》所说："仰以观于天文，俯以察于地理，是故知幽明之故。"书圣王羲之在《兰亭集序》里也曾写道："仰观宇宙之大，俯察品类之盛，所以游目骋怀，足以极视听之娱，信可乐也。"宇宙之大是仰观天，品类之盛即俯察地。俯察地时，观察者总是以自己立足之地为中心，即立足九宫中央，则四季气运自北而东，自南而西，复归于北，是顺时针右旋，故五行天干和十二月建地支都按顺时针排列，对应于四方八卦。下面的司南式盘方位图（图4-2）清楚地显示了这一规律：最外圈的二十八宿是按逆时针左旋顺序排列的，代表天道，里面两圈的后天八卦和天干地支则是按顺时针右旋顺序排列的，代表地道。

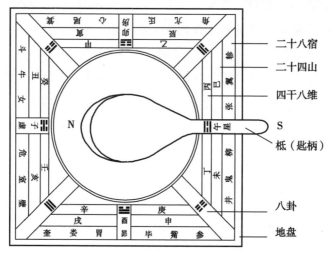

图4-2　司南复原模型（据王振铎图新绘）

右侧标注（从上到下）：
二十八宿
二十四山
四干八维
S
柢（匙柄）
八卦
地盘

《六元正纪大论》云："春气西行，夏气北行，秋气东行，冬气南行。故春气始于下，秋气始于上，夏气始于中，冬气始于标。春气始于左，秋气始于右，冬气始于后，夏气始于前。此四时正化之常。"正是面南而论春夏秋冬的气候循环，是顺时针方向。这里还论及气机上下内外的循环，即春气自下而上升发，秋气自上而下肃降，夏气自内（中）向外放散，冬气自表（标）向里归藏。这正是"左右上下，阴阳表里"的根源，"人法地"，人体气机皆由此而产生，因此而变化，因此而太过不及，由此而病，也当依此而调治。

前一章讲到的太一日游九宫图（图3-7）也是地道右行的具体例证，较之上面这段四季论述，八个节气更具体地表达了地气顺时针环周的规律。

运 气 周 旋

运气理论是《内经》里重要的组成部分，在天有三阴三阳的六气循环，在地有五行五运的循环，其规律也要从上下左右来弄明白。

《素问·天元纪大论》云："寒暑燥湿风火，天之阴阳也，三阴三阳上奉之。木火土金水火，地之阴阳也，生长化收藏下应之。天以阳生阴长，地以阳杀阴藏。天有阴阳，地亦有阴阳。木火土金水火，地之阴阳也，生长化收藏。故阳中有阴，阴中有阳。所以欲知天地之阴阳者，应天之气，动而不息，故五岁而右迁；应地之气，静而守位，故六期而环会。动静相召，上下相临，阴阳相错，而变由生也。"

这段话是运气学说的大纲，尤其是这几句话："欲知天地之阴阳者，应天之气，动而不息，故五岁而右迁；应地之气，静而守位，故六期而环会。动静相召，上下相临，阴阳相错，而变由生也。"可谓运气学说的大眼目，但这里面的道理自古以来还没有人说透彻，关键是因为没有搞清"右迁"的含义。"右迁"暗指五气经天的规律，搞懂了五气经天，这里的问题就都迎刃而解了。

五气经天，就是五行合化的来由，而其实质是月亮轨道不断西移导致黄白交点周期性西退，造成月球视运动轨迹近十九年周期性变化的规律，西退就是"右迁"，而古哲发现了月亮视运动在二十八宿坐标圈的出没位置与地球五行气运的对应关系，所以在二十八宿圈上就有了顺时针方向按"火→土→金→水→木"五行相生次序的五气经天规律。这个周期以"天门地户"也就是春分点和秋分点为转捩点，因为它们是月球视赤纬的极值点。关于五气经天和五行主运，我们在下一章还要进行详细解读，这里只针对"右迁"的道理先讨论一下。

"阴阳系日月"，太阳和月亮相对于地球的运动是影响地球气运的主要天文因素。太阳的周年视运动轨迹沿黄道固定不变，总是在春分点越过天赤道上升，在秋分点越过天赤道下降，"天门地户"也有此大义。天赤道是地球本身的坐标圈，按太阳轨迹所标定的六气主气如季节一样每年循环重复，所以叫"应地之气，静而守位"。

岁星以 11.6 年周期大致对应十二地支纪年，日月与它的冲通关系却有近似 6 年的周期，由此造成的六气客气的变化也大约 6 年一个循环，恒定不变，所以说"六期而环会"。木星是五大行星里最大的行星，对地球影响也远远大于其他行星。它的质量达到太阳的千分之一，是地球质量的 318 倍，是太阳系其他七大行星质量总和的 2.5 倍。

"应天之气"，就是应"动而不息"的月球轨道。月轨西退周期约为 18.6 年，所以五行分治的话，是大约不到 4 年转变一行，故实际上是大约 4 年而右迁，而不是"五岁而右迁"，在下一章我们要专门探讨这个规律。

太阳周年运动轨迹"静而守位"，乃阳中有阴，因其周天分度而决定时节和天之阴阳六气变化，故能推步主气；太阴运动轨道"动而右迁"，乃阴中有阳，因其位变而分化地之五行，故能建始统运。日月交错运动，周期盈缩，造成多样的天地时空格局变化。日月在上而下临地球，其变动必然也影响地球的生态和人体的阴阳五行感通状态，所以说"动静相召，上下相临，阴阳相错，而变由生也"。日月阴阳道生的原理是运气学的核心内容，非常重要。

太阳主气，太阴主运，运气就是以此为基本框架建立的，研究运气必须要以此为根本。从根本上立定脚跟，再着手探究复杂的各种枝节概念和规律，才能真正弄通运气，理和事都通晓了，再谈付诸实际应用。否则，拿文字当真相，用死甲子推天运，学如无源之水，又如无本之木，等于拿指月之手当作月亮，缘木以求鱼。《易经·系辞下》说："《易》之为书也不可远。为道也屡迁，变动不居，周流六虚，上下无常，刚柔相易。不可为典要，唯变所适。"易字本身就是日月两字构成，所以这个《易经》就是讲日月阴阳之术。从这段系辞我们就知道，孔子非常明白天地阴阳之道，日刚月柔，上下往来，周流虚空六节，而月道屡迁，变动不居，故不可拘泥此书定式，应以实际所见为凭，唯变适从。

六气之上下左右

在运气学里，左右的概念最多用于讨论六气的相对次序上，这个要搞清楚，还是要从古人"仰观天，俯察地"的观测规定出发。

《素问·五运行大论》云："论言天地者，万物之上下，左右者，阴阳之道路，未知其所谓也。岐伯曰：所谓上下者，岁上下见阴阳之所在也。左右者，诸上见厥阴，左少阴，右太阳；见少阴，左太阴，右厥阴；见太阴，左少阳，右少阴；见少阳，左阳明，右太阴；见阳明，左太阳，右少阳；见太阳，左厥阴，右阳明。所谓面北而命其位，言其见也。帝曰：何谓下？岐伯曰：厥阴在上则少阳在下，左阳明右太阴。少阴在上则阳明在下，左太阳右少阳。太阴在上则太阳在下，左厥阴右阳明。少阳在上则厥阴在下，左少阴右太阳。阳明在上则少阴在下，左太阴右厥阴。太阳在上则太阴在下，左少阳右少阴。所谓面南而命其位，言其见也。上下相遘，寒暑相临，气相得则和，不相得则病。""先立其年，以知其气，左右应见，然后乃可以言死生之逆顺。"

这段讲天地气运上下左右的关系，与左右尊卑一样，不说明观察者的位置是无法分清左右的。因为古人观天要面向北，以天极北辰为中心，以北斗斗柄为指针来观天运；察地要面向南，根据日影来定方位辨东西，所谓"移光定位，正立而待之"。所以六气周旋的上下左右关系就出现了两种，讲"司天"的上半边则向北而立，讲"在泉"的下半边则向南而立。

图4-3左边部分，即是厥阴司天，面北仰观的示意，看代表天道的六气图式上半，厥阴在上，厥阴的左边为少阴，右边为太阳。图右，是少阳在泉，面南而俯察示意，少阳在相对于厥阴的圆周180°对面。这里要说明一下，两个图似乎是镜像的，其实天道与地球的相对关系没有变，六气图式代表天道，作为观察者的人应该处在图式的中心标有"巳亥"的那个位置，也就是地球的

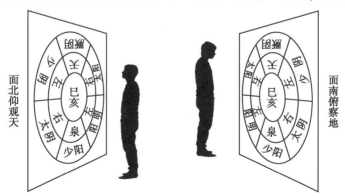

"上见厥阴，左少阴，右太阳"　　　"少阳在下，左阳明右太阴"

图4-3　司天、在泉、左右间气和南北面向的关系

位置，由左图面北，转身 180°，面南，就是右边这个图。把人移出来并且放大，是为强调观察者的面向的变化。面南而观，看六气图代表天枢以下的下半，少阳的左边为阳明，其右边为太阴。这就是"随气所在，期于左右"。这个气，就是岁星所应之气。前文有一句话，"所谓上下者，岁上下见阴阳之所在"，这是眼目要言，不可轻易放过。"岁"如果是指年周期的话，是作时间概念理解，就与上文"天地之上下"的空间概念相矛盾了，如果岁是指岁星，那么就好理解了。岁星上下的"阴阳所在"，就是日月所在，"阴阳系日月"，这个要确信不疑才好。论六气，主要是看日月跟岁星的相对关系，以岁星为准，看上下日月之位。

"先立其年"，就是根据其年的岁星所在来确定司天在泉，岁星在黄道南半周，就是司天，在黄道北半周，就是在泉。《六元正纪大论》说："夫六气者，行有次，止有位，故常以正月朔日平旦视之，睹其位而知其所在矣。运有余，其至先，运不及，其至后，此天之道，气之常也。运非有余非不足，是谓正岁，其至当其时也。"正月朔日平旦，当日月都在东方地平线方位时，睹其气位，则知其气在年初的位置，而定有余和不及。这就是"履端于始"，定六气太过不及的技术要点，古人明确告诉我们是实测来的，不是凭万年历所排的年干支两个字就能铁口直断的，"不以数推"。

《六微旨大论》说："天枢之上，天气主之；天枢之下，地气主之；气交之分，人气从之，万物由之，此之谓也。"天枢就是二分点，"天气主之"就是司天，"地气主之"就是在泉，人与万物在上下气交之中，遵从天地主气的规律。司天和在泉的分治乃由黄道的阳半周和阴半周划分，以春分点和秋分点为界。如果是司天，与之 180° 相对的在泉位也就确定了，如果是在泉，180° 相对的司天位也就确定了。司天在泉一旦确定，各自左右间气也都随之确定了，这样，六步客气根据岁星之所在就都明白了。"先立其年"，当年的岁星位置搞清了，再观测日月的位置和它的关系，"以知其气"，就知道是六气的哪一气司天或在泉了，而且当年司在所主的时段也就确定了，每年不同，也是"周流六虚"的，现行把司天在泉固定在三之气和六之气的死板用法显然是大错特错的。

传统的六气图式（图 4-4）是六分圆周，是古时解读者为了对应说明《内经》的文字内容，帮助理解六气关系而建立的示意图。实际上用起来，要用圆周十二分图才清楚。我们前面说过了，六气是太阳和木星的冲合关系决定的，冲合关系由岁星在黄道上的位置决定，岁星绕黄道一周是近似十二年周期，所以要用圆周十二分图作为图式。

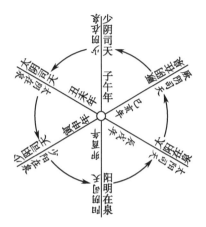

图 4-4　六气司天和在泉示意图

以子午年为例，此司天在泉图为上北下南。观察者站在圆心，面向北看，则少阴在上，左太阴右厥阴；面向南看，阳明在下，则左太阳右少阳。六气是以岁星为参照的周天之六气，故周流而左旋。所以要了解天地运气的规律，先要搞清楚观察者的南北面向，再谈论上下左右就不会混乱了。了解了运气的转圜，则以天知人，判断疾病流行也就有了规律可循，治疗疾病也就可以遵循天地之道了。

《六微旨大论》说："上下有位，左右有纪。故少阳之右，阳明治之；阳明之右，太阳治之；太阳之右，厥阴治之；厥阴之右，少阴治之；少阴之右，太阴治之；太阴之右，少阳治之。此所谓气之标，盖南面而待也。故曰：因天之序，盛衰之时，移光定位，正立而待之，此之谓也。"这个与前面介绍的司天在泉的六气不同。司天在泉是"所谓本也"；这段是"所谓气之标"，就是立标尺，测日影，"移光定位"，总是"南面而待"，是一年六段主气的阴阳消长循环规律，所以从少阳开始，到太阴结束，年年如此，恒定不变。前面讲的司天在泉，是先建其年，正月朔平旦观气所在，由上见厥阴开始的六气周期，逐年变化，所以是客气。两者虽然都采用六气名称，但是指不同的规律，我们要弄清主气和客气的实质，不可混淆。《六元正纪大论》解释"天地之数，终始奈何"时说："是明道也。数之始，起于上而终于下，岁半之前，天气主之，岁半之后，地气主之，上下交互，气交主之，岁纪毕矣。"这也是讲六气主气以太阳周年视运动分上下天地半周的道理，同样以天枢为界限，或说是以天赤道平面为界限。

运气学说的内容庞大复杂，以一人之微力，穷其一生也难验证其百一，运气学说的真义既白于天下，还要天下才俊共同努力，积少成多，由点及面，系统性地从天运、气候、区域流行病、临床诊疗等等各方面去积累数据，逐项验证，并结合古典论述有针对性地反复校正，方有可能完成运气医学理论和技术体系的重构。

人体之上下左右

左右作为"阴阳之道路"不仅体现在观天察地的周转方位和运气流行上，还具体对应于人体的左右上下部分和气机。

《皮部论》云："皮有分部，脉有经纪，筋有结络，骨有度量，其所生病各异。别其分部，左右上下，阴阳所在，病之始终，愿闻其道。"《灵枢·官能》云："用针之理，必知形气之所在，左右上下，阴阳表里，血气多少，行之逆顺，出入之合，谋伐有过。"指出形体部分和经脉有上下、左右、表里、阴阳的划分和规律，诊查疾病治疗疾病就要了解遵循这些规律。

《至真要大论》说："身半以上，其气三矣，天之分也，天气主之。身半以下，其气三矣，地之分也，地气主之。以名命气，以气命处，而言其病。半，所谓天枢也。故上胜而下俱病者，以地名之。下胜而上俱病者，以天名之。"此道理即是前文所论司天在泉，司天及左右间气共三气，在泉及左右间气也是三气，而"气交之分，人气从之"，对应于人体就如此划分。

《灵枢·阴阳系日月》说："寅者，正月之生阳也，主左足之少阳；未者六月，主右足之少阳。卯者二月，主左足之太阳。午者五月，主右足之太阳。辰者，三月，主左足之阳明。巳者四月，主右足之阳明。此两阳合于前，故曰阳明。申者，七月之生阴也，主右足之少阴；丑者十二月，主左足之少阴；酉者八月，主右足之太阴；子者十一月，主左足之太阴；戌者九月，主右足之厥阴；亥者十月，主左足之厥阴。此两阴交尽，故曰厥阴。"这一段主要论述了人体足阴阳经脉根据月建阴阳二气消长的状态而逐月活跃的规律。其足经规律是：上半年是阳升，阳经从左到右依次主月；下半年是阴降，阴经从右到左依次主月。现代搞针灸的基本没人注意这些了，这个理论是否有道理，有没有临床价值，需要我们认真研究。值得一提的是，该规律体现的"两阳合明"和"两阴交尽"的格局，提供了对"阳明"和"厥阴"命名意义的一种解释（图4-5）。也就是说，古人观察到三月四月间左右足阳明经在两下肢前面交相辉映，故谓之"两阳合明"。九月十月间则有左右厥阴经在下肢后面先后活跃发光，而相应的月建戌亥则是十二地支的结束，也是阴气至极的月份，古代又以十月为岁末，故谓之"两阴交尽"，再恰当不过。

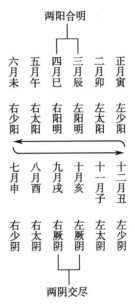

图4-5　十二月建与足经人气所在

篇中还说："甲主左手之少阳，己主右手之少阳。乙主左手之太阳，戊主右手之太阳。丙主左手之阳明，丁主右手之阳明，此两火并合，故为阳明。庚主右手之少阴，癸主左手之少阴。辛主右手之太阴，壬主左手之太阴。"这十天干仍然是指月份，而非日干，因为古代还有十月历，也叫作"十日"，是十段太阳黄道位置，非十天也。每手各五经，规律也是上半年阳经从左到右，下半年阴经从右到左。上为天，所以手经应天干，下为地，所以足经应地支，贯彻了这么个理念。这种手经十脉和足经十二脉的认识，为经脉理论早期模式，那时手之阴经还不包括手厥阴心包经，所以这个对应法大概与马王堆所出土的《足臂十一脉灸经》产生的时期相当。

由于阴阳具有时空的统一性，空间和方位的阴阳与时间阴阳同时确立。空间阴阳莫大于地球上的方位划分了，九宫的四正就是东西南北，因时空运动而有地气随斗柄所指的四时转换和阴阳之变。九宫的卦位卦象就反映了这种周期性变化。人身一小天地，人体也反映着时空的迁移运动，因而古人就总结了人体左右上下部位对应于这种阴阳八卦九宫方位的规律。

《九针论》讨论"身形应九野"说："左足应立春，其日戊寅己丑。左胁应春分，其日乙卯。左手应立夏，其日戊辰已巳。膺喉首头应夏至，其日丙午。右手应立秋，其日戊申己未。右胁应秋分，其日辛酉。右足应立冬，其日戊戌己亥。腰尻下窍应冬至，其日壬子。六府膈下三藏应中州，其大禁，大禁太一所在之日，及诸戊己。凡此九者，善候八正所在之处，所主左右上下，身体有痈肿者，欲治之，无以其所直之日溃治之，是谓天忌日也。"这里给出的左升阳右降阴的模式清晰明白，也应了"左右者，阴阳之道路也"这句话。这里的"左胁应春分""右胁应秋分"与天枢和带脉同理。从人体背后看，上述八个节气所对应的人体部位形成顺行的八卦图像，左升右降，左阳右阴，以头为离，以会阴为坎，加上中宫胃肠之地，也是九宫法。此乃专论刺痛破脓的部位和时节的禁忌，后世则命名为"人神所在"，或"尻（居）神所在"，并扩展到各种针灸时禁内容。人神就是人气所应，是对应于天时的人体气运所在，这种自然对应就是"神"，不是指什么神秘不可知的存在，我们不要被名词骗住了。

《阴阳系日月》云："正月、二月、三月，人气在左，无刺左足之阳；四月、五月、六月，人气在右，无刺右足之阳；七月、八月、九月，人气在右，无刺右足之阴；十月、十一月、十二月，人气在左，无刺左足之阴。"所论月份禁忌也是一种年周期的针灸禁忌理论，与前述逐月所主经脉相应。"尻神所在"被许多针灸著作误抄为"尻神所在"，可说是莫名其妙，又令人啼笑皆非。成都中医药大学的李戎老师考据并纠正了其错误，为我们解了疑惑，一字之辨，善莫大焉。《黄帝虾蟆经》是根据月相提出针灸禁忌部位的专著，《黄帝明堂灸经》也提出逐日人神所在不宜针灸的部位，如："一日在大趾，二日在外踝，三日在股内，四日在腰间……三十日在足跌。"两者均是天人相应思想和月亮周期的一种具体应用，其理法也值得研究，以鉴别真伪。

血气之男女

男左女右，在人体的阴阳规律上也有所体现。在中医的理论和实践上，"男左女右"包含着人体的自然规律和医学道理。《灵枢·五色》说："能别左右，是谓大道。男女异位，故曰阴阳。"指出气色诊法有男女左右的规律。《素问·玉版论要》云："容色见上下左右，各在其要……上为逆，下为从。

女子右为逆，左为从；男子左为逆，右为从。易，重阳死，重阴死。"论述了在望诊和判断疾病顺逆转归时男女左右的差别。为什么男女身体左右的意义不同呢？后世不少医家认为男子生命以气为根本，女子生命以血为根本，左属阳主气，右属阴主血，所以左右对于男女有重要性的不同。这个命题，我们后面谈脉法时还要继续讨论。

明朝李梴在《医学入门》一书里介绍南丰李氏的针法，对于补泻有男女左右和阴阳经络的捻针顺逆方向的不同，这是望《内经》之文生义而主观想象出的方法呢，还是真有客观依据呢？也值得研究研究。此法甚至还认为同一人体上午下午的经气运行方向是截然相反的，这就很可疑。以正午为分界，气血就突然逆运了？这能够想象吗？《内经》讲气血逆就是厥啊，就出问题了啊。还有，如果男女左右经气反向的话，为什么男女的脏腑没有左右易位呢？否则脏腑的阴阳升降岂非男女也不同了？这在逻辑上是讲不通的。《补泻雪心歌》，据说是南宋梓桑君席弘所传针刺补泻法，说："如何补泻有两般？盖是经从两边发……古人补泻左右分，今人乃为男女别。男女经脉一般生，昼夜循环无暂歇。"肯定了经气运行左右反向的规律，但否定了男女左右反向的说法，这与当代武当山道人祝华英道长的体验有一部分可以互相佐证。祝华英道长体验到人体左右阴阳经脉的运行具有同侧阴阳反运、对侧同经反运、同侧同经随呼吸正反交替双相运行的特点，并非如传统认识是十二经单向序贯循环，值得参考研究。

《素问·缪刺论》明确定义了取穴分别上下左右的两种刺法："夫邪客大络者，左注右，右注左，上下左右，与经相干，而布于四末，其气无常处，不入于经俞，命曰缪刺……邪客于经，左盛则右病，右盛则左病，亦有移易者，左痛未已而右脉先病，如此者，必巨刺之，必中其经，非络脉也。"巨刺法和缪刺法是与经络的循行有左右交叉相关的，也跟经络左右上下的虚实平衡有关，所谓"上病下取""左病右取"。先慈是一名西医，她在20世纪60年代中西医结合的热潮中学会了针灸，用针灸成功救治过很多病人，包括新生儿破伤风、癫痫、肠梗阻、外伤后肩周粘连等重症难症。她曾学到一位老中医治疗风火牙痛的经验，就是在常规取合谷和面部穴位后，再取病齿对侧的内庭穴，速刺不留针，我从她那里学到此法，屡试不爽。这就是一种"上病下取"和"左病右取"的巨刺法。

除了上下左右，前后也是阴阳平衡的一对关系，例如《玉龙歌》讲治疗落枕的刺法就说："头项强痛难回顾，牙疼并作一般看，先向承浆明补泻，后针风府即时安。"乃"后病前取"之法。取水沟或攒竹治疗急性腰扭伤则是"下病上取"和"后病前取"的综合运用，现代腹针疗法选用关元和气穴治疗腰痛也是"后病前取"的成功运用。

左肝右肺

《素问·刺禁论》云："肝生于左，肺藏于右，心部于表，肾治于里，脾为之使，胃为之市。"首次提出"左肝右肺"的说法，后来随着阴阳升降理论的发展演绎为"肝升于左，肺降于右"。叶天士《临证指南医案》即云："人身气机合乎天地自然，肺气从右而降，肝气由左而升。"由于这种理论跟解剖学的认识相矛盾，引发了不尽的争论。反对者会诘问：肝脏明明在身体右边，怎么是左呢？肺脏在两边都有，怎么是右呢？维护者认为这里指的是气化，不是实体脏器，肝体在右，肝用在左，五行肝木之气自左而升，五行肺金之气自右而降。张景岳就说："肝木旺于东方而主发生，故其气生于左。肺金旺于西方而主收敛，故其气藏于右。"（《类经·针刺类》）这成了一桩公案，自古至今，无法达成共识。

我们说，形气相依是定理，把肝气和肝脏分割开来，一左一右是不大符合逻辑的。结合现代医学知识，大肠右段为升结肠，中间横结肠，左段降结肠接乙状结肠，食物残渣在结肠中的运动是顺时针方向，表明气机也必然是顺时针方向运行。还有，主动脉偏于左侧，运输动脉血下降，而动脉血来自肺的氧气交换；下腔静脉偏右侧，运输静脉血上行，静脉血很大一部分自肝脏而来并傍肝而行，所以说血液循环在腹部的主要大通道也是右升左降的。总之，腹腔气机总体方向是顺时针的，偏要坚持肝气是从左而升的，逆势而动，恐怕有点儿说不过去。但如果我们说"肝升于左，肺降于右"的左右也同尚左尚右一样，是宾主对待看法，也就是从人体对面观察者的视角看左右，您很可能会认为这有点自圆其说式的勉强。那么，我们按后天八卦洛书九宫的五行分布来看对应脏腑的方位关系，可能更具说服力。

明代孙一奎《医旨绪余》说："午位居上，故火旺于午，在人以心应之，故心居上；子位居下，水旺于子，在人以肾应之，故肾居下；卯位居左，木旺于卯，在人以肝应之，故肝居左；酉位居右，金旺于酉，在人以肺应之，故肺居右；中者土位，土居未，在人以脾胃应之，故脾胃居中。此五行不易之定位也。"显然这个左右就是观察者视角的左右，如果我们面对一个人体，把九宫八卦投影在肚皮上，会发现脏器的五行分布是完全吻合于洛书的。如图4-6所示：心居上为南方离火，肾和膀胱居下为北方坎水，肝胆位于左侧和左上为震巽木，降结肠居右为兑金，乙状结肠居右下为乾金，脾和胃偏右上为坤土，升结肠起始于左下为艮土，小肠位于中央也属土，是火生土机制的所在。九宫八卦，九个位置，五行皆合，我们不能不为这种高度的吻合而惊叹！后天八卦是周易卦象占卜、奇门遁甲、大六壬等预测术和风水术的基础，中医领域有所涉及的则有九宫八风、身形九野和灵龟针法等。现在，我们又找到了另一个后天八卦在中医体系里的模式。如何运用，就要看我们的领悟力了。

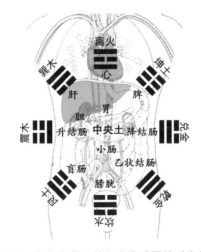

图4-6　洛书九宫八卦和胸腹脏器的对应关系

通过观察八卦九宫的分布再谈论左肝右肺，则左和左上为木之震巽两卦，肝胆共居；右和右下为金之兑乾两卦，大肠为阳明金。木主生发，气机升散，胆汁促食物之分解消化，乃风木化气之阳；金主肃杀，气机收降，大肠变化糟粕，乃燥金成形之阴。医圣小柴胡汤为少阳三焦之剂，上焦通则卫气开发，中焦和则水谷生化，下焦利则津液得下。诸承气汤为阳明大肠之剂，能推陈出新，通腑气，出糟粕。肺与大肠相表里，共属秋金，以脏代言，阳明亦肺也，白虎汤即治肺之剂，乃金气之剂，有转夏之阳长为秋之阴收之用，承气为治大肠之剂，乃金形之剂，有承气聚形之力。三焦重气化，以升发为主，阳明重形质，以肃降为主，二者分别为左升右降之主司，柴胡汤和承气之合方即大柴胡汤，兼有左右升降两路之能。那么，我们说这样来理解肝左肺右的升降关系是不是有道理呢？如果您是一位中医师，会认同这个道理吗？那么您在诊疗实践中会有新的诊疗思路吗？

如果思维再开阔一点：胸腔的肺脏为空腔脏器，如乾天居上；心脏如离日居中天；腹腔脏器如坤地居下，胃肠系统皆属土脏；空腔的小肠和大肠合于心肺，有阳之用，乃土中之金火；膀胱和肾为水脏，坎水流下而不离大地；肝胆为木脏，根植大地之中，发大地之生机于其上。我们对"人以天地之气生，四时之法成"这句话是不是有新的认识了呢？这是不是"象"的运用呢？

先立其年以知其时

在《灵枢·五变》一篇里，黄帝说："余闻病形，已知之矣，愿闻其时。"少俞回答说："先立其年，以知其时，时高则起，时下则殆。虽不陷下，当年有冲通，其病必起，是谓因形而生病，五变之纪也。"这对于医生了解一个病人的发病条件非常重要，除了禀赋的偏颇，还要配合年运时令的作用，时间在中医诊疗体系里几乎是不可或缺的因素。所谓"先立其年，以知其时"，就是要明白当年的运气所主及衰旺，判断时令与年运的互相作用，如能救助禀赋的不足，补偿导致疾病的五行失衡，病情就会有转机，反之运气戕害本来的不足，加重失衡状态，就好比雪上加霜。

"冲通"是两种情况，冲是某地支遇到和它正好相对的地支，如子遇到午、卯遇到酉等，即使没有逢衰，若冲造成了不好的作用，病情就会加重。通则是地支相合，如子丑相合、亥寅相合等，若相合产生了好的作用，疾病会减轻。但冲通作用的好坏，要具体看病人禀赋的五行衰旺。

干支概念不是抽象的，而是和天文相关，"冲通"的概念也离不开天文。古代纪年是与木星相关的，木星公转周期 11.6 年，近似 12 年，正好一年对应一个地支，所以古人把木星叫作岁星。木星运动到和太阳相对的视位置，即两者正好在地球的两边，叫"冲"，如果木星和太阳在地球的同一侧，视位置相同叫"合"。冲与合并非木星独有，如果了解太阳系，就会知道，行星中的水星和金星轨道在地球内侧，叫内行星，火星、木星和土星轨道在地球外侧，叫外行星。内行星没有冲，而有"上合""下合"之分，如图4-7。上合时内行星和地球位于太阳两侧，远离地球。下合时内行星和地球位于太阳同一侧，接近地球。把黄道用地支分为十二宫的话，子午相冲、卯酉相冲等很好理解，如图4-8。

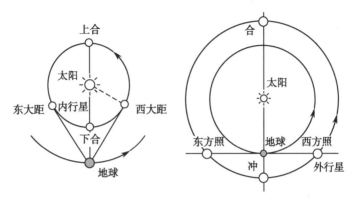

图 4-7　行星冲日与合日

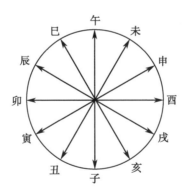

图 4-8　地支相冲

但地支六合就有点难理解，应该同位相合，如子子相合、丑丑相合才对呀，为什么子丑相合呢？这里有一个弯子，绕过来就容易理解了。我们认为这是因为古人引进了一个"岁阴"的概念造成的。从太阳系上方观察的话，行星是绕太阳逆时针运动的，但如果在地球上观察的话，由于外行星公转周期比地球长，也就是木星运动的角速率比地球慢，所以常会产生木星是在天球上逆黄道而右旋的视觉错觉，而用以纪年的地支在式盘上也是右旋的。于是，古人便假想有一个和木星运动方向相反的右转星体，叫作岁阴，来满足地盘十二地支右旋排列的顺序，现代学者称之为"反木星"。所以，岁星（木星）和纪年的岁阴（反木星）总是相反而动，纪年为子，则木星实际在丑，纪年为丑，木星实际在子，纪年为寅，木星实际在亥，依次类推。那么根据年支和月建来描述岁星与太阳相合的话，就有子丑相合、寅亥相合、卯戌相合、辰酉相合、巳申相合、午未相合，实际上太阳和木星还是子子相合、丑丑相合。如图4-9，内圈代表岁星即木星在地支近十二年周期的运动模式，外圈代表太岁即岁阴的地盘逐年排位，内外圈同位的地支正好是相合关系。太阳在黄道上的视运动也是逆时针左旋，作为时空指针的斗柄则是顺时针右旋，所以太阳黄道过宫和斗建十二月支也有同样的地支相合关系（参图13-6北斗月建分雌雄）。

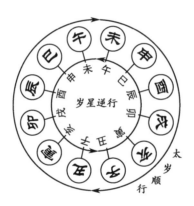

图 4-9　地支相合原理

　　了解了冲通的概念，我们来看这和疾病有什么关系。从天文学意义上讲，五行就是七政星曜在黄道上的运行阶段。流年运气的重点是木星和太阳的关系，木星用以纪年，太阳用以纪月。例如木星在午，为未年，太阳运动到午宫，小暑节五月建午，午未相合，就是木星合日，那么五行火旺，假如某人的禀赋或病情喜火旺，则时令相助而体健或病症减轻，如禀赋或病情忌火旺，时令相伐则容易患病或使病情加重。反之，遇冲也对五行喜忌发生作用。冲遇强者，使强者激烈反应，表现更加突出，谓之冲起；冲遇弱者，弱者被冲则更加衰弱，谓之冲散。所以遇到冲时，对人和疾病的影响要具体分析。冲和通皆为时空的作用，有助则起，有伐则殆，这就是"时高则起，时下则殆"的含义。

　　"虽不陷下"和"其病必起"，各只说其一面，这又是古文的互文笔法，以偏概全。如《木兰辞》之"将军百战死，壮士十年归"，前句不言壮士，壮士也有百战死者，后句不言将军，而将军也有十年归者，前后互相补充。同样，"虽不陷下"隐有"虽年不高"，"其病必起"隐有"其病必殆"。说全了，就是：虽不陷下，当年有冲，其病必殆；虽年不高，当年有通，其病必起。可见不通古文文法也难以读懂《内经》。我们这里介绍的地支冲合原理，同样适用于体质的五行病药、用神忌神，这也就是孙真人所讲的大医习业，"五行休王，七曜天文，并须探赜"的道理。

第五章

五气经天与五行主运

　　运气的内容我们在前面已经有所涉及，且对五气经天的天文背景也有所透露，但要把这个原理说清楚，不是三言两语能解决的，这么大一个千古谜题，也不能草率，所以我们把五气经天作为专门一章来仔细加以探讨。由于这部分内容涉及很多的天文学知识，比较难懂，需要有耐心，仔细琢磨。

　　五气经天是《素问·五运行大论》提出的，关于它的论述是运气学说的重要内容，是十天干五行合化统运的理论基础，但古代和现代的学者对其原理都未能给出令人满意的解释。我们基于对《内经》所确立的阴阳时空体系的自然科学属性的理解，从阴阳的客观性和可刻度性出发，认为无论是阴阳运动的年节律、月节律、日节律，还是五运六气的超年节律，都应该能找到它以实测为依凭的中国古代非惯性相对时空的天文学背景，因此，找到契合五气经天规律的具体时空对象将是实现对它的天文学解读的关键。

　　这个非惯性相对时空，是赵定理先生提出来的，这个概念基于对中国古代天地理论和技术应用的忠实理解，以观察者和被影响者的角度看待时空和天体运动，是包含观察者在内的时空体系。现代天文时空则是基于牛顿经典力学原理，是排除了观察者的孤立时空，是均匀的惯性时空，是一种绝对时空。而爱因斯坦的相对时空又超出了中国古天文时空的研究范围，并不适合讨论太阳系天体与地球的一般关系。

《太始天元册》

　　我们首先审视一下原文："臣览《太始天元册》文，丹天之气，经于牛女戊分；黅天之气，经于心尾己分；苍天之气，经于危室柳鬼；素天之气，经于亢氐昴毕；玄天之气，经于张翼娄胃。所谓戊己分者，奎壁角轸，则天地之门户也。夫候之所始，道之所生，不可不通也。"这是岐伯的话，《太始天元册》在《天元纪大论》还出现过一次，是鬼臾区提到的。《太始天元册》是什么时候的书，谁写的，都没有线索，它只在《素问》运气七篇大论出现过这么两次，不见于其他古籍。从内容上看，此段关于五气经天的文字，就是描述了五天之气在以二十八宿为周天坐标的虚空中所经显的路径，并强调了戊己之分即天门地户的位置，认为这样一个时空系统是天道阴阳和阴阳气运之所以存在和运动变化的根本原因，是医学家必须通晓的知识。

天地门户，就是春秋二分点。张景岳《类经图翼》说："故曰春分司启，秋分司闭。夫既司启闭，要非门户而何？然自奎壁而南，日就阳道，故曰天门；角轸而北，日就阴道，故曰地户。"二分点当时分别在奎壁和角轸之间，由于岁差的存在，现在已经转移到室壁和翼轸之位。

五天气图（图5-1），亦称五天五运图，是对上述文字的图解，始见于宋代刘温舒《素问入式运气论奥》。

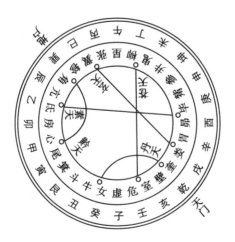

图5-1　五天气图（据《素问入式运气论奥》新绘）

五天之气是理解这段文字的关键词。不少古今学者倾向于把它解释为可见的有颜色的云气样物质。如唐代《素问六气玄珠密语》云："自开辟乾坤，望见青气横于丁壬，故丁壬为木运也；赤气横于戊癸，故戊癸为火运也；黄气横于甲己，故甲己为土运也；白气横于乙庚，故乙庚为金运也；黑气横于丙辛，故丙辛为水运也。"明代张景岳《类经图翼》秉承此论，说："此太古占天之始，察五气纪五天，而所以立五运也。"清代高世栻《素问直解》则说："阴阳之始，本于太虚，故举《太始天元册》文而言其始也。轻清之气，上凝为天，轻清之中，复有丹黅苍素玄之气，气色殊，而应化不同。"现代著名中医学家任应秋教授《五运六气》一书也是这么讲。天文学家卢央先生则认为："五天之气如果单纯从天文学角度来看是可以不予考虑的，因为似云似雾的气如果真有也肯定是地球大气的现象。"（《科技史文集》第十辑：《黄帝内经》中的天文历法问题）把天文现象和地球大气现象厘清开来，的确是有道理的，但断然否定用天文学来解释五天之气的可能，却有点草率。二十八宿明明就是"天度"，其所论不是天文又会是什么呢？

我们注意到，文中说某天之气经于某某宿或某某之分，皆有两端，每端以两个星宿表示，显然是有起止的意思的。但其"气"究竟是如《玄珠密语》所说，是静态地"横于"某某宿间，还是如《类经图翼》所说，为动态地"经于"某某宿之间呢？这显然取决于对"经"字的理解。《康熙字典》里"经"字的相关释项有："经者，道之常""谓天文进退度数""径也，如径路无所不通，可常用也"，可见在本段文字里把"经"理解成五天之气规律性的路径及进退的天文度数是没有问题的，言某天之气"经于"某某星宿，就是指见其进退于此两端之间的路径，其路径的起止就是用宿位表示或度量的。

二十八宿为日月舍

那么在虚空中有规律地运动且可以被观察和度量的是什么呢？是自古至今没有被验证过的五色之气，还是实存可见的太阳系天体呢？逻辑地看，恐怕更有可能是后者。《素问·八正神明论》云"星辰者，所以制日月之行也"，《六节藏象论》亦云"天度者，所以制日月之行也"，明白指出星宿和宿度就是纪量日月之行的周天背景，是天度坐标系统。《吕氏春秋·圆道》则说："月躔二十八宿，轸与角属，圆道也。"王充在《论衡·谈天》中也说："二十八宿为日月舍，犹地有邮亭，为长吏廨（xiè，官署）矣。邮亭著地，亦如星舍著天也。"这说明二十八宿周天系统就是为观测日月之行度而建立的。

《五运行大论》云："土主甲己，金主乙庚，水主丙辛，木主丁壬，火主戊癸。子午之上，少阴主之；丑未之上，太阴主之；寅申之上，少阳主之；卯酉之上，阳明主之；辰戌之上，太阳主之；巳亥之上，厥阴主之。不合阴阳，其故何也？岐伯曰：是明道也，此天地之阴阳也……天地阴阳者，不以数推，以象之谓也。"指出天地阴阳之道，就是日月运动之"明道"。"悬象著明莫大乎日月"（《易经·系辞上》），日月放一起就是"明"字。天地阴阳不以天干地支的机械推数而确立，也不以干支名称而定性，而是以实际观测所见的日月天象为准，对于统运五行和三阴三阳六气都要如此看待。

《太始天元册》认为可以用周天刻度的五气经天和天门地户是"候之所始，道之所生"，而"一阴一阳之谓道"（《易经·系辞上》）已是道的公认定义，故"道之所生"即阴阳之所生，论道者应阐阳并述阴。作为天地门户的二分点是太阳所行天道的代表性节点，是太阳周年视运动跨越赤道平面的圆周升降运动的"天枢"，即日之行道的重要转换节点，是"道"的阳的一面。那么阴的一面体现在何处？我们前面已经讨论过了，阴阳系日月，《素问·阴阳离合论》和《六节藏象论》也都说过"日为阳，月为阴"，那么五气经天是否就是太阴之道呢？相对于太阳沿黄道在二十八宿间顺次移行且以天门地户为升降枢点的恒定的周年视运动，月之行道是否有如此富于变化的轨迹，在不同的星宿之间经行呢？欲回答这个问题，我们有必要先了解一下月亮的视运动规律。

月 行 九 道

月球作为地球的卫星绕地球公转，而地球则不停地绕太阳公转，所以它亦跟随地球在更大的时空尺度里形成复杂的视运动规律。月球的视运动所形成的轨迹被古人命名为白道，不同于地球公转轨道即太阳年视运动轨迹的黄道圈是闭合的圆道，以及地球自转赤道圈和黄道交点、交角的相对恒定，白道是一个在二十八宿背景上沿着黄道迁动不居的拱线样非闭合性轨迹，黄白交点在黄道圈上做顺时针西退运动，赤白交角也变化不定，给地球上的观察者形成"月有九行"(《汉书·律历志》)的印象,唐代《大衍历议·九道议》表明古人所论月之九道就是把黄白交点在二分二至和四立点的八种月亮轨道加上黄道。月球的周月视运动在黄道面上下升降,其升降点在黄道(古以二十八宿为坐标)上的位置——即黄白交点——有 18.61 年的移行周期,这种移行还引起黄赤交角和黄白交角周期性地交错,造成赤白交角因两者相加而极大,因两者相减而极小,也有 18.61 年的变化周期。再加上地球自转造成的昼夜交替、公转造成的昼夜长短变化及观察者所在地区纬度的影响,月亮在二十八宿周天背景下的视运动是非常复杂多变的。

我们观察一下五天气图就会发现,五气经天轨迹是沿黄道顺时针方向五行相生的,这正好符合黄白交点西退的运动规律。我们前面讲过了天道左旋,没有例外,所以月亮也左旋,但这个五行相生偏偏是右旋,用月球公转轨迹是解释不通的,令人叫绝的是白道西退偏偏也是右旋。这并非无巧不成书,而可能恰恰说明这个理论就是根据这个自然事实来的,即正是因为其轨道位置右退的规律符合地道右旋的特点,古人对其给地球造成的影响命名为五运,五行属地,所以用地盘的顺行天干表示。

就月轨西退这个规律和描述而言,与月行九道相比,五气经天虽然有点简单化,但它能更好地和五行理论契合,这或许是运气学说创立者没有采用更复杂的九道法来讨论月轨西退规律的原因。

历史上对九道术的理解以月轨西退为主,中国科学院自然科学史研究所的陈久金研究员提出不同观点,认为九道术是近点月的近地点迁移规律,并给出了自己的论证。但月轨近地点的迁移方向是东进的,也就是向左逆行的,这与五气经天的五行相生顺行方向是矛盾的,而且月球近地点的规律非常难以观测和计算,恐怕古人把它作为医学天文学可行性技术的可能很小。

冬至点天机

从五天气图看,周天二十八宿中唯有箕宿和斗宿无经天轨迹涵盖,这里面必然有其相应的天文解释,我们来继续探究。

《天元纪大论》说"五气运行,各终期日,非独主时也""万物资始,五运终天,布气真灵,揔统坤元",《气交变大论》也说"五运更治,上应天期"。《说文解字注》说："广韵云：终，极也，穷也，竟也，其义皆当作冬。冬者，四时尽也。""期，会也。会者，合也。"《易经·系辞上》则曰："凡三百有六十，当期之日。"会，就是日与星会，古法日与星会谓之一岁，就是说，凭观察太阳年周视运动来定义年周期，太阳回到岁初原来那个星宿的位置（图5-2），就是一岁。

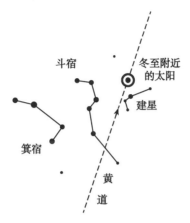

图 5-2 箕宿、斗宿和冬至点附近的太阳

我们发现，古文的"期"字就是按照冬至时的星象画出来的，它代表岁终和岁始时太阳运行到箕宿和斗宿附近时的天象（图5-3a）。"期"的另一种写法不包括太阳，只有箕、斗两宿（图5-3b）。

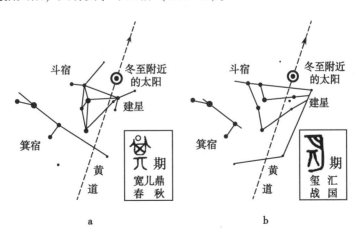

a   b

图 5-3 箕宿和斗宿的连星成字

古文的"期"字多用"日"字和"其"字组合，并且有"日"字在代表星象的"其"字上方和下方的两种写法，因为太阳视位置沿黄道运行，观察时间早几天或晚几天，"日"字就可以有在"其"上方和下方的区别（图5-4）。"其"字的组成除了箕、斗两宿之外，还包括斗宿旁边的建星。还有一种简洁的写法，如天星观简那样，显然是只把太阳和箕宿表示出来了，没有把斗宿包括在内。

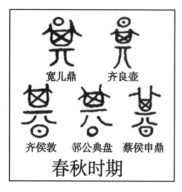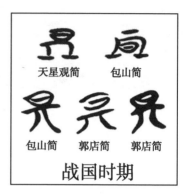

图5-4　古文"期"字从"日"的多种写法

"期"字古文也有从"月"的，并成为后来的定型写法，"月"字多位于"其"字右侧，也有"月"旁在下的异体字（图5-5）。用"月"旁显然是表明月亮运行到那个位置，由于月亮白道是变化的，不同的年份可以在黄道上下

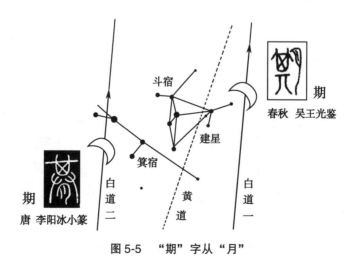

图5-5　"期"字从"月"

方移动，也就是说可以看到它在"其"的旁边经过，也可以看到在"其"下方或上方经过。

终期之日，日与星会，即一年复始。所以"五运终天"即是"五气运行，各终期日"，"五运更治，上应天期"就是说五气五运主岁以岁时循环的天道周期为终始。在终期之新旧两岁交替之时，观太阴之经天布气可知五行之统摄，就是"布气真灵，揔统坤元"。坤就是地球，坤元就是地运的周期。

《五运行大论》则说："余闻五运之数于夫子，夫子之所言，正五气之各主岁尔，首甲定运，余因论之。"所谓"首甲定运"就是以冬至合朔甲子日作为起元的天文历算起点，即《史记·历术甲子篇》所谓"甲子夜半朔旦冬至"。古人曾长期把冬至作为天道大周期计算的初始点和太阳年的起点和终点，《太始天元册》采用冬至履端于始，完全符合这一传统。

如果观天时段是在冬至前后，则太阳视位置正在冬至点箕斗附近，那么月亮在冬至点附近为合朔，隐没于太阳的光芒之中了，是看不到的，因此可以推测五气经天所记录的是岁始即冬至时节所见到的月亮经天规律。通过五气经天跨宿缺失冬至点这一特征，我们可以确定五气经天的观测窗口，这对于解读五气经天之谜和厘正五气主岁周期的起止点具有非常重要的意义。

按月亮每日行度约13°计算，若要月亮在合朔三日的行度包含箕斗两宿，冬至点当在斗4度到斗10度之间。根据李鉴澄先生《岁差在我国的发现、测定和历代冬至日所在的考证》（《中国天文学史文集》第三集）一文提供的数据，唐开元十二年即公元724年的冬至点在斗8.7度，按冬至点每年西移50″26计算，王冰著《重广补注黄帝内经素问》于天宝九年到宝应元年，即公元750年到762年间，冬至点应在斗8度稍强，正好落在这一范围之内。月亮逢冬至合朔的行度约从尾16度到牛4度，即含箕斗两宿全部加尾宿牛宿各一小部（图5-6），完全符合五气经天图所示。比这更早的时代若要出现同样的天象要推到大约26 000年以前了，但据夏鼐的考证二十八宿成为体系当不早于公元前七世纪。

西汉冬至点在斗21度，合朔掩盖的应该是斗牛女宿。若观测窗口不在建子之冬至，而在先秦使用过的建丑或建寅时节，那时冬至点在牛初度或更前，合朔位置必然从冬至点再前移，离箕斗更远。因此我们可以推论，《太始天元册》所记录的既不是天地初开时的天象，也不可能是汉代或先秦某时代的星象，而就是王冰将七篇大论补入《素问》前后两三百年间的天文情况。

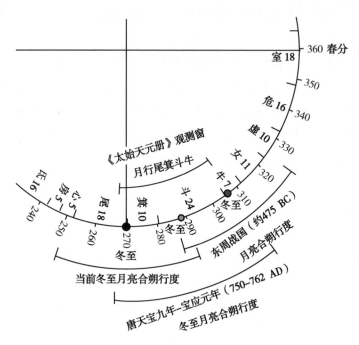

图 5-6　不同时期冬至合朔月亮行度比较

因此，这个天文推算的结果，还有一个额外的收获，就是它提供了一个有力的证据，证明了七篇大论确如一些学者所推测的那样为唐人托古之作。唐代是我国天文学发展史上的一个重要时期，出现了很多水平高超的天文学家，这不但给运气学说的产生提供了非常有利的条件，也为数术学的发育提供了优质土壤，许多重要的数术学分支都是在唐代产生或发展成熟的。运气学说产生于唐代，并不折损该理论的伟大价值。

眼 见 为 实

注意观察的话，在五天气图上，我们还可以看出来，五天气所跨黄经是不同的，有长有短。如果根据《续汉书·律历志》给出的二十八宿黄道宿度，按照月亮逆时针视运动方向，取首尾两宿最大跨度计算，丹天之气，自牛至奎占89度，若加合朔箕斗两宿，共123.25度；黅天之气，自轸至尾占85度，若加合朔两宿共119.25度；苍天之气，自室到柳共159度；素天之气，自昴到氐共187度，超出180度，这跟我们取最大值的算法有关，其实最多180度；玄天之气，自娄到翼共157度。可见，五气经天的跨度是有明显差别的。用月球运动解释五气经天时，这是最富于挑战性的部分。因为月球在任何一对黄白交点间的跨度基本上接近180度，没有如此大的差别，如果认为五气经天是月球的实际运动轨迹，两者的巨大差异即成为矛盾。不过，古人的记录更可能是肉眼观天的经验总结，并非现代天文学精确的天文测算和表达，那么，立地观天所见到的月亮经天跨度会存在这般差别吗？我们尝试分析如下：

首先，由于被太阳的光芒掩盖，合朔期间大约有三天时间完全看不到月亮，在朔望周期里月球平均每日约行经13°稍强，也就是大约有39°的月亮行度是不可见的。如果月亮经天轨迹起止点恰好在冬至点所在的箕斗附近，那么其可见的经天轨迹必然因为合朔而缺少这一段，实际正如前面所述，黅天之气和丹天之气的跨度恰恰因缺少了这段而格外短。

其次，赤白交角的周期性变化及观察者所在地理纬度会影响月亮的可见轨迹范围。虽然黄赤交角相对恒定，约为23°27′，黄白交角4°57′~5°19′，变化也不大，平均值约5°09′，但由于两个交角因黄白交点西退而发生交错，导致赤白交角在前两交角差与两交角和之间变化，约18°08′~28°46′之间变化，故在一个交点月之中，月亮的赤纬变化幅度最大可达57°有余。观察者所见的月轨与地平面的交角还要在此基础上加入地理纬度参数，假设在西安和洛阳所在的北纬35°附近观察，可以计算出观察者本地地平圈和白道平面夹角变化范围为73°08′~83°46′。类似观察者所处地理纬度对所见太阳视运动的影响，因年份不同，地平圈和白道平面夹角的变化会造成观察者在同一地点相同月份所见到的月亮出没时间有迟早，隐现方位也有变化，可见的月亮经天跨度也因之变化，赤白交角小的年份跨度小，交角大的年份跨度大。

还有，黄白交点在不同位置时，白道面和黄道面、赤道面的相交关系可以有很大不同，导致昼夜界面与白道的截切关系也在变动，这也会造成同一节气不同年份所观测到的月亮经天轨迹的迁变。如图 5-7 与图 5-8 所示，为太阳同在冬至点附近而白道位置不同的两种情形，赤白升降交点分别为 A 和 B，昼夜分割平面在白道上的截点为 C 和 D。图 5-7 为黄白升交点在移向冬

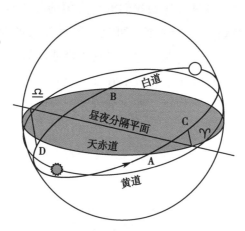

图 5-7　升交点在接近冬至点（苍天之气）

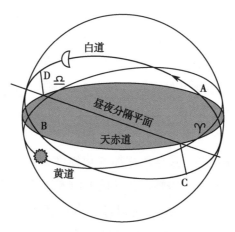

图 5-8　升交点离开夏至点（素天之气）

至点的位置，夜空可见月球的轨迹实际为从 C 到 B 的白道弧段，近似于五天气图中苍天之气的经天路径。图 5-8 所示黄白升交点在移向夏至点的位置，则夜空可见月球的轨迹实际为从 A 到 D 的白道弧段，近似于五天气图中素天之气的经天路径。可以看到，这两段月球经天轨迹在对应的黄道坐标上是不同的截段，并且这两段经天轨迹都小于两交点 AB 间的实际的 180° 运动轨迹。

由上述几点可以了解，黄白交点的退行和赤白交角的变化确实可以造成夜间可见的月亮经天轨迹的起止位置和跨度长短的变化，对此天象变化规律，古人没有给出精确的特征性天文数据，而只是根据观象所见而如实地记录，并实用性地总结为"经于某宿某宿"，是完全可以理解的。现在我们都清楚，肉眼所见月亮经天跨度的变化只是多种因素造成的天文现象，月球的轨道参数才是反映其实际运动规律的本质特征。

美丽的对称

虽然五气经天轨迹有长有短，参差不齐，但我们发现，这五条轨迹是以二至点连线为轴对称的，构成了一个优美的几何图式。如《类经图翼》五天五运图（图 5-15）所示，其跨度依次变化，在周天上可分为渐增半周和渐减半周，由黅天经素天到玄天递增，再由玄天经苍天到丹天递减。这又是如何造成的呢？

这仍然与赤白交角的周期性变化有关。赤白交角随着黄白交点的退行变化而规律性增减，月亮升交点在春分点时，赤白交角达到最大值 28.7°，即月轨极偏北。北半球可见月球轨迹的主要部分属于在赤道以北的白道半圈，赤白交角越大则月轨越偏北，其可视经天跨度越大，月轨极北则经天跨度最大，对应玄天之气，玄为北方之色。在此之前，从黅天之气到素天之气，再到玄天之气，升交点由秋分点（己分）逐渐顺时针退行到春分点之北，赤白交角由小渐大，月球的可视经天跨度也应逐渐增大；在此之后，从玄天之气到苍天之气，再到丹天之气，升交点由春分点（戊分）逐渐退行到秋分点以南，赤白交角由大到小，月球的可视经天跨度也逐渐减小。但是，如果再加上合朔的因素，当升交点跨越并离开冬至点或接近并跨越夏至点时，北半球所见月亮出现点或隐没点恰好在冬至点附近，反而造成了月亮可见轨迹最短的情况并不在升交点对应秋分点时，而属于对称缺隐于冬至点的黅天之气和丹天之气。潘雨廷教授在《〈内经〉七篇大论述义》虽指出作为对称点的箕斗之位应当得自天象实测，但只提出这两宿可能跟银河中心有关的猜测，并倾向于认为十干合化只是纯数学的假设，终未得其真义。

至此，我们运用月球运动规律从理论上解释了五气经天和五天气图的所有规律和特点。兴奋之余，又不由感叹自然的美妙和科学规律的简洁优美。从毕达哥拉斯的数学美学到爱因斯坦优雅而至简的能量公式，从十二平均律的声学原理到苯环的奇思妙想，真理一直都闪烁着美丽的光芒。爱因斯坦说过："物理上真理的东西一定是逻辑上简单的东西。"一个自然规律的真实表达，一定是美丽又简洁的，没有一丝臃肿和多余，五气经天的理论和图式让我们再次领略了这样的美感。

岁始月亮经天黄道图

月亮视运动规律和五气经天特点的高度吻合让我们看到了破解这一千古之谜的曙光，下面我们就利用实际的天文数据绘出岁始月亮经天黄道图，看看能否印证上面的推测。

因为黄白交点在一年间西退不到 20 度，所以在一岁终始的冬至时段所观察到的月亮经天规律可以基本代表以此为开端的新一年的月亮轨道特征，"岁始"表明了观天的时间窗口。描绘某年岁始月亮经天黄道图的方法是：首先绘出周天黄道经度圆环，并在其上标记当代的二分二至点、唐代二十八宿宿度和五天划分。然后在圆环内绘出为其同心圆的黄道，标记冬至日的太阳。最后绘出包含该年元旦之前的冬至日在内的一个交点月的白道，并标示月亮运动方向。因为黄道和白道均系轨道在天球上的投影，可以不考虑实际距离问题，故二者均以正圆表示，两圆交点即黄白交点，旁边给出月亮跨过交点的日期。白道从升交点到降交点之间的半周显示在黄道圈外，黄纬为正，另半周则在黄道圈内，黄纬为负，在白道的黄纬极值位置绘出纬度标尺。

五天划分的方法是：黄道以冬至点为起点，均匀划分为五段，每 72°为一段。则冬至点 270°到 342°命名为丹天；198°到 270°为黅天；126°到 198°为素天；54°到 126°玄天；342°到 54°为苍天。

我们从 2017 年末往前倒推 19 年即大约一个黄白交点退行周期，依次找出了月轨比较符合五气经天图经天位置的五个特征年，并绘出岁始月亮经天黄道图。例如，从月亮表数据可知，2017 年 12 月 8 日月亮在黄经 136°过升交点，12 月 22 日黄经 316°过降交点，月轨北半周中段正落在黅天范围，这个周期白道与赤道的交角为 20°3.4′，比极小值略大，所以从冬至开始的 2018 年运气属黅天之气统运。同理可推，2013 年属丹天之气统运，赤白交角 20°5′1，比极小值略大；2010 年为苍天之气统运，赤白交角 25°47′；2006 年为玄天之气统运，赤白交角 28°35，接近极大值；2003 年为素天之气统运，赤白交角 25°74′。据此，依次绘出各年岁始月亮经天黄道图，如图 5-9～图 5-13。可以说，从天文数据到所绘图形都完全符合前面的分析。

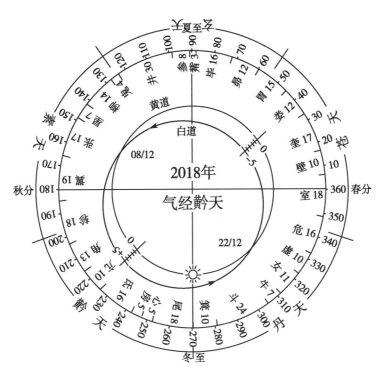

图 5-9　岁始月亮经天黄道图：2018 年气经黅天

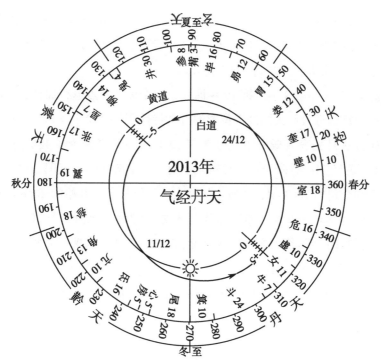

图 5-10　岁始月亮经天黄道图：2013 年气经丹天

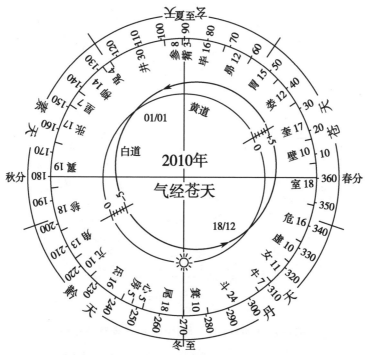

图 5-11　岁始月亮经天黄道图：2010 年气经苍天

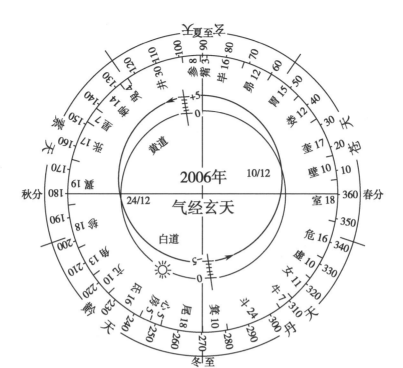

图 5-12　岁始月亮经天黄道图：2006 年气经玄天

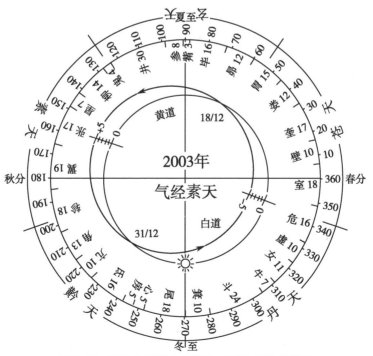

图 5-13　岁始月亮经天黄道图：2003 年气经素天

再进一步，我们在二十八宿天球图上画出这五个特征年的岁始月亮经天立体轨迹，如图 5-14，图中显示天球、黄道平面、黄道二十八宿、黄白交点退行和月亮在天球上的五个逆时针公转轨迹，并沿黄道圈在升交点附近标示白道年份和经天颜色。对比《类经图翼》的五天五运图（图 5-15），可见两者高度相符，基本可以确认五气经天就是在黄白交点退行周期中取观察者视角的月亮经天轨迹变化规律。如果把五气经天连线看作是五个特征性月亮经天轨迹在二十八宿黄道面上的投影，那么丹天之气和黅天之气实际上都是含跨箕斗两宿的，并且五天五运图把二者画成曲线是没有实际意义的，而应该同样标示为直线。这样做，也不过是在原图基础上取其一致，若究其实，可以说这种经天两端间的连线是对原文的误解。

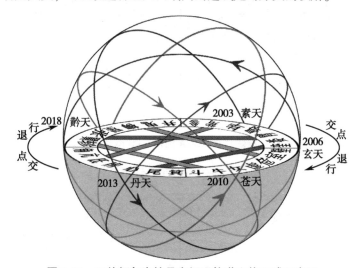

图 5-14　五特征年岁始月亮经天轨道立体天球示意图

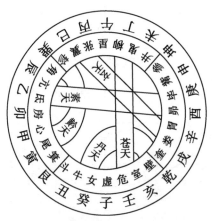

图 5-15　《类经图翼》五天五运图（新绘）

天门地户论道生

现在可以了解，"丹天之气"，并不等于"天之丹气"，丹天、黔天、苍天、素天、玄天，指的是天道的节段划分，而非气之颜色。故五天者乃因见月行所出黄道之五方不同，地之五行成运即不同，故名五天统运，而非因气之显色而命五行之属。若以无稽之猜想来望文生义，难免所指非分，倒因为果。由此我们也可以断言"夫候之所始，道之所生"者，并非指天地生成之最初情形，而是论太阳太阴运动是产生阴阳候变和五行化生的根本原因。唐代以降的学者以天地生成之初的情形作解，恐怕是想象的成分居多。据推测，太阳系已经存在 50 亿年左右，有谁见过 50 亿年前天地生成时的景象并做记录呢？

正如太阳对地球的影响主要在于其黄道位置和升降半周的不同所产生的作用，月球对地球的影响也跟其升降交点的黄道位置和赤白交角的变化有关，并且此二者是相互关联的，栾巨庆先生的研究表明赤白交角变化对地球气候的影响是显著的[①]。我们认为，这互相关联着的两个月球运动轨迹的变量对地球气候和生命状态的影响就是五运六气所讨论的五运部分的内容，欲清晰地阐释其具体内容，还需要大量的理论推衍和天文学、气候学、流行病学的验证工作。

由于当二分点和升降交点重合时赤白交角达到极值，可以说二分点不但是太阳视运动轨迹的关键节点，也是月亮视运动轨迹变化的关键节点，是阴阳变化的转捩点，所以"天门地户"之名绝非轻得。太阳周年运动轨迹"静而守位"，乃阳中有阴，为"候之所始"，五日候新，三候易气，阳历二十四节气七十二候和六步主气都因它而立。太阴运动轨道则"动而右迁"，经天常移，乃阴中有阳，因其位变而分化地之五行，故能建始统运。日月成明，奇余交错，太阴之迁动在太阳恒定的年运动规律前提下提供了变量，遂成阴阳往来之体用变化，天地时空格局因此而恒中有变。日月之行常变互演，共成天道，故称之为"道之所生"。这样，白道不断退行的月亮运动规律和黄道固定不移的

---

① 栾巨庆. 星体运动与长期天气、地震预报 [M]. 北京：北京师范大学出版社，1988.

太阳运动规律一起构成了以"天门地户"为重要转换节点的"候之所始,道之所生"的阴阳天道规律。

虽然月球的运动和白道的退行是不间断的,但为了描述和运用时空规律,揭示时空对地球气候和生物功能的影响,古人采取了在周期框架下取特征点的方式,五气经天就是这样的总结。由于赤白交角退行周期为非整数年,和太阳回归年难以对齐,逐年参差变化,加之朔望月和太阳年也无法对齐,故月亮的时空轨迹很少完全重复。也就是说,18.6年的轨道西退周期并不能保证完全重复的月亮视运动轨迹,所以五运规律在大的周期下仍存在很多变化和不确定性。虽然五气经天首尾皆为两宿,给出了一定的离散范围,但对于非典型即"不当位"的白道气运,其行天化运的影响仍会有所差别,五行作用的强弱、属性的混杂和周期的交错都可能产生,如果适逢在其附近的五大行星的配合作用,其影响力量则会得到加强,这正是阴阳变化莫测、不以数推的原则之所以确立的客观根据,也是古人引入五行太过不及和五行胜、复、郁、发等概念的原因。

总之,五气经天是月球特殊的周期性运动所产生的天象规律,用白道退行和赤白交角的周期性变化造成的月亮经天轨迹的周期性变化,可以明白地诠释《太始天元册》五气经天的论述,并推定其理论发生年代就在唐代或稍前。以此为突破口,我们在明白了太阳作为阴阳之"阳"和与太阳年周年视运动相符合的四时、五行、六气、八风、二十四节气阴阳节律的自然背景之后,又打开了对阴阳之"阴"和五行统运本质研究的新视野,进一步证实了古人"阴阳系日月"的论断。五运经天的天文学解读使我们对《内经》所构建的阴阳时空系统的理解更加完整和深入,因此也对阴阳五行概念的自然科学本质更加肯定,对用现代语言阐释古典的阴阳五行理论并赖之以指导生命科学和中医学的实践更有信心,更加期待。

《内经》所描述的阴阳五行系统就是以地球为中心、以日月视运动为主要内容的天地时空系统及其对地球和人体生命产生影响的规律总结,以及借此确立的天人相应的养生、诊断和治疗的医学理论和技术体系,如果仅仅用朴素的自然观、抽象的哲学概念或自圆其说的说理方法来评价阴阳五行理论,将是对中华先贤的智慧和贡献的严重低估。

几 点 余 论

至此，我们虽已比较合理地解释了五气经天的本质，但仍有一些疑问需要予以解答。

首先，读者或许对于古人文字仍有存疑：月亮是有形的天体，为什么称之为"气"呢？欲回答这个问题，我们依然要设身处地从古人的视角来考虑。《素问·阴阳应象大论》云"积阳为天，积阴为地""清阳为天，浊阴为地"，根据古代的宇宙生成论和自然观，天地创始，阴阳两分，轻清者为天，重浊者为地，相对于脚下有形质可触摸的大地，缥缈不可触及的虚空，包括所在天空中出没运转的日月星辰都是"轻清之气"，统称为天。天垂象，虽无形可触，但可见，可测度。《五运行大论》言："虚者，所以列应天之精气也。"张衡亦云："日者，阳精之宗；月者，阴精之宗。"（《史记集解索引正义》）认为太阳和太阴都是阴阳之精气。可见，五天之气完全可以代指现代所定义的天体。《六节藏象论》云："天度者，所以制日月之行也；气数者，所以纪化生之用也。"既然认为天为气，则把"天度"说成"气数"就顺理成章，而其数所度者就是日月，那么日月的运动可称为"气运"，运动的日月就是"运气"。

其次，关于天干合化问题。天干合化是一种数术规律，即甲己合化土，乙庚化金，丙辛化水，丁壬化木，戊癸化火。现行的运气方法里，五运主岁亦根据此规律从年天干推出（图5-16）。五气经天一向被后世认为是天干合化和五行成运的依据，但并没有合理的说明。虽然自古有五行阴阳生克说和建寅天干说等解释，但在逻辑上都属于倒果为因，其实质不过是为了方便记忆而建立的推算方法。今人虽也尝试从多种角度加以解读，包括从天文方面的，但都有明显矛盾和漏洞。我们猜测，根据二十八宿周天盘和二十四方位地理盘结合所产生的式盘（图5-17）直观所见，将五天之气起止宿度代之以天干方位，或许就是产生十干合化理论的原因。不过，五行合

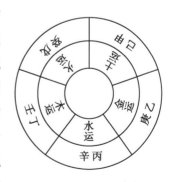

图 5-16　五运天干合化图

化是后来者因这种集天地术数于一掌的式盘所产生的形式上的误解呢？抑或其
始创者有意隐瞒天机，变换真相，不欲示人全法呢？我们尚难断言。

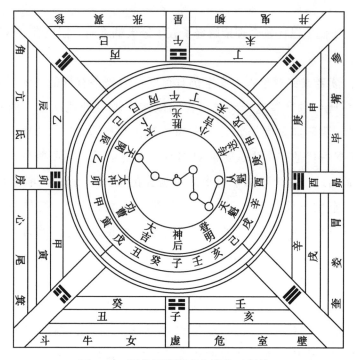

图 5-17　汉代王盱墓出土式盘（新绘）

古人把天地阴阳数术之道一向视为大秘密而不轻易示人传人，所以记载于
文字时会隐晦其辞。前文涉及的《天元纪大论》里"应天之气"和"应地之
气"的说法，更是连一个具体讨论对象都没透露。隐晦的记录方式常见于道
家著作，例如内丹术在描述某一事实时不惜采用多种代名词和譬喻之辞，如水
火、龙虎、铅汞、郎君姹女等等，令人即使得到法本也难解其要领，欲求真
解，必待明师，所谓传法不传诀。选择这种理法分传的方式，既可保留和传承
重要记录，又不会轻泄机密。古人在传授宝贵知识时要沐浴斋戒，甚至歃血盟
誓，非常庄重严肃。如《气交变大论》就说："所谓精光之论，大圣之业，宣
明大道，通于无穷，究于无极也。余闻之，善言天者，必应于人，善言古者，
必验于今，善言气者，必彰于物，善言应者，同天地之化，善言化言变者，通
神明之理。非夫子孰能言至道欤！乃择良兆而藏之灵室，每旦读之，命曰
《气交变》，非斋戒不敢发，慎传也。"《灵枢·禁服》则云："此先师之所禁，

坐私传之也，割臂歃血之盟也，子若欲得之，何不斋乎。"《灵枢·终始》亦云："传之后世，以血为盟，敬之者昌，慢之者亡，无道行私，必得天殃。"皆是此类仪轨。

最后，还有一个不容回避的问题，即按照本解读揭示的五气经天 18.6 年周期，合每 3.72 年一运，与通行的五运五年周期在周期长度上存在矛盾。

王冰《重广补注黄帝内经素问》七篇大论所给出的五运六气系统乃机械地按照年干支来求运定气，属于以数推阴阳，但作者又多次强调"天地阴阳者，不以数推，以象之谓也"，表明五运六气并不是以累数相推的年干支所能决定和死板推算的，而应该以实际日月天象为凭据，这种矛盾之处可能给学习者和研究者带来很大疑惑。我们认为，《内经》描述的这个运气系统，是古哲对天地时空运动及其对地球影响的认识和原理解析，也属于传法不传诀，时空周期的阴差阳错正是天地道生运动的重要特点，我们在学习研究和具体运用时必须以实际观测为准。

另外，《尚书·尧典》云："期三百有六旬有六日，以闰月定四时成岁。"陈大玢《经史讲义》解释曰："期者，一岁之足日也。岁者，一岁之省日也。"所以期不但是岁末"终期之日"，还特指四年一闰的天期，天期四年一逢，五运也将近四年一更，"五运更治，上应天期"的真义或许就在于此，两种周期的参差也是五运太过不及的一个原因。如果本章所揭示的五气经天月亮运动规律就是五行化运的真实依据，我们就应该纠正既往对五行合化和五运六气周期的刻板认识。

第六章

人生有形， 不离阴阳

前面我们讨论了阴阳的根本在于天地和日月，现在再来看医学中的阴阳，也就是人体的阴阳概念。《素问·阴阳离合论》说："阴阳之变，其在人者，亦数之可数。"

阴 阳 之 时

在《内经》里，天地阴阳首先表现为四时的阴阳变化，而这个变化也对应着人体阳气的变化。《素问·至真要大论》讲："夫气之生，与其化衰盛异也。寒暑温凉盛衰之用，其在四维。故阳之动，始于温，盛于暑；阴之动，始于清，盛于寒。春夏秋冬，各差其分。"就是春夏为阳，秋冬为阴。春为少阳，夏为太阳，秋为少阴，冬为太阴。前面已经讲了很多，我们不多重复。明代郑全望在《瘴疟指南》中说"天气以四时温热凉寒运于上，地气以生长收藏应于下，而人之阳气以升浮降沉应之，为生生不息之妙"，对人体阳气随天地四时阴阳的变化而升降出入的规律进行了概括。《金匮要略》说："劳之为病，其脉浮大，手足烦，春夏剧，秋冬瘥（chài，病愈），阴寒精自出，酸削（xuē）不能行。"非常好地运用了人体阴阳随四时阴阳而变化的规律来理解虚劳的病机。脉浮大是阳气外散太过之象，手足烦，就是手足心烦热，为阴虚阳胜的表现，所以随春夏阳气旺而加剧，随秋冬阴气旺而减缓。阳气外散而不能收藏于内，则内之五脏和筋骨得不到充养温煦，所以出现阴器虚寒、阴精滑泄的症状，骨髓不充，就会腰腿酸软疼痛，行动不利。

中医非常重视四时阴阳对人体气机的影响，并利用这个规律诊断和治疗疾病，判断预后，南北朝时期的名医徐嗣伯治疗房伯玉的病案就是这样一个范例。根据《南史》记载，南齐的直阁将军房伯玉患冷疾，畏寒怕冷，夏天还要穿很厚的衣服，服用了大量的五石散也无效，身上还是发冷。

我们知道魏晋南北朝时期的文人和士大夫有服石养生的爱好，他们服食的五石散包含了石钟乳、紫石英、白石英、石硫黄和赤石脂五种矿物药，因为药性大热，服用时要配合生冷饮食，所以也叫作寒食散。他们认为，服石可以养生，还能壮阳和美容。《备急千金要方》就批评此类行为是"贪饵五石，以求房中之乐"。苏轼《东坡志林》则说："世有食钟乳、乌喙（附子的别称）而纵酒色以求长年者，盖始于何晏。晏少而富贵，故服寒食散以济其欲，无足怪者。"何晏是服石的始作俑者，他说自己"服五石散，非唯治病，亦觉神明开朗"（《世说新语》）。听说他受益于寒食散，官贵名士们纷纷效仿，蔚然成风，就是书圣王羲之也未能免俗，他的《服食帖》和《追寻帖》都有关于服食的内容，帖子流传到今天，我们有幸还能看到。据《晋书》记载，竹林七贤的领袖嵇康就"常修养性服食之事"，史书还记载了七贤之一的王戎为避祸假装药性发作，掉进厕所里的故事。

然五石散不可多服，药性发作会内火炽盛，浑身发热，谓之"散发"。严重的会生疔长疮，流鼻血，甚至精神狂躁，编著《针灸甲乙经》的皇甫谧因散毒发作甚至要自杀。鲁迅说："晋朝人多是脾气很坏，高傲、发狂、性暴如火的，大约便是服药的缘故。比方有苍蝇扰他，竟至拔剑追赶；就是说话，也要胡胡涂涂地才好，有时简直是近于发疯。但在晋朝更有以痴为好的，这大概也是服药的缘故。"（《魏晋风度及文章与药及酒之关系》）所以，为了减少不良反应，服食期间不但要冷浴、冷食、冷卧，服食完还要走路活动一番以帮助发散药热，称之为"行散"，散步这个词即源于此。王羲之《追寻帖》就提到自己"旦复服散行之"（图6-1），就是说今早又服了寒食散，之后再去散步行散药力。

房将军恨病吃药，一下子吃了十剂五石散，虽然内火大盛，但热极似寒，还是发冷，就请名医徐嗣伯诊看。徐嗣伯说："卿乃伏热也，须以水发之，非冬月不可。"于是等到了十一月冰天雪地的时节，他让将军脱了衣服坐在石头上，命人用新汲的冷水从头浇下，连浇二十斛。一斛等于十斗，相当于现在二

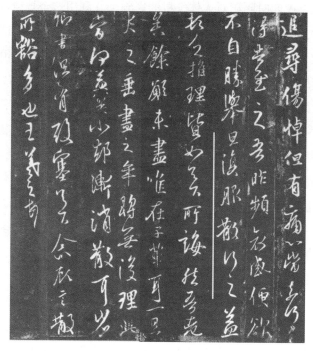

图 6-1　王羲之《追寻帖》

十升，也就是 20 千克冰水。寒冬时节，冰水浇身，将军冻得牙关紧闭，几乎要断气了。家属吓哭了，赶紧请求停止治疗。徐大夫非但不听，还生气地拿着竹鞭赶开阻止治疗的人，督促着继续浇水，一直浇了足足一百斛，也就是两吨冰水啊！你说奇怪不奇怪，浇到二十斛时，人都奄奄一息了，浇完一百斛，将军反倒能活动了，背上腾腾地直冒热气，过了一会儿就自己坐起来了，直喊热得受不了，要喝冷饮，徐嗣伯就给了他一杯冷水，喝完冷水，将军的病就好了。从那儿以后，身体总是热的，再也不发冷了，而且冬天只穿单衣，"体更肥壮"。可见将军原来体格就很肥壮，所以能耐受两吨冷水浇身，徐医生必定心里有数，不会拿人命开玩笑。

故事很有趣，可这治病的道理是什么呢？因为将军的内热是服五石散造成的，药石之火郁在体内，不能出散到体表，热极似寒，所以反倒觉得身上更加发冷，中医谓之假寒真热。徐嗣伯利用冬天最冷的时候，用冰冷的凉水消减将军体内的郁火，不里外凉透，内火就得不到清解，所以才绝不手软。由于内热和阳气被外寒所激，反应剧烈，就会爆发，所以最后背上会热气腾腾。内外通

90

透，郁结解开，病根才得以去除。徐嗣伯治疗成功的关键就是要在寒冷之极的时候清除伏热，并借助冬至一阳生的自然节律，激发真阳，非但阳气不会因冰水泯灭，反而得到自然真暖之力，利用天时阴阳，达到了事半功倍的效果。李时珍评论说："春月则阳气已泄，夏秋则阴气在内，故必于十一月至后，乃可行之。"《三国志》也记载了华佗用同样的方法治疗寒热病人的故事，徐嗣伯应当是学习了华佗的方法。《南史》还说徐嗣伯用同样办法治好了一个乡野之人，所以我们估计他没少用这个疗法治病。古人很善于用水火治病。

徐嗣伯是徐秋夫的孙子，徐秋夫就是《标幽赋》里所说"秋夫针腰俞而鬼免沉疴"的那个秋夫。著作《药对》和订立十剂的徐之才则是徐嗣伯的侄孙，徐家的第六代名医，这个《药对》跟现在常说的两相配伍的"药对"含义不同，而是以药对症的意思。南北朝虽战乱动荡，民不聊生，但却涌现了许多著名的思想家、文学家和医学家。从秋夫的父亲徐熙开始，徐家累传共七代名医，这样的中医世家在历史上也很罕见。

阴阳割昏晓

通过前面的医案，我们了解了四时阴阳对人体阴阳气机的影响。除了四时，在小一点的时间尺度上，一天的昼夜交替，也是一种重要的阴阳消长规律，与人体的健康和疾病也有密切关系。《金匮真言论》说："阴中有阴，阳中有阳。平旦至日中，天之阳，阳中之阳也；日中至黄昏，天之阳，阳中之阴也；合夜至鸡鸣，天之阴，阴中之阴也；鸡鸣至平旦，天之阴，阴中之阳也。"就是昼夜阴阳的划分，正所谓"造化钟神秀，阴阳割昏晓"。我们知道，昼夜的产生是地球自转的结果，自转会产生太阳的周日视运动，也产生阳气的节律性变化。《灵枢·顺气一日分为四时》说："春生夏长，秋收冬藏，是气之常也，人亦应之。以一日分为四时，朝则为春，日中为夏，日入为秋，夜半为冬。朝则人气始生，病气衰，故旦慧；日中人气长，长则胜邪，故安；夕则人气始衰，邪气始生，故加；夜半人气入藏，邪气独居于身，故甚也。"就是人体阳气盛衰的昼夜规律和它对疾病症状起伏的影响。

《营卫生会》说："卫气行于阴二十五度，行于阳二十五度，分为昼夜，故气至阳而起，至阴而止。故曰：日中而阳陇（通'隆'）为重阳，夜半而阴陇为重阴。故太阴主内，太阳主外，各行二十五度，分为昼夜。夜半为阴陇，夜半后而为阴衰，平旦阴尽而阳受气矣。日中为阳陇，日西而阳衰，日入阳尽而阴受气矣。夜半而大会，万民皆卧，命曰合阴，平旦阴尽而阳受气，如是无已，与天地同纪。"讨论的是人体生理性的卫气气机的昼夜规律，卫气就是阳气，跟"日中人气长"和"夜半人气入藏"所说的"人气"是一回事儿。《邪客》说："卫气者……昼日行于阳，夜行于阴，常从足少阴之分间，行于五藏六府。今厥气客于五藏六府，则卫气独卫其外，行于阳，不得入于阴，行于阳则阳气盛，阳气盛则阳跷陷，不得入于阴，阴虚，故目不瞑。"除了重述前面的道理，还在病理层面论述了卫气昼夜规律失常导致失眠的病机。

昼夜阴阳也是古人用以诊治疾病的规律。《医学纲目》载有李东垣治李正臣夫人病案一则，说："其症闭目则浑身麻木，昼减而夜甚。觉而目开，则麻木渐退，久则绝止。常开其目，此症不作。惧其麻木，不敢合眼，故不得眠。"虽平时身体重困，时有痰嗽、烦喘，但"肌肤充盛，饮食大小便如常，惟畏麻木，不敢合眼为最苦"。东垣分析说："目开则阳道行，阳气通布周身，合目则阳道闭而不行，如昼夜之分，知其阳衰而阴旺也，乃气不行也，当补中之气，则麻木自去矣。""身重脉缓者，湿气伏匿而作也"，于是以"补气升阳和中汤①主之，八剂而愈"。

关于睁眼闭眼跟卫气的关系，《内经》有多处论述。《灵枢·口问》说："卫气昼日行于阳，夜半则行于阴，阴者主夜，夜者卧……阳气尽，阴气盛，则目瞑，阴气尽而阳气盛，则寤矣。"《卫气行》说"平旦阴尽，阳气出于目"。《寒热病》则说："阳气盛则瞋目，阴气盛则瞑目。"所以闭目开目和寤寐都与阳气出入有关。闭目则身麻木的病机，显然就是阳气在里而不能出表，

---

① 补气升阳和中汤：黄芪五钱、人参三钱、甘草（炙）四钱、陈皮二钱、当归身二钱、生草根一钱（去肾热）、佛耳草四钱、白芍三钱、草豆蔻钱半（益阳退寒）、黄柏一钱（酒洗，除湿泻火）、白术二钱、苍术钱半（除热调中）、白茯苓一钱（除湿导火）、泽泻一钱（用同上）、升麻一钱（行阳明经）、柴胡一钱，上㕮咀，每服三钱，水二大盏，煎至一盏，去渣，稍热服，早饭后午饭前服之。（《医学纲目》）

不足以荣养周身。清初的新安名医郑重光在《素圃医案》记录了治某女眷案，与李东垣的医案很相似，病人"体肥便血，先医皆用芩连凉血寒中之剂，将两月而未瘥，仲秋忽遍身发麻，合目更甚，因不敢合目"，郑重光认为："盖卫气行阳则寤，行阴则寐，卧则卫气行于阴，气虚行于阴，遂不能周于阳，故合目则身麻也。正合东垣补气升阳和中汤证。"于是："用补中益气汤，加苍术、黄柏、干姜、麦冬、芍药各五分，二剂病知，四剂病减，十剂血止病瘥。"

由此可见，阴阳之于自然和人体绝不是抽象的概念，而是具体的存在，古人所观察和理解的阴阳都体现在人与自然相应的客观现象及规律上，可以切切实实地把握并应用于养生和医疗实践。

阴 阳 之 位

我们说过，阴阳代表了时空极性，人体作为天地间的生物个体，自然也存在空间方位的极性，其阴阳方位的具体划分有多种维度，其中最重要的是内外和上下两个维度，人在天地间直立，这两个维度是绝对维度。《太阴阳明论》就说："阳者，天气也，主外；阴者，地气也，主内。"《金匮真言论》也讲："夫言人之阴阳，则外为阳，内为阴。"这是人体内外表里的阴阳规定。

这个表里是非常重要的阴阳部位概念，常常被作为阴阳的代名词，也就是"外为阳，内为阴"。从病因、病机到诊断治疗，内外表里都是首先要搞清的概念。中医把内科疾病划分为外感、内伤两大类，就是一种表里阴阳划分。外感病自外而犯人体，由表及里，传变有其规律，内伤病自里而作，情志、饮食、劳倦、房室内伤气血脏腑，非从外传。《阴阳应象大论》说"上古圣人，论理人形，列别藏府，端络经脉，会通六合……四时阴阳，尽有经纪，外内之应，皆有表里"。《九针十二原》说："别其表里，为之终始。"《疏五过论》也说："治病之道，气内为宝，循求其理，求之不得，过在表里。""圣人之治病也，必知天地阴阳，四时经纪，五藏六府，雌雄表里。"《官能》则说："用针之理，必知形气之所在，左右上下，阴阳表里，血气多少，行之逆顺，出入之合，谋伐有过。"各种总纲都不能不把表里列为重点，可见表里内外是多么重要，而沟通内外的气机和血运就涉及出入、顺逆、通塞等生理病理，诊断治疗也涉及内里的脏腑和外表的肢体经脉腧穴之间的联系。我们刚才谈论的四时昼夜阴阳和人体的气机就是表里出入的气机，表里阴阳生理是人与天地阴阳相应的客观前提。

《灵枢·五色》篇说："病生于内者，先治其阴，后治其阳，反者益甚。其病生于阳者，先治其外，后治其内，反者益甚。"提出了内外阴阳的治法原则。《九针十二原》说："五藏之气已绝于内，而用针者反实其外，是谓重竭，重竭必死，其死也静，治之者，辄反其气，取腋与膺；五藏之气已绝于外，而用针者反实其内，是谓逆厥，逆厥则必死，其死也躁，治之者，反取四末。"指出了针刺治疗违反表里阴阳之道的巨大危害。

用针要明表里，用药也要明表里。确立了外感病辨证论治和药物治疗学体系的《伤寒论》处处在谈表里阴阳，表里先后的治疗原则皆遵《灵枢·五色》之论，可以说不明表里阴阳就无法诊治疾病。《伤寒论》第51条说："脉浮者，病在表，可发汗，宜麻黄汤。"第285条说："少阴病，脉细沉数，病为在里，不可发汗。"从脉法判断病位表里，并确立治疗策略。如果不遵循这个原则，就会误治，产生不良后果。如第34条就说："太阳病，桂枝证，医反下之，利遂不止，脉促者，表未解也。"第218条说："伤寒四五日，脉沉而喘满。沉为在里，而反发其汗，津液越出，大便为难；表虚里实，久则谵语。"《伤寒论》中讨论表里不明而误治的条文非常多，这里仅举两个例子。两相对照，我们说张仲景的诊疗体系完全贯彻了《内经》确立的内外阴阳原则，表里阴阳堪称中医诊疗学的首要纲领。

六合之上下

《灵枢·经水》说"人生于天地之间，六合之内"。人作为天地的观察者，所处的地平空间的极性除了南北东西四方外，还有上下两极，合称"六合"。天在上为阳，地在下为阴。《素问·阴阳离合论》说："天覆地载，万物方生。未出地者，命曰阴处，名曰阴中之阴；则出地者，命曰阴中之阳。"植物初生时，在地下的部分为阴，在地上的部分就是阳，这也是阴阳上下的概念。中药植物的部位功效就与此相关，根在地下，就是阴，枝叶在地上，就是阳。

滋补药多用根部，如地黄、当归、白芍、人参和山药；行散药多用枝叶和花朵，如桂枝、麻黄、紫苏叶和红花。根中也有体阴用阳的，如生姜、附子、羌活、防风和川芎；枝茎花叶中也有体阳而用阴的，如旋覆花、芫花、桑叶、桑寄生。果实比较特殊，为植物精华所聚，繁衍新生所系，可以说阴阳兼备。

《阴阳系日月》说："腰以上者为阳，腰以下者为阴。"这是人体上下的阴阳定义。这个腰，以哪里为界呢，是以带脉和肚脐为界。为什么呢，因为肚脐两边有一对穴位叫作天枢，代表天道和地道的交点，也就是天门地户，即对应赤道和黄道的交点，带脉就代表赤道，肝脏一侧为春分点，阳气经此上升，另一侧为秋分点，阳气经此下降，此乃气机。另外，上下还可以横膈为界，膈以上胸腔代表天，为阳，膈以下腹腔代表地，为阴，此乃形法。《九针论》说："天者，阳也。五藏之应天者肺，肺者，五藏六府之盖也。皮者，肺之合也，人之阳也。"因为肺为虚空之脏，且与天之气相通，所以胸腔在上为天。横膈下方多实体脏器，消化系统则与地上出产的水谷相通，所以腹腔在下为地。《太阴阳明论》说"故喉主天气，咽主地气"，也是这个意思。

《伤寒论》第148条就运用了上下维度来分析阴阳，说："伤寒五六日，头汗出、微恶寒、手足冷、心下满、口不欲食、大便硬、脉细者，此为阳微结，必有表，复有里也。脉沉，亦在里也。汗出，为阳微；假令纯阴结，不得复有外证，悉入在里，此为半在里半在外也。脉虽沉紧，不得为少阴病。所以然者，阴不得有汗，今头汗出，故知非少阴也，可与小柴胡汤；设不了了者，得屎而解。"头在上，为阳之一维，被称为"诸阳之会"，阳微，不足以引起全身汗出，但尚可见头汗现象，有时"额上生汗"，有时"剂（齐）颈而还"。此为阳气之端倪，故仲景见微知著，在众多里阴性症状和阴性脉象中，据此独象判断病邪尚未全部入里，卫阳仍有拮抗之机，故当按半表半里证治疗。

《金匮真言论》还讲："言人身之阴阳，则背为阳，腹为阴。"对于四足动物，背为阳、腹为阴也是绝对维度，虽然由于人类以直立为常态，导致这个维度部分失去其绝对性，但仍然有部位上的阴阳意义。若从屈伸动作分别阴阳，背为躯干的伸面，腹为屈面。四肢的伸面也属阳，四肢的屈面也属阴。十二经脉的阴经皆走行于阴面，阳经大都走行于阳面。腹背阴阳在诊疗中的应用也很多，宋代许叔微《伤寒百证歌》说："背阳腹阴各异位，阳弱恶寒多在背。"简要总结了伤寒外感的阴阳部位。《伤寒论》云："少阴病，得之一二日，口中和，其背恶寒者，当灸之，附子汤主之。"即里阳虚弱之人除了脉沉细，但欲寐，或见下利外，背恶寒也是重要征象，灸法和附子汤都是振其阳气的治疗。虽有古人云"有一分恶寒即有一分表证"（俞根初《通俗伤寒论》），但其实该命题并不成立，此少阴证即为一反例，阳明热证白虎汤证也可有背恶寒，为又一反例。伤寒外感见"项背强（jiàng）几几"即是太阳病，因为足太阳经走于背部，太阳为阳中之阳，故位于背中，"三阳为父"，督脉也包含在其中了。破伤风会引起肌肉痉挛，背肌痉挛会引起躯干过伸，中医称之为"角弓反张"，属于阳邪鸱张，也是侵犯督脉和太阳脉。《伤寒论》中论及腹痛腹泻者，大都是太阴或少阴虚寒证，乃里证之脏证，为阴中之阴证，见腹满者，大都属阳明里实证，乃里证之腑证，为阴中之阳，符合"在内者，五藏为阴，六府为阳"的阴阳划分。

左右阴阳升降之理，我们在第四章已经讨论过。上下、前后再加上左右这个维度，就形成了人体的六合。上下与内外一样，是"天地定位"，属于本体的阴阳属性，前后左右则是天地气交的道路，属于动变的阴阳属性，我们探讨阴阳，体和用的关系要搞清楚。

脏 腑 阴 阳

刚才讲"外为阳，内为阴"。体表肢体为阳，体内脏腑为阴。《灵枢·寿夭刚柔》说："阴中有阴，阳中有阳……是故内有阴阳，外亦有阴阳。在内者，五藏为阴，六府为阳；在外者，筋骨为阴，皮肤为阳。"这是内外阴阳的进一步细分。《终始》说"五藏为阴，六府为阳""阴者主藏，阳者主府，阳受气于四末，阴受气于五藏"。阴脏阳腑之分，不仅有实体和空腔的器官类分，也有"泻而不藏"和"藏而不泻"功能区别。《五藏别论》说："夫胃大肠小肠三焦膀胱，此五者，天气之所生也，其气象天，故泻而不藏，此受五藏浊气，名曰传化之府，此不能久留，输泻者也。魄门亦为五藏使，水谷不得久藏。所谓五藏者，藏精气而不泻也，故满而不能实。六府者，传化物而不藏，故实而不能满也。所以然者，水谷入口，则胃实而肠虚；食下，则肠实而胃虚。故曰：实而不满，满而不实也。"即讨论了脏腑的差别。

谈到脏腑，历来都是从满实藏泻的区别加以讨论，这都属于形式上的差别，其实质差别则在象天象地和时空通应上。五脏所藏者为地之真精，所应者为太阳之真机，真精涵养神、魂、魄、意、志之五神，真机应时而显生长化收藏之五德，此为以阴应阳。肺因司呼吸吐纳，故独通于天气，为至高之脏，有华盖之称，其所纳真气无形无质无味，能入血为营，而有水之用，沐浴五脏。六腑所传化者为地之水谷，谷亦为天地合气而生成，其所含地之精微归藏于五脏，其所含天之元气化生为营卫，此为以阳化阴。六腑中唯独胆不通于体外，居脏腑之中间，不行水谷之浊滓，独泌木火之清精，故为中清之腑，所出苦汁有火之用，而能熟化谷物，解析精微。阳者为显，六腑主水谷糟粕之出纳可见；阴者为隐，五脏主天机气运之应化难凭。

《阴阳系日月》云："其于五藏也，心为阳中之太阳，肺为阴（阳）中之少阴，肝为阴中之少阳，脾为阴中之至阴，肾为阴中之太阴。"则是在属阴的脏中又分阴阳，已属第三层分阴阳了。《金匮真言论》也说："言人身之藏府中阴阳，则藏者为阴，府者为阳。肝心脾肺肾五藏皆为阴，胆胃大肠小肠膀胱三焦六府皆为阳……故背为阳，阳中之阳，心也；背为阳，阳中之阴，肺也；腹为阴，阴中之阴，肾也；腹为阴，阴中之阳，肝也；腹为阴，阴中之至阴，脾也。此皆阴阳表里内外雌雄相输应也，故以应天之阴阳也。"这里，"背"包括了"胸"，以背和腹分阴阳，包括了上下和前后两个维度上的人体部位的阴阳划分，同时阴中有阳，阳中有阴，胸腹和五藏阴阳之中再分阴阳，是一种内外前后上下的多维综合阴阳划分法。阴阳雌雄有特别的意义，后面我们还要深入讨论。

经络和门板

我们知道人体有阴阳十二经脉，也分为阴阳，阴经连于脏，阳经连于腑。

《素问·阴阳离合论》论足之三阳经和三阴经说："圣人南面而立，前曰广明，后曰太冲。太冲之地，名曰少阴。少阴之上，名曰太阳。太阳根起于至阴，结于命门，名曰阴中之阳。中身而上，名曰广明，广明之下，名曰太阴。

太阴之前，名曰阳明。阳明根起于厉兑，名曰阴中之阳。厥阴之表，名曰少阳，少阳根起于窍阴，名曰阴中之少阳。是故三阳之离合也，太阳为开，阳明为阖，少阳为枢。三经者，不得相失也，搏而勿浮，命曰一阳。"“外者为阳，内者为阴，然则中为阴，其冲在下，名曰太阴，太阴根起于隐白，名曰阴中之阴。太阴之后，名曰少阴，少阴根起于涌泉，名曰阴中之少阴。少阴之前，名曰厥阴，厥阴根起于大敦，阴之绝阳，名曰阴之绝阴。是故三阴之离合也，太阴为开，厥阴为阖，少阴为枢。三经者不得相失也。搏而勿沉，名曰一阴。"

这个开合枢，纯属部位概念。《黄帝内经太素》中“开”字作“关”字，因为它们的繁体字作“開”和“關”，形近似而容易抄错。《内经》另处出现此三字，皆作主语用，所以它们都是名词。关、阖、枢都是门的部位，关为两门相并之处背面栓门之插关，阖是门板，枢是门轴。古人在这里用这些名称形象地比喻了足三阳经在人身体上的走行部位，人体两边对称，如同两扇门，左右各有三条阳经，足太阳经在人背后为关，足阳明经在前面为阖，少阳经在侧面为枢（图6-2）。后世衍生出六经功能性的“开合枢”理论，乃望文生义之误会。

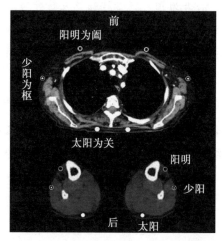

图6-2　足三阳经关合枢示意（躯干和下肢CT）

《论疾诊尺》说：“诊目痛，赤脉从上下者太阳病，从下上者阳明病，从外走内者少阳病。”《五音五味》则说“美眉者，太阳多血；通髯极须者，少阳多血；美须者，阳明多血”，都有经脉所在为据，无不是太阳在后、阳明在前、少阳在侧的分部。《邪气藏府病形》云："诸阳之会，皆在于面。中人也方乘虚时，及新用力，若饮食汗出腠理开，而中于邪。中于面则下阳明，中于项则下太阳，中于颊则下少阳，其中于膺背两胁，亦中其经。"这段话，第一表明头面在人体之最高部位，属阳，故阳经上会于头面，为诸阳之会。第二，三阳经在头部和躯干的分部都符合关合枢的位置特点。第三，外感伤阳，不离于经脉。

讨论《伤寒论》，自古以来一直有否定伤寒六经辨证与经脉关联的意见，如果是那样的话，不知该如何理解《内经》对外感与经脉定位的论述呢？如果偏重以六气解伤寒，等于把运气学说嫁接到《伤寒论》的理论里，六气为天道气运之法，每一气皆有对应之特定时空，是不是非当其气则不病其邪？非当其邪则不病其经？如果六经的实质是气化六气，当叫作六气辨证才合理，为何还要叫六经辨证？明代张隐庵说"《伤寒论》，治六气之全书也"，周学海《读医随笔》就批评他"是以六经牵合六气也"。况且运气学说是唐代才产生，若汉代的张仲景用七八百年后的理论写作《伤寒论》，岂不是穿越了？

"外者为阳，内者为阴"，阳经分据四肢的前后外侧三面，对于三阴经来说，有里无表，只占内侧一面。如用门户作比的话，太阴居两腿或两臂之前，如两侧门板的缝并之处，为关；厥阴在中如门板，为阖；少阴在后，为枢（图6-3）。如果这样说还有点儿不易理解的话，我们不妨以手掌为例看一看。若我们把双手大指相邻，掌面朝下放在桌面上，则以小指尺侧为枢轴，两手可以轻易翻转，如门之开合，在打开状态下，始见掌面阴经之所在，则少阴心经在尺侧无名指和小指间，为枢；中指及掌中为厥阴心包经所在，占门扇为阖；

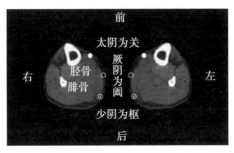

图6-3 足三阴经关合枢示意（下肢CT）

桡侧大指外边为太阴肺经，即两门相并之处，为关（图6-4）。但我们若试图以大指侧即桡侧为枢时，翻转手掌就会遇到困难，不能自如开合，所以枢只能在尺侧。

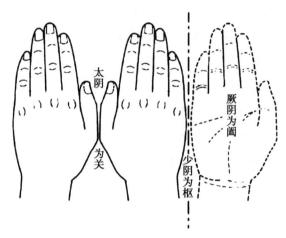

图6-4　手三阴经关、枢位置示意

手掌手背的阴阳之理，临床大有用途。李东垣《内外伤辨惑论》说："内伤及劳役饮食不节病，手心热，手背不热；外伤风寒，则手背热，手心不热。"就是根据手掌面为阴经，手背面走阳经，内伤起于里为阴，外感起于表为阳的道理。前面举过医圣虚劳一段论述，"手足烦"，即是手足心烦热，所以是内伤阴虚发热之证，而非外感热象。

用日常的事物比喻经脉部位，不止上述一例。位于躯干前后中线上有任督二脉，其用字大多被解读为妊子之"妊"和督统之"督"，但男子不妊，任脉该当何解？也有取督字中正之义作解的，但任脉亦是中正者，取此义则亦无分别了。其实，二脉之名有更单纯合理的解释，乾隆时代的日本学者丹波元简在《医賸》一书中讲："督，裻也，又作裻（dú）。其脉行脊中行，犹衣裻之在于背后。"并举《史记·赵世家》"王梦衣偏裻之衣"之例，《史记正义》解释："裻，衣背缝也。"丹波氏又说："任则为衽之义，其脉行腹中行，犹衣衽之在于腹前也。"他还一并解释了带脉和蹻脉的命名所自："带脉以总束诸脉，犹带之绕腰也。蹻，草履也。《史记》'虞卿蹑蹻担簦笠伞'。二蹻脉共起于跟中，故取名焉。"令人信服。古人用熟悉的事物比喻难以理解的概念，且能方便记忆，可谓顺理成章，无须过度解读，替添新意。

《阴阳离合论》的这段论述中还有一则公案，阳经："三经者，不得相失也，搏而勿浮，命曰一阳。"阴经："三经者不得相失也。搏而勿沉，名曰一阴。"这个"勿"字，诸家皆按"不"来理解，而阳浮阴沉是脉学的基本规定，这样解释显然是矛盾的。"勿"字虽然有时作"不"字用，是属于假借字里的"借同音不借义"（宋·郑樵《通志》），并不适合此例，究"勿"字本义，是一种特殊的旗帜。根据《周礼》记载，周朝有建旗制度，勿是大夫、士阶级的建旗，其特点是赤白各半幅而杂色，有三个游，也就是三个飘带。考其形制，其主幅半赤半白，如阴阳之合，三游各分，如阴阳之离。如三个飘带也是赤白两色的话，上半为赤象阳，下半为白象阴，则无论三个飘带如何飘扬，其阳浮在上阴沉在下的关系都恒定不变，所以用"勿"来比喻三阴三阳的离合，是再恰当不过的了。

玉 楼 银 海

部位阴阳，还有种种应用，如《大惑论》就论述了眼睛的阴阳部位，说："目者，五藏六府之精也，营卫魂魄之所常营也，神气之所生也，故神劳则魂魄散，志意乱，是故瞳子黑眼法于阴，白眼赤脉法于阳也。故阴阳合传而精明也。"根据这样的理解，后世认为黑睛为肝肾所主，白睛为肺所主，血络为心所主，就是心肺为阳、肝肾为阴的五脏阴阳分界的延伸和应用，中医眼科学的诊断和治疗都贯穿着这些理论。有一部眼科专著《银海精微》就说："夫眼者，乃五脏之精华，如日月丽天，昭明而不可掩者也。其首尾赤眦属心，其满眼白睛属肺，其乌睛圆大属肝，其上下肉胞属脾，而中间一点黑瞳如漆者，肾实主之，是随五脏各有症应。"即五轮学说。

为什么叫《银海精微》这个名字呢？说来还有一个典故。宋代《侯鲭录》记载："东坡在黄州日，作雪诗云'冻合玉楼寒起粟，光摇银海眩生花'，人不知其使事也。后移汝海，过金陵，见王荆公，论诗及此，云：'道家以两肩为玉楼，以目为银海，是使此否？'坡笑之。退谓叶致远曰：'学荆公者，岂有此博学哉！'"其后庄季裕《鸡肋编》也有记载。东坡《雪》诗是指《雪后书北台壁二首》，前面所引就是其中第一首里的句子，这两句诗描写了雪天的寒冷令人身体瑟缩和雪后阳光反射令人目眩的感受。玉楼指肩背，银海就是指眼睛。"使事"就是用典，王荆公就是王安石。王安石写诗喜好用典，但用得巧妙，其名句"一水护田将绿绕，两山排闼（tà）送青来"就是范例，用了《汉书》两典，而别出新意，不着痕迹，所谓"脱胎换骨"。王安石以"博闻""博极群书"著称于世，他在和政敌辩论时曾讥讽对方"君辈坐不读书耳！"在给曾巩的书信中还说过"某自百家诸子之书至于《难经》、《素问》、《本草》、诸小说无所不读，农夫女工无所不问"。东坡所用的典故是道家的隐晦代词，安石独能知晓，可见他的确学识渊博。

形气之质

《阴阳应象大论》说"阴阳者，血气之男女也""阳化气，阴成形"，具体到人体，阳的具体存在形式就是不可捉摸的气，阴的具体存在形式就是可见可触的形体。能将形质转化为气的功能为阳，能将气转化为形质的功能则为阴。卫气流动慓疾，无形无质，属气，为阳中之阳；皮肉脉筋骨静而不变，为有形质的实体，为阴中之阴。津液合于卫气，流溢不定，虽有质而没有具形，为阳中之阴；血液合于营气，虽拘于脉形之内，但周流不止，故为阴中之阳。营卫皆流动往来，对于中医的生理病理和诊疗都有十分重要的意义，所以卫气营血是一对重要的阴阳。五藏属阴，其中肾脾肝为实体器官，静而不动，居于膈下，属阴中之阴，心和肺动而有常律，居于膈上，为阴中之阳。六腑为阳，均属空腔器官，不断蠕动而无节律。其中三焦、胆、小肠少火生气，功能为气化水谷，为阳中之阳；胃、大肠和膀胱功能降运水谷之形、成聚糟粕和流渎水液，为阳中之阴。

《阴阳清浊》云："阴（当作'阳'）清而阳（当作'阴'）浊，浊者有清，清者有浊。""受谷者浊，受气者清。清者注阴，浊者注阳。浊而清者，上出于咽。清而浊者，则下行。""气之大别，清者上注于肺，浊者下走于胃。胃之清气，上出于口；肺之浊气，下注于经，内积于海。"乃是从气的清浊厚薄之质而论阴阳。水谷产自大地，属阴而浊，地之阴须上升，上升则注阳；氧气来自天，属阳而清，天之阳须下降，下降则注阴。故清浊为阴阳之体性，比于天地；升降为阴阳之往来，比于云雨。而《阴阳应象大论》云："故清阳出上窍，浊阴出下窍；清阳发腠理，浊阴走五藏；清阳实四支，浊阴归六府。"
乃是论阴阳形气与本位。我们了解了清浊之体用，便不为其颠倒反复之论所
迷惑。

静 躁 之 态

《阴阳应象大论》说："阴静阳躁，阳生阴长，阳杀阴藏。"又说："水火
者，阴阳之征兆也。""水为阴，火为阳。阳为气，阴为味。""阴味出下窍，
阳气出上窍。味厚者为阴，薄为阴之阳。气厚者为阳，薄为阳之阴。味厚则
泄，薄则通。气薄则发泄，厚则发热。""气味，辛甘发散为阳，酸苦涌泄为
阴。"这几句话总结了阴阳的基本功能状态和运动特征，阳动阴静，阳热阴
寒，阳升阴降，阳出阴入，阳发阴藏，阳生阴克。

阳躁阴静，在中医学中应用亦广。如《伤寒论》之阳证，多发热、干渴、
蒸汗、烦躁、甚至谵语狂躁之象，面赤身热如火之炎上；阴证则多身寒、四
逆、精神安静、蜷缩嗜睡、下利清谷，不渴或不欲饮水，如水之润下。又如，
精神失常，就按表现分为狂和癫，有阴阳之不同。《生气通天论》说："阴不
胜其阳，则脉流薄疾，并乃狂。"《癫狂》篇说"狂始发，少卧不饥，自高贤
也，自辩智也，自尊贵也，喜骂詈，日夜不休"，狂多动不安，故属阳，为阳
亢之症；癫多静，故属阴，为阴胜之症。用现代词汇讲，两者就是有亢奋和抑
制的差异，治疗自然也有阴阳之别。《难经》谓"重阳者狂，重阴者癫"。杨
玄操注云："狂病之候，观其人初发之时，不欲眠卧，又不肯饮食，自言贤智
尊贵，歌笑行走不休，皆阳气盛所为。""癫，颠也，发则僵仆焉，故有颠蹶
之言也，阴气太盛，故不得行立而倒仆也。"《诸病源候论》说："人禀阴阳之
气而生，风邪入并于阴则为癫，入并于阳则为狂。"《时方妙用》说："癫者痴
呆之状，哭笑无时，语言无序，其人当静。狂者骂詈不避亲疏，其人当动。"
皆论阴阳动静之别。

《阴阳别论》说："脉有阴阳，知阳者知阴，知阴者知阳……别于阳者，
知病处也；别于阴者，知死生之期。"则脉亦分阴阳。又说："所谓阴阳者，
去者为阴，至者为阳；静者为阴，动者为阳；迟者为阴，数者为阳。"即是动
态阴阳之别。

阴 阳 之 常

大自然有寒热温凉四季循环的常态，有月亮盈亏、潮汐高低的常态，有日升月落、昼夜交替的常态，还有九州八风、风调雨顺的常态，人体也有作息休养、健康无病的常态，这种常态在阴阳的道理上都具备四个主要特征，即阴阳守位、阴平阳秘、阴阳交泰和阴阳极变。

关于阴阳之位，我们已经介绍了很多，表里上下，前后左右，脏腑经隧，脉里脉外，阴阳清浊，营卫气血，都要各守其位，不得混乱，就是常态。

《阴阳应象大论》说："阴在内，阳之守也；阳在外，阴之使也。"阴阳平衡，形气均平，外阳内阴，不失其准，不越其度，阴之滋润收敛功能和阳之温煦行散功能保持均衡，就是阴平阳秘。这样，人体就体温恒定，不寒不热；津液血液流行适度，不湿不燥；情绪稳定，不卑不亢，不躁不郁；起作休息自然，寤寐合序；饮食有度，不饿不积。阴平阳秘就是无太过不及，得其中庸，属于阴阳的存量、分布和功能水平的平衡。在中医诊疗时，判断体质的阴阳平衡状态是一个重要内容，在虚损证治中，阴平阳秘也是最为重要的原则。

我们前面讲过人身一小天地，心肾相交，水火既济，就属于人体非常重要的一种阴阳交泰。《易经·系辞下》云："日往则月来，月往则日来，日月相推而明生焉。寒往则暑来，暑往则寒来，寒暑相推而岁成焉。往者屈也，来者伸也，屈伸相感而利生焉。"就是天地日月阴阳的往来交泰。阴阳交泰寓有往来运动且动而有度、动而有序、动中平衡的概念，所以在人体中也包括更多的具体内容，如卫气津液和营气血液的上下往来出入的平衡，气血接续往来的平衡，阴阳经脉的对流平衡，阴脏阳腑的生克气传的平衡，都是运动中的往来平衡，都是交泰。阴阳交泰是阴阳往来运动、相互转换守位和形气转化的动态平衡。这个交泰必法于天地，一年有一年之交泰，一月有一月之交泰，一日有一日之交泰，正如内丹家所论："天地之阴阳升降，一年一交合。日月之精华往来，一月一交合。人之气液，一昼夜一交合矣。""身中用年，年中用月，月中用日，日中用时。盖以五脏之气，月上有盛衰，日上有进退，时上有交合，运行五度而气传六候。"（《钟吕传道集》）在中医治疗、调理和养生时，得其交泰之象是一个目标和标准。

在天地自然上，阴阳的极变就是地球公转轨道的往复，太阳直射点在南北回归线间移动，春分时越过赤道向北移动，在夏至日达到北回归线时自然转而向南移动，秋分越过赤道，冬至日达到南回归线，再转而向北移动。这个南北移动的转捩点，就是一种极变。月球运动与日地关系的改变也存在极点和极变，望日和朔日就是极变点。地球自转，昼夜的转换以太阳经过本地子午线为极变点，对应到人体上，就有阳气的四季出入沉浮转换，血液津液的月潮汐节律，卫气出入的昼夜节律。前面讲到过的徐嗣伯浇水治病就是利用了冬至一阳生的极变规律。养生讲究子午调气，就是午时阳极生阴，要静心降阴液，子时阴极生阳，要温肾升阳气。

阴阳运动有度，还必须要至极生变，往极能返，来极能还，才能天长地久，使阴阳交泰的运动得以循环而保持下去。《易经·系辞上》云"一阖一辟谓之变，往来不穷谓之通"，这个阖辟就是阴阳极变转换，往来就是交泰，往来不断，极则生变而转换往来之势，所以能不穷，不穷就是不到头，没有阻隔，所以叫通，否则就叫穷途末路，就不通了。这种阖辟不穷的运动必然是依着回路运动，典型的就是圆周运动，地、月、行星都是圆周运动，人体内的气血虽不是圆周运动，也是回路运动，有人讲"圆运动的中医学"，就是得了这一条道理，但单单一个圆运动还不能赅尽阴阳之理，它只是阴阳规律的一方面。《钟吕传道集》则说："天地之机，在于阴阳之升降。一升一降，太极相生。相生相成，周而复始，不失于道，而得长久。"是同一道理。阴阳接续和转换的极点在人体中有多种，在四末有阴阳经脉接续出而能返的转换点，在脏腑有入而能出的转换点，在头部有升极而降的转换点，在海底有降极而升的转换点。在各种厥证诊治中，阴阳极变点是关键部位。

阴 阳 之 病

我们了解了什么是阴阳之常，自然就容易理解何为阴阳失常和阴阳之病，人之病必然有阴阳之位的错乱、阴平阳秘的失衡、阴阳交泰的失度，以及阴阳极变的障碍，其表现必然为阴阳清浊的混杂，六合阴阳部位的虚实，升降出入的不协，阴阳气血的交并，以及寒热、燥湿、动静的失常。不管外感内伤，我们基本上都可以从这几个方面来组织诊断和治疗的思维。

《终始》曰："病在上者阳也，病在下者阴也。"《皮部论》说："左右上下，阴阳所在，病之始终。"《太阴阳明论》云："故犯贼风虚邪者，阳受之；食饮不节，起居不时者，阴受之。阳受之，则入六府；阴受之，则入五藏……故阳受风气，阴受湿气……故伤于风者，上先受之；伤于湿者，下先受之。"是论病生于阴阳，其位不同。

《阴阳应象大论》云："清气在下，则生飧泄；浊气在上，则生膜（chēn）胀。"是讲清浊乱位之病。

《四时气》曰："气口候阴，人迎候阳也。"《终始》云"持其脉口人迎，以知阴阳有余不足"，乃分阴阳之部以察阴阳之病。

《卫气行》说："是故谨候气之所在而刺之，是谓逢时。在于三阳，必候其气在于阳而刺之。病在于三阴，必候其气在阴分而刺之。"《九针十二原》云："胀取三阳，飧泄取三阴。"《寿夭刚柔》云："故曰病在阴之阴者，刺阴之荥输；病在阳之阳者，刺阳之合；病在阳之阴者，刺阴之经；病在阴之阳者，刺络脉。"则是谈治疗也要分别阴阳部位。

《逆调论》云："阴气少而阳气胜，故热而烦满也。""阳气少，阴气多，故身寒如从水中出。"《厥论》曰："阳气衰于下，则为寒厥；阴气衰于下，则为热厥。"《阴阳应象大论》则云："阳胜则身热，腠理闭，喘粗为之俯仰，汗不出而热，齿干以烦冤，腹满死，能冬不能夏。阴胜则身寒，汗出，身常清，数栗而寒，寒则厥，厥则腹满死，能夏不能冬。此阴阳更胜之变，病之形能也。"《脉度》云："故邪在府则阳脉不和，阳脉不和则气留之，气留之则阳气盛矣。阳气太盛则阴（脉）不利，阴脉不利则血留之，血留之则阴气盛矣。阴气太盛，则阳气不能荣也，故曰关。阳气太盛，则阴气弗能荣也，故曰格。阴阳俱盛，不得相荣，故曰关格。关格者，不得尽期而死也。"都是讨论阴阳不能平秘，偏虚偏胜的病机和病状。

《太阴阳明论》曰："故阴气从足上行至头，而下行循臂至指端；阳气从手上行至头，而下行至足。故曰阳病者上行极而下，阴病者下行极而上。"是论阴阳极变导致的病传规律。《大惑论》说："卫气不得入于阴，常留于阳，留于阳则阳气满，阳气满则阳跷盛，不得入于阴则阴气虚，故目不瞑矣。""卫气留于阴，不得行于阳，留于阴则阴气盛，阴气盛则阴跷满，不得入于阳则阳气虚，故目闭也。"则是解释阴阳极变失常的一种病理。

《终始》曰："病痈者阴也，痛而以手按之不得者，阴也，深刺之……痒者阳也，浅刺之。"《寿夭刚柔》曰："病有形而不痛者，阳之类也；无形而痛者，阴之类也。无形而痛者，其阳完而阴伤之也，急治其阴，无攻其阳；有形而不痛者，其阴完而阳伤之也。急治其阳，无攻其阴。阴阳俱动，乍有形，乍无形，加以烦心，命曰阴胜其阳，此谓不表不里，其形不久。"又云："病在阳者命曰风，病在阴者命曰痹，阴阳俱病命曰风痹。"《寒热病》说："阴蹻、阳蹻，阴阳相交，阳入阴，阴出阳，交于目锐眦，阳气盛则瞋目，阴气盛则瞑目。"《经筋》云："足少阴之筋……病在此者主痫瘛及痉，在外者不能俯，在内者不能仰，故阳病者腰反折不能俯，阴病者不能仰。"《九针论》云："邪入于阳，则为狂；邪入于阴，则为血痹；邪入于阳，转则为癫疾；邪入于阴，转则为瘖。阳入之于阴，病静；阴出之于阳，病喜怒。"如此等等，都是从阴阳之态分别其病之阴阳。

阴阳体质

虽然理想的身体状况是完美的阴平阳秘、阴阳守位、阴阳交泰、往复不穷，但现实中每个人都或多或少有某种先天的禀赋失衡，加上后天耗伤的缘故，导致阴阳不能完美平衡，所以个体就会有阴阳偏胜偏虚的体质，这也是"人生有形，不离阴阳"的道理。

《通天》篇云："天地之间，六合之内，不离于五，人亦应之，非徒一阴一阳而已也。""盖有太阴之人，少阴之人，太阳之人，少阳之人，阴阳和平之人。凡五人者，其态不同，其筋骨气血各不等。"就是讲人的体质的阴阳偏盛偏虚。篇中还讨论了五态之人的性格特征，并具体分析说："太阴之人，多阴而无阳，其阴血浊，其卫气涩，阴阳不和，缓筋而厚皮，不之疾泻，不能移之。少阴之人，多阴少阳，小胃而大肠，六府不调，其阳明脉小，而太阳脉大，必审调之，其血易脱，其气易败也。太阳之人，多阳而少阴，必谨调之，无脱其阴，而泻其阳，阳重脱者，易狂，阴阳皆脱者，暴死不知人也。少阳之人，多阳少阴，经小而络大，血在中而气外，实阴而虚阳，独泻其络脉则强，气脱而疾，中气不足，病不起也。阴阳和平之人，其阴阳之气和，血脉调，谨诊其阴阳，视其邪正，安容仪，审有余不足，盛则泻之，虚则补之，不盛不虚，以经取之。此所以调阴阳，别五态之人者也。"——指出阴阳五态体质之人的阴阳气血多少的特点，并提出补泻治疗的宜忌。《阴阳二十五人》篇则更细致地讨论了二十五种阴阳体质和六阳经脉气血多少造成的形貌特征差异和刺法顺逆。

两千多年前的古代先师能提出这种体质思想和相应的差别性诊疗对策，非常了不起，要知道现代医学到现在还没真正把体质思维贯彻到诊疗实践中呢。

第七章

四时五行与五藏精神

前面我们了解了人身之阴阳，现在来看看人身之五行。阴阳家和五行家在先秦本为两个学术流派，但后来两者融合互补，成为不可分割的统一体系，《内经》医学也采用了这一统合体系。

三 五 之 道

阴阳五行相关相通，各有侧重。虽然总的来说阴为形，阳为气，六气在天为阳，五行在地为阴，但论六气不离于形，论五行也离不开气。阴阳概念主要讲对待，是先天八卦模式，侧重气化的量态和二元平衡关系，其量态主要受太阳的影响，故从六气六节而有三阴三阳之分，乃根据阴阳状态与功能水平的不同而取象，其特点为有时无方。这个无方是指无具体的方位，即《易经·系辞上》所谓"神无方而《易》无体"，但我们前一章刚讨论过，阴阳有极，有六合与表里，也就是有对待之方；而五行更偏重形气的各种量态的时间次序、空间定位、功能特质和相互关系，有器体与显用，是后天八卦模式，与太阳和太阴的关系都很密切，故因五运五时而有木火土金水之序，应东南西北中之位，有生长化收藏之用，有因时之衰旺休囚，有互相之生克盗侮，乃从精气之器用所显示的功能特质而定位、应时、取象，其特点为时空兼具，器用双显。

五行的"行"，就是运动，就是天运周期的阶段，直接与日月的轨道位置相关，所以如果翻译成英文的话，用 five phases（五相位）就比 five elements（五元素）要更准确，因为五行的本质并非指金木水火土五种元素或物质，而是时空体系和其影响，只不过这五种物质颇能代表五行的体用特质，方便表达而已。如果把五行理解为元素，则属只见树叶不见树木森林，更不见山、水、地、风、阳光等林木所依存的条件，元素说不仅无视了这一巨大体系的内在规律，也忽略了五行的内在统一规律，还会遗失包罗万象的五行类属。我们认为，五行的时空性和体系性是中国五行学说与印度四大说及希腊四元素说的本质区别。

阴阳和五行合称，谓之"三五之道"，它既是天地日月的时空之道，也是人体形气阴阳的生命之道，儒家所奉、道家所修的归根到底都是这个"三五之道"。《易经·系辞上》说："参伍以变，错综其数。通其变，遂成天地之文；极其数，遂定天下之象。非天下之至变，其孰能与于此？""参伍以变"就是"三五以变"，"三"即是前面说过的"道生一，一生二，二生三"之三，就是三阴三阳，"五"就是五行。

天之圆道有六分六气，地之方道有五位五行。天无方而天下无气不化，地有位而地上适形乃成。先天八卦应圆道而天地间六气对待，后天八卦合方道而九州分五行八方。六气在人身则吹嘘六经，阖辟沉浮，无处不禀阴阳之消息；五行在人身则定位五脏，转换生克，九宫以应五行之方位。

道家讲"顺则生人，逆则成仙"，乃从阴阳五行的天地生成顺序而言，顺则一气分阴阳，阴阳生六变，一气化五行，五行运万物。逆则和合阴阳，攒聚五行，所谓"三花聚顶，五气朝元"，目的就是返还生成之原始，把生命的能量和有序性提升到一种超级水平，跳出三界外，不在五行中，也就是生命状态再也不受后天时空节律的影响，从而获得恒久的稳定态，故能长生久视。医学则是在"顺则生人"的层面探求和利用五行规律，所以重点是时空与五行的节律、五行类分、五行分位、五藏精神和五脏五行衰旺生克的规律。

五 行 时 方

《史记·天官书》曰："为天数者，必通三五。终始古今，深观时变，察其精粗，则天官备矣。"《左传》则说："天有三辰，地有五行。"有注释说三辰就是日、月和北斗，有说三辰是日月和二十八宿，总之，三五之道就是天道及其影响地球的规律。二十八宿是日月周天的坐标背景，是纪度日月之运行的。斗运是地球公转造成的北天极的年周视旋转现象，它与太阳的年周视运动是同步的，作为反映这种运动的天然指针，斗柄只不过为在地上的观察者标记和描述这种周期提供了一种方便。昏时观天，斗柄在地平十二地支方位坐标系上的指向比太阳黄道运动更容易观察，并非另有一套不同的时空运动。那么三辰中的斗辰就失去了独立意义，三辰就只剩下日月了。对地球影响最大最直接的也就是日月，"地有五行"，就是这种影响的结果和体现。

"先天而天弗违，后天而奉天时。"（《易经·文言》）五行为后天法，故奉天时。《阴阳应象大论》说："天有四时五行，以生长收藏，以生寒暑燥湿风。人有五藏，化五气，以生喜怒悲忧恐。"《阴阳系日月》说："五行以东方为甲乙木王春，春者苍色，主肝。"《阴阳类论》说："春，甲乙，青，中主肝，治七十二日。"虽然只举了五行之甲乙木、四时之春、方位之东、五色之青、五脏之肝这一方为例，然以此类推，其余之南方丙丁火、中央戊己土、西方庚辛金、北方壬癸水皆可知晓。这是我们前面讨论过的年周期五分法，即每年分春、夏、长夏、秋、冬五时，也就是天干十月法，每三十六天应一个天干，每一行七十二天，五行三百六十天，余下五天作为过年。

《六节藏象论》说："心者……为阳中之太阳，通于夏气。肺者……为阳中之太阴，通于秋气。肾者……为阴中之少阴，通于冬气。肝者……此为阳（当作'阴'）中之少阳，通于春气。"明白地表述了四时与脏腑阴阳通应的关系。这里还缺一个脾土，方全五行五脏。《太阴阳明论》说："脾者土也，治中央，常以四时长四藏，各十八日寄治，不得独主于时也。"即是四时法，没有长夏，每时九十天，四九三百六十天，用地支纪月，每时孟仲季三个月，每月三十天，孟仲两月为应时五行之月，春寅卯，夏巳午，秋申酉，冬亥子，四个季月为春季辰、夏季未、秋季戌、冬季丑，皆为土支，为杂气，每个季月前十二天为应时五行之余气，后十八日属土，寄于时尾，故曰土不主时，寄治于四季。在此形式之背后，"脾不主时"的道理就是脾为后天本体，代表一切阴阳水谷之源，气血之体。以自然而言，土就是大地，就是万物，即春所生者，夏所长者，秋所收者，冬所藏者，为四时之所能显用，所以"不主时"。寄于四季末十八日云者，乃五行过渡态，位居四隅，非纯正之气象，杂气之谓也，故数术家云"土为杂气"，兼备五行之用。如季春辰月，后十八日临近巳火之主时，故四隅土气之外，兼有春木之余气，此时水气将困入墓以成火气之旺，数术家谓辰兼土木水三气，但其实水入墓即无用，水气不用，火气才得出，故辰实兼火气。同理，未为木墓，兼土、火、金三气；戌为火墓，兼土、金、水之气；丑为金墓，兼土、水、木之气。

五脏通应和归类

《金匮真言论》篇阐述"五藏应四时，各有收受"说：

"东方青色，入通于肝，开窍于目，藏精于肝，其病发惊骇。其味酸，其类草木，其畜鸡，其谷麦，其应四时，上为岁星，是以春气在头也，其音角，其数八，是以知病之在筋也，其臭臊。

南方赤色，入通于心，开窍于耳，藏精于心，故病在五藏，其味苦，其类火，其畜羊，其谷黍，其应四时，上为荧惑星，是以知病之在脉也，其音徵，其数七，其臭焦。

中央黄色，入通于脾，开窍于口，藏精于脾，故病在舌本，其味甘，其类土，其畜牛，其谷稷，其应四时，上为镇星，是以知病之在肉也，其音宫，其数五，其臭香。

西方白色，入通于肺，开窍于鼻，藏精于肺，故病在背，其味辛，其类金，其畜马，其谷稻，其应四时，上为太白星，是以知病之在皮毛也，其音商，其数九，其臭腥。

北方黑色，入通于肾，开窍于二阴，藏精于肾，故病在溪，其味咸，其类水，其畜彘，其谷豆，其应四时，上为辰星，是以知病之在骨也，其音羽，其数六，其臭腐。"

《阴阳应象大论》则说："东方生风，风生木，木生酸，酸生肝，肝生筋，筋生心，肝主目……在天为风，在地为木，在体为筋，在藏为肝，在色为苍，在音为角，在声为呼，在变动为握，在窍为目，在味为酸，在志为怒。"

"南方生热，热生火，火生苦，苦生心，心生血，血生脾，心主舌。其在天为热，在地为火，在体为脉，在藏为心，在色为赤，在音为徵，在声为笑，在变动为忧，在窍为舌，在味为苦，在志为喜。"

"中央生湿，湿生土，土生甘，甘生脾，脾生肉，肉生肺，脾主口。其在天为湿，在地为土，在体为肉，在藏为脾，在色为黄，在音为宫，在声为歌，在变动为哕，在窍为口，在味为甘，在志为思。"

"西方生燥，燥生金，金生辛，辛生肺，肺生皮毛，皮毛生肾，肺主鼻。其在天为燥，在地为金，在体为皮毛，在藏为肺，在色为白，在音为商，在声为哭，在变动为咳，在窍为鼻，在味为辛，在志为忧。"

"北方生寒，寒生水，水生咸，咸生肾，肾生骨髓，髓生肝，肾主耳。其在天为寒，在地为水，在体为骨，在藏为肾，在色为黑，在音为羽，在声为呻，在变动为栗，在窍为耳，在味为咸，在志为恐。"

《宣明五气》说："五气所病：心为噫，肺为咳，肝为语，脾为吞，肾为欠为嚏。"

"五藏化液：心为汗，肺为涕，肝为泪，脾为涎，肾为唾，是谓五液。"

"五藏所藏：心藏神，肺藏魄，肝藏魂，脾藏意，肾藏志，是谓五藏所藏。"

"五脉应象：肝脉弦，心脉钩，脾脉代，肺脉毛，肾脉石，是谓五藏之脉。"

《藏气法时论》则云："肝色青，宜食甘，粳米牛肉枣葵皆甘。心色赤，宜食酸，小豆犬肉李韭皆酸。肺色白，宜食苦，麦羊肉杏薤皆苦。脾色黄，宜食咸，大豆豕肉栗藿皆咸。肾色黑，宜食辛，黄黍鸡肉桃葱皆辛。"

这几篇典论把五脏和五行时节方位、气候的五气、食养的五味、五谷、五畜、五果、五蔬的通应收受，以及五脏和五神、五体、五官、五色、五音、五声、五臭、五变、五志、五脉的联系都讲明白了，可以用以解释生理、病理，指导诊断和治疗。

例如，《风论》说："以春甲乙伤于风者为肝风，以夏丙丁伤于风者为心风，以季夏戊己伤于邪者为脾风，以秋庚辛中于邪者为肺风，以冬壬癸中于邪者为肾风。"就是根据通应关系确认外感风邪致病的病位。又说："肺风之状……其色白。心风之状……其色赤。肝风之状……其色青。脾风之状……其色黄。肾风之状……其色黑。"则是根据望明堂气色判断五脏病位，此外，结合脉象和症状也能做出病位和病性诊断。《五阅五使》说："脉出于气口，色见于明堂。"就是这个道理。《藏气法时论》说："肝欲散，急食辛以散之，用辛补之，酸泻之。""心欲软，急食咸以软之，用咸补之，甘泻之。""脾欲缓，急食甘以缓之，用苦泻之，甘补之。""肺欲收，急食酸以收之，用酸补之，辛泻之。""肾欲坚，急食苦以坚之，用苦补之，咸泻之。"则给出了用食药之味对治五脏疾病的原则。总之，中医对五脏疾病的病因、诊断、治疗都离不开五行通应和五脏类属系统。

五脏藏精神

关于五行归类，形式上不难理解，古今各种著述都总结得很周到了，我们不多费笔墨，本章要重点说说这个五脏藏神和五脏生克，因为这个五脏藏神是人体五行类属系统的内在根据和玄妙道理，五脏生克则是人体生命的内在规律和诊治要则。

《卫气》说："五藏者，所以藏精神魂魄者也。"前面我们也提到过，"心藏神，肺藏魄，肝藏魂，脾藏意，肾藏志，是谓五藏所藏。"（《宣明五气》）那么这个五脏所藏到底是个什么意思呢？神、魂、魄、意、志合称叫作"五神""五志"，所以我们要先搞清楚"神"的含义。神，有神仙、神奇、神秘之义，一般是指超出人类理解能力的现象和存在，是超乎想象的事情。《说文》释"神"为："天神，引出万物者也。从示申。"释"示"为："天垂象，见吉凶，所以示人也。从二。三垂，日月星也。观乎天文，以察时变。示，神事也。"释"申"为"神也。"徐锴曰："申即引也……天主降气，以感万物，故言引出万物。"王弼云："神也者，变化之极，妙万物而为言，不可以形诘。"《孟子》云："圣而不可知之之谓神。"《天元纪大论》说："阴阳不测谓之神，神用无方谓之圣。"所以神就是因时空变化而示现天象的变化，而这种时空变化是地上万物的生成和变化的原因，潜移默化，不显于形，所以神秘莫测，如有神灵。难能可贵的是，我国古人对"神"的理解全是基于唯物思想的，是自然科学式的，即使涉及"鬼神"这样的名词，也未脱离天地自然规律和现象。

那么中医说"五脏藏神"和"心主神"，这个神又是什么意义呢？我们说，它并不离于上述"神"的本义。个体的人是地球上万物的一种，其生命个体的产生、存在和变化同样受时空的变化和天象垂引作用的影响，而天地时空周期不同的位相所化生和影响的对象是不同的，这种不同可以是物种的不同，也可以是一个生命体的不同部分或不同功能，具体到人，就对应着人体不同的器官和功能。人这个物种在产生之时，在身体组成和构造定型之时，以及胚胎在发育过程中五脏生成之时就受到这种时空位相的影响，所以天然就具备接受这种不同影响的能力。这种天然的与时空的"通应"能力，被简要概括为"藏神"。五脏所藏的"通应"各有不同，所以分别名之为"神""魂""魄""意""志"。人所"通应"的就是天地时空的这个"垂引"，即"神"，所以也可以说是一种"神通"。这种"神通"，"百姓日用而不知"，并不察觉这种影响，所以显得神秘、神圣、神奇。正是由于这种"通应"或"神通"的客观存在，五脏与五色、五音、五味等自然界特定物理和化学指标的"相位"也能分别"对应"，由于万物也存在与时空相位的通应和接受影响，并因受影响的差别而导致机体在物质、气质和功能上都有所偏重，所以五畜、五谷、五果、五蔬、五虫等自然界特定物种与五脏也存在某种对应，其特质对五脏、五体、五官的体质、气质、功能能产生特定的影响，产生所谓助益或者抑制的效果，中医称之为"补泻"。而时空本身更是身体和五脏的"大药"，得时得机，就能将时空作为治疗的重要"配方"。由于日月时空是产生这一切影响和变化的根源，所以是决定万物的"大道"，也就是"本于阴阳"。

另外，"神"也代表了人类个体的感官能力和认知功能，它最初是机体与外界也就是大自然的相互作用的功能和过程，当人类出现社会时，则扩展到对社会、知识、技术和人造事物的认知。如果天道影响是"日用而不知"的自上而下自外而内的作用，类似"先天元神"的概念，那么人的感觉和认知甚至改造事物的过程就包含了由我及他、由内而外的作用，属于所谓"后天识神"的概念。在先天元神层面，万物是共通的，属于《老子》所说"万物并作"的层次，也就是道的层次，所以见道之人由后天返先天，可以做到"吾以观复"，"复"就是"归根复命"，见到万物共同的本源。"先天而天弗违"，并非孔颖达所谓大人"在天时之先行事，天乃在后不违"，也不是指"意之所为，默与道契"（《周易本义》），而是指两者本身就是一回事，非有为法，乃无为法，是一不二，是合一的层面，所以具有"其大无外，其小无内"（《吕氏春秋》）的特点。《老子》的"无为而无不为"就是讲道之自然，而人与天地通应，亦自然而然，无须有意作为。若有意为之，则反失天德自然，画蛇添足了。

《内经》说"心主神"，心所主首先包含了"识神"功能，所以神识的错乱，如癫、狂、痴呆等症，皆属于对事物和自我的认知障碍，都被归为心神之病。《内经》又说："心者，君主之官也，神明出焉。""明"字除了指识神功能正常，思想分明，不会糊涂外，还有"日月"为"明"的意思。《五运行大论》说"天地之动静，神明为之纪"，《天元纪大论》也说"五运阴阳者，天地之道也，万物之纲纪，变化之父母，生杀之本始，神明之府也"，神明就是日月天地之道感应万物的客观现象和规律，是自然万物一切生杀变化的根本原因，日月就是我们所处的太阳系地球上这个天地时空里决定时空格局和相位的两大要素，所以心所主的，也包括人体的先天层面受日月天道影响，并跟随这种影响而应时而动、不失其常的功能，即先天元神的功能。儒家的"明明德"就是明白这种人与自然的和谐同步之德，即《易经》所谓："夫大人者，与天地合其德，与日月合其明，与四时合其序，与鬼神合其吉凶，先天而天弗违，后天而奉天时。"君子、大人区别于百姓高于百姓的，就在于一个"知"字，百姓"日用而不知"，君子则"明明德"，了解"与天地合其德，与日月合其明，与四时合其序"的真理。中医作为天人之学，当然也要"明明德"，与中华古典的道统一以贯之。

"精"与"神"并称，谓之"精神"，它是在日常会话中广泛使用的词汇，代表了两者的密切联系和对待关系。《生气通天论》说："阴者，藏精而起亟也；阳者，卫外而为固也。"五藏为阴，所以藏精者也。如前述《金匮真言论》篇所论，即东方色青藏精于肝，南方色赤藏精于心，中央色黄藏精于脾，西方色白藏精于肺，北方色黑藏精于肾。"起亟（jí）"就是得时令方位而起的意思。《经籍篹诂》解此句云："亟，亦数也。"虽"亟（qì）"有"屡"和"频数"的意思，如《疏五过论》云"粗工治之，亟刺阴阳"，即此用法，但在"起亟"这里，如王冰、张志聪、章虚谷那样解为"数"是肤浅的。张介宾即说："若诸书释为'数'字，则全无意义。"《说文解字》谓"亟"字："敏疾也。从人、从口、从又、从二。二，天地也。"我们看图7-1，甲骨文的"亟"字就是三才的形象，上一划为天，下一划为地，中间一个人顶天立地，显示了人与天地的密切联系。钟鼎文和《说文》小篆的"又"或"攵/支（pū）"为手形，或如以手持物。南唐徐锴《说文解字系传》解释"亟"字云："承天之时，因地之利，口谋之，手执之……时不可失，疾也。"可以说是解出了此字的真义。若从天人感通来解，则人为天地间万物的代表，人和万物受天时地运之感，快疾而无间隔。《中华大字典》收入的义项中还有"敬也"和"受也",则其会意与象形亦合,"天食人以五气,地食人以五味","五藏应四时,各有收受",人受命于天,故敬天而躬。

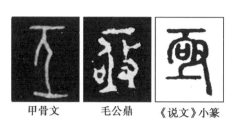

甲骨文　　　毛公鼎　　　《说文》小篆

图7-1 "亟"字古文

《素问》各家注解中,"亟"字也被解为"极"之通假,即极限之极,或直接从读音解为"气",都从阴极生阳来理解,谓阴中起气,但均不如我们前面的理解通达。汪机云:"起亟,义未详。愚谓:起者,起而应也,外有所召,则内数起以应也。如外以顺召,则心以喜起而应之,外以逆召,则肝以怒起而应之之类也。"悟出了其中"应"的意味,得其半旨,但其所谓应者为人事,失之于小。

总结一下,五藏为阴,主藏精,能通天地以应时变,五藏之精因感天地时空变化,随四时而交替衰旺,就是"起亟"。这也体现了五脏藏神之义,神者,自天而引成万物,通天地也。藏精是神用的物质基础,起亟就是神的作用。正因为五脏藏了五方五时五味之精,所以才能因时而起应,有通天地的"神通"作用,这就是《生气通天论》的核心要旨。

分论五脏之所藏,则"肾藏精",精为阴精,"心藏神",神为阳神。因为肾通于冬,为万物和阳气深藏的状态,是自然时空阴的气象功能达到极点的状态,所以肾所藏的"神"就是阴精。心通于夏,为万物和阳气开放的状态,自然界阳的气象和功能达到极点,所以其所藏的"神"就是阳神。植物的开花散粉、动物的气机外散、感官外放都达到其高峰,而人类思想飞扬,可以发挥极大的想象力,不受时空的限制,也是"神"之阳性的极致。

阴精包含了植物的种子、鸟类的卵、动物的精子和卵子,是生殖能力的基础,是通应时空又一个周期的转圜和开始生命新一轮生长化收藏循环的动因。肾精的含藏,还包括了意识的固化和记忆能力,所以也叫"志"或"精志"并称,与心之"神"并称,就叫"神志","神志"一词基本等同于"精神",

表明了心和肾所藏之神在认知方面的密切关联。关于神、心、意识、志、思、忆等认知学的名词和关系，后面讨论"意"时，我们还要继续研究。

并行不悖的道理

从现代认识来理解，我们也能找到和精神概念相通之处。从逻辑和认识论上说，针对同一对象的两种知识体系，即使是从不同角度观察认识这个对象，它们必然有相通互证之处，否则必然有谬误存在。

《决气》说："两神相搏，合而成形，常先身生，是谓精。"此"精"就是生殖之精，就是人的先天元精，父母的两神相搏，精卵结合，产生一个新生命的"元精"，从此发育成一个五官、四肢、五脏、六腑齐全的人。这个元精记录了人类在生命进化过程中形成的所有生命发育及其与天地自然相感应协和的规定和表达方式，元精所包含和记录的内容表达在一个生命个体中就是"元神"，这个表达就是人体细胞、组织、器官、功能的构建和运行的过程，从受精卵形成就开始不间断地进行着，直到生命结束，其表达和进行是完全自动化的，属于无意识功能，它不为后天意识也就是"识神"所察知和控制，属于无为而无不为，这就是最根本的生命之道，也是百姓日用而不知的。在无疾病和意外发生的情况下，人体自然地衰老，元精元神耗尽其有，不再行使功能，就是尽其天年。天年有短有长，取决于先天精神禀赋的厚薄和后天耗损的速度，所以道家认为人命如灯火，元精如灯油，要长寿就要啬精，减少感官和身体的耗用，特别要节制精神欲望和生殖之精的耗散，内丹修炼也是为了"添油接命"，强化乃至提高元精元神的存量和功能。

正如《上古天真论》所告诫的，"以酒为浆，以妄为常，醉以入房，以欲竭其精，以耗散其真，不知持满，不时御神，务快其心，逆于生乐，起居无节"，就会"半百而衰"。反之，若能做到"志闲而少欲，心安而不惧，形劳而不倦，气从以顺，各从其欲，皆得所愿……美其食，任其服，乐其俗，高下不相慕……嗜欲不能劳其目，淫邪不能惑其心，愚智贤不肖不惧于物"，就可以"合于道……年皆度百岁而动作不衰"。

人体与自然天地日月之阴阳道生的通应和协调是自动的，是不为意识察觉的过程，这就是五脏藏精藏神的基本功用。情绪安宁，精神放松内守，作息顺其自然，而合乎天道阴阳，就利于这个过程，否则嗜欲无穷，感官缭乱，神摇精散，起居不常，就会扰乱这一功能，动摇生命稳态的基础，导致疾病丛生，元精早竭。所以《四气调神大论》紧接《上古天真论》之后，作为《素问》的第二篇，就是强调"和于阴阳，调于四时"的重要性。《礼记》《周礼》的记录表明，周代乃至更早时期，古人就注重食饮与四时和调，并通过斋戒和礼仪来合时顺天，保持"藏精而起亟"功能的正常。我们看，中医先贤对生命实质的理解是如此深刻，他们的认识深度整合了生命起源与进化过程中形成的生命规律，并在生活保健和诊疗层面都形成了简单有效的原则和方法。

后天的识神，在身体层面有本体觉、温度觉、触觉、痛觉，是魄的功能范畴。在与环境沟通层面有视觉、听觉、嗅觉、味觉、触觉等感官和感觉，有自主运动能力，感官信息的处理若在意识层面，则有学习、记忆、思考、创造等思维活动，都属于心藏识神和肾藏精志的功能。肾藏精志的功能，除了表现为储存父母遗传的先天生命密码和生命力，还包括储存后天行为、习惯和认知所产生的神经记忆。低级的如脊髓的简单反射和条件反射，高级的如脑的感官记忆和知识记忆，都产生于肾主髓的物质基础之上，"脑为髓之海"，也是肾所主。再者，因反复强化而稳定的记忆或刺激强烈难以遗忘的记忆也可能会通过物质化而沉淀下来，写入遗传密码，成为精的一部分，可以一定程度地遗传给后代，成为后代适应环境而生存和继续进化的重要基础。

魂识和体魄

《本神》说"随神往来者谓之魂，并精而出入者谓之魄"，魂和魄也分阴阳而分别随着精和神起作用。《说文》说魂是"阳气也"，魄是"阴神也"。《左传疏》说："魂魄，神灵之名……附形之灵为魄，附气之神为魂也。"我们知道，气为阳，形为阴，所以魂归属于气，魄归属于形。

"神灵"和"神"一样，要从天道垂象和影响来理解，不要用唯心迷信的东西来解释。"附形之灵为魄"，魄这个词多跟人身形体有关，如体魄、魄力、气魄，都指身体的健壮程度和行动能力。魂则多跟意识层面有关，魂不守舍、魂牵梦萦、黯然销魂等，都是思想感情的状态，都是像"气"一样不好捉摸的东西。我们老祖先发明的语言文字的确能载道，我们说"精力""魄力"

"体力"，不会说"神力""魂力""意力"，这种区别是有深刻道理的，仔细琢磨一下，是不是呢？佛家有"念力"一词，这个"念"字差不多接近"意"字，我们对"意"还要重点讨论。当然，魄也是神的一种，所以也有很多词魂魄并称，如魂飞魄散、失魂落魄、惊心动魄等。"肺藏魄"就是肺金，乃五行中主收成之一行，故金水一气，与肾精皆属于阴；"肝舍魂"就是肝木，为五行中主生发之一行，故木火通明，与心神皆属阳。所以感情和精神层面出了问题要在心神和肝魂上找原因，身体和感觉层面出了问题，要在肾精和肺魄上找原因。阳魂以血为寄托，阴魄以气为寄托，也是阴阳互依之理。所谓精、神、魂、魄，只不过是名词，我们要多注意其代表的功能和联系，不要太多计较那些脱离常识的玄学的含义。

魂也叫"生魂"，人有生魂才叫自主生命。"游魂为变"，魂的功能一旦脱失，阴阳离失，生命也就到了尽头。若有人因为意外或疾病，成为植物人，虽然其身体还完好，元精亦未耗尽，"并精出入"之魄之功能尚在，所以在水谷营养支持下还能维持身体的存续及呼吸心跳等基本生命活动，但魂的功能已离失，没有了自主意识，能不能复苏，就取决于魂的功能是否能回归了。《天年》篇说："黄帝问于岐伯曰：愿闻人之始生，何气筑为基？何立而为楯？何失而死？何得而生？岐伯曰：以母为基，以父为楯，失神者死，得神者生也。黄帝曰：何者为神？岐伯曰：血气已和，荣卫已通，五藏已成，神气舍心，魂魄毕具，乃成为人。"即是说人的生命是二加一的产物，父精母血为二，是肉体的基础，这个后加进来的一，就是神的功能，随神往来的还有魂的功能。

在睡眠中，识神停用，身体感觉和五官感知通道都关闭了，魄和心神都休息了，但魂若未安藏于肝血，还能起用，因为魂是可以不依赖肉体的感知功能而存在的，所以梦境往往是魂的作用。我们说往往，就是说这不是绝对的，因为睡得不深沉时，身体有所感知，肺魄和零散的心意识思绪也会参与梦境。

肝藏血，肝藏魂，血舍魂，表明了它们之间的客观关联规律。睡眠出了问题，总要在肝和血上找原因，其他间接因素也是干扰了肝藏血和血舍魂的功能才导致紊乱的发生。白日梦，或因为各种原因，有心事，担心，害怕，思念，而魂不守舍，也应当以肝血为中心调治。相对的，肺藏气，肺藏魄，气舍魄，那么身体本身的知觉、感觉乃至动作出了问题，如共济失调、神经炎、麻木感、不宁腿综合征、多动症等，都要首先从气的层面和肺金上找原因。还有神经官能症、疑病症，总觉得自己身上这里不对劲那里有毛病的，都属于魄的功能发生了紊乱。

医 者 意 也

"医者，意也"，可以说是中医界的一句亘古名言。这句话出自《后汉书》，太医丞郭玉回答汉和帝的问题时说："医之为言，意也。腠理至微，随气用巧，针石之间，毫芒即乖。神存于心手之际，可得解而不可得言也。"讲的是针刺治疗时医生的用心和神机。后来被唐代许胤宗转语为"医者意也"，于是就成为医生常常挂在嘴边的话，自东汉到当代，不知有多少古今中医家和非中医家都对此发表了评议，且往往掺入个人理解和演绎，已经脱离了郭玉表达的语境，出现了多重含义。比如，许胤宗就是在说脉法难以言传，说："医者意也，在人思虑，又脉候幽微，苦其难别，意之所解，口莫能宣。"（《旧唐书》）宋代杨仁斋《仁斋直指方论》说："医者意也，苟不究其得病之因，其何以为意会？"是讲用心推求病因。宋徽宗赵佶则说："夫医者，意也。疾生于内，药调于外。医明其理，药效如神。触类而生，参详变易，精微之道，用意消停。"（御制《太平圣惠方》序）明代张介宾也说："昔人云'医者意也'，意思精详则得之。"（《类经图翼》序）他们借此语表达的都是据理思维的意思。明代成化朝内阁首辅文渊阁大学士商辂（lù）说："医者意也，如对敌之将，操舟之工，贵乎临机应变。"指的是随机应变的思维和诊疗过程。

清代陈士铎说："医者意也。因病人之意而用之，一法也；因病症之意而用之，一法也；因时令之意而用之，一法也。"（《神仙济世良方》）乃是指因事制宜，具体问题具体分析。毛对山《对山医话》对此命题的论述也颇有代表性，说："昔有人乘舟遇风而患心疾，医者取多年船柁于手汗所积处，锉末饮之而愈。医以意用，初似儿戏，往往巧发奇中，有未易致诘者。庐陵尝举此语坡公，公笑曰：然。以才人之笔烧灰饮学者，当疗昏愦；推之饮伯夷之盟水，即可救贪；食比干之饭，即可愈佞，舐樊哙之盾，亦可治怯；臭西子之珥，亦可愈恶疾乎？庐陵亦大笑。余谓：是固不可太泥。古人用药，每取形质相类，性气相从，以达病所，亦有纯以意运，如弩牙速产，杵糠下噎，月季调经，扇能止汗，蛇性上窜而引药，蝉膜外脱而退翳。所谓'医者意也'殆即此类，本不当以常理格，亦未可以必愈，其如或执而不通，适为坡老所笑耳。"庐陵是指欧阳修，从唐代起，庐陵就是欧阳一族的郡望，欧阳修开创的文学学派也被称为庐陵学派。欧阳修讲故事，拿一例治验当传奇说，被东坡一通质问，可谓正中要害，他用的是归谬法。可见，我们不能歪曲古人原义，拿"医者意也"当作自己主观臆想和"胡作非为"的挡箭牌，讨论医理、药理、治理都要尊重自然和生命的客观规律，不能任意创造和解说。苏大文豪颇通医理，还编集验方，有人把他和当时的全才科学家沈存中（沈括）的验方合编为《苏沈良方》，流传至今。

毛对山所列所举的几个"医以意用"例子，虽都是格物推理、巧用物性，但其中有药效别具他理者，未必就是文中所用之理，也有牵强附会者，"未可以必愈"是大概率事件。我们看本草学，常有说理称中药色红入血、质重降逆、多络治筋、多孔行水、多汁滋阴等都是这种思维方式，这固然有其合理部分，但也不可偏执，因为那个具体的格物推理的逻辑很可能大有问题。《宝命全形论》论不治之症的危象时说"夫盐之味咸者，其气令器津泄"，就是一种错误逻辑，如果器物表面残存盐分，吸收空气中的水分，就像出汗一样有水滴附着，但那不是器物本身的"津泄"。病证见亡阳而汗出不止，虽是危象，但跟这种现象和推理完全不沾边儿。

诸如此类，古人关于"意"的讨论亦各用其意，孰是孰非，学者要细心辨析，不可潦草盲从。清代陈杰就感叹说："大抵'医者意也'四字误人不小。《论语》云'毋意'，《大学》云'诚意'，意之一字，公私、是非、邪正在反掌间。"（《回生集》重刻叙）我们还是回到《内经》，根据《内经》说"意"的文字，参合佛学唯识论、道家修炼心法和儒家思想，来探求一下"意"的本义和深意，希望有助于我们获得对于五神志之一的"意"的比较全面的理解。

《内经》意象

汉字言简意赅，含义多歧，这同样体现在对"意"字的理解上。"意"字在《内经》里的意思，可分为本义和引申义，而引申义又可分为数种，下面我们就来分析一下。

《灵枢·本神》说："所以任物者谓之心，心有所憶谓之意，意之所存谓之志，因志而存变谓之思，因思而远慕谓之虑，因虑而处物谓之智。"这段对不同类型思维活动的定义既是纲领性命题，也是精微之论。"所以任物者谓之心"，是说心为体，即心是认知的主体，"心有所憶谓之意"，"忆"字在这里我们用繁体，繁体才能体现这个字与"意"的关联。"心有所憶谓之意"，这句话是说意为用。起心动念，心任物而起用，就生出了物我彼此的念头。佛学《唯识论》说："集起名心，思量名意，了别名识，是三别义。"《俱舍论》云："复有释言，净不净界，种种差别，故名为心。即此为他，作所依止，故名为意。作能依止，故名为识。故心、意、识三名，所诠义虽有异，而体是一。"对心、意、识进行了定义。若我们把道理说得浅白些，就是：认知一旦开始（"起"）就有了心，认知的本身（"起"）和全部结果（"集"），对净与不净的各种境界的差别认知，就是"心"。由我（心，认知主体）而知他（认知对象，客体）的存在（"即此为他"），有了（"作"）认识客体（"所依止"）的念头，就叫作"意"。这个"心"能分别客体的性质（"了别"），从而在主体（"心"）中建立（"作"）起认知和客体间的联系（"能依止"），就叫作"识"。自他分别心的产生，就是自我意识的建立，恰如契合笛卡尔"我思故我在"这一认识论命题的逻辑。

《医宗金鉴》说"意是心机动未形"，颇能表达这种准确的理解。意生，而对外物还未加以判断，尚未产生具体名分概念之想，就叫作"未形"。因为心未动时，无端无始，湛湛然无有沾染，混混然物我无别，是一，不是二。心始动则有所触动，就产生了彼此主客的分别，出现了二元的概念，所以一也就消失了。然后念念相续，念头万千，千差万别，不再有清静。推究其最开始的当下，心始动于内，还未附以名言，也就是觉而未识，在此刹那，就是意产生的时刻。我们上面所解读的，就是"意"的根本义。

古代的"意"字本没有歧义，后来在一些语境下用"憶"字代替了"意"字，就分歧出新义，正如"憶"的字形，属心外加心，已落二重念动，故训解为思，为记。《说文解字》释"意"为"志也"，也属于认知的第二重概念，因为意动的结果叫作"志"。恰如人过留名，雁过留声，心既已动，缘起作用即生效，产生后果，此名此声，存续于心，能移时复现，就是"志"，重新唤起"志"的过程，就是"思"，就是"记"，就是"憶"。思念、记忆都是意动之后才有的思维作用，否则，没有意动产生第一层认知，也就思无所思，忆无所忆了。所以"心有所憶谓之意"一句，应当解读为"心-有-所憶-谓之意"。从心里无"所憶"，到有"所憶"，是强调"意"的产生过程。"意"，就是之后心"所憶"的那个，如果把"心有所憶"四字整个当作"意"的活动和作用，就不是"意"的最根本含义了，而是"意"产生以后所接续发生的第二重认知过程了。六祖幡动心动的思辨也能揭示这个道理：心若不动就没有"意生"，哪里会知道有风和幡的概念呢？有了风和幡的分别概念，接下来才涉及判断是风动还是幡动的认知过程。"意"一产生，心里就有了此一知，明镜惹尘，诸缘蜂起。所以心始动的第一重作用是产生"意"，然后"意之所存谓之志"，心有了"意"的同时，也就存了此"意"，叫作"志"或"记"，再对此存的"意"用心就叫作"憶""记""念"（思念之念），都是心的第二重作用。穷究这几种概念，有首重作用和二重作用的不同，不能混为一谈。可以说，当下为"意"，转瞬即非。"识，由其了别对境一点上，命名为意，即心。"（《藏传佛教辞典》）就是这个意思。

《本神》六句定义中的前三句都跟"意"的定义有关，后面三句虽已无关"意"的定义，但也均以"意"为根源，没有"意"的存在，就没有所有后面的种种思维作用。"因志而存变谓之思"，根据过往的所见所闻的意识留存或根据阅读文字的记载而产生思考判断，产生了新的内容，就是"思"。我们可以把文字记载称之为外化的"志"和"记"，古人作文记事往往称作"记""碑记""碑志""墓志"等等，落款也常言"某某因何以志之"或"某某题并识（通志）"，与思维的逻辑不无相通，所以我们根据文字记录而"存变"，也是"思"。

通过思考，从而对过去的经验和已存的知见有所判断取舍，知道效法或者避免，能对尚未发生的将来的事情有所预见，进而影响将来的行为和结果，就是"虑"，"人无远虑，必有近忧"，就是这个道理。有思考有远见，才会处世，以此待人接物就是智慧，所以说"因思而远慕谓之虑，因虑而处物谓之智"。

"思""虑""智"都已是第三重乃至四重的思维作用了。《摄论》说："以识生依止为意。释曰：若心前灭后生，无间能生后心，说此名意。"（梁朝真谛译本）因感知客体而生念，就是意，正同前理。此外，前念生后念，接续相生而无间断，也是意的功能。因此这里所论的"意"还包含了自二重以后的无尽重心念，属于广义的"意"。

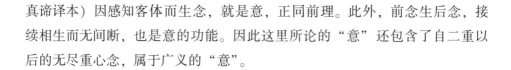

黄 中 通 理

"心藏神，肺藏魄，肝藏魂，脾藏意，肾藏志"（《素问·宣明五气》），表述了五藏五行与心神作用的对应关系。从洛书九宫看，心火肾水南北相对，肝木肺金东西相对，皆二元对立之存在，唯脾土居中，独立不配。元代道人李道纯《中和集》说："以一身言之，东三木也，我之性也。西四金也，我之情也。南二火也，我之神也。北一水也，我之精也。性乃心之主，心乃神之舍，性与神同系乎心，东三南二同成五也。精乃身之主，身者情之系，精与情同系乎身，北一西方四共之也。戊己中土，意也。四象五行，意为之主宰，意无偶，自是一家也。修炼之士，收拾身、心、意，则自然三元五行混而为一也。丹书云'收拾身心为采药'，正谓此也。收拾身心之要，在乎虚静。虚其心，则神与性合；静其身，则精与情寂；意大定，则三元混一。此所谓三花聚，五气朝，圣胎凝。"在内丹术攒簇五行的修养法中，"虚其心"以修神，"静其身"以修形，都易理解，但与之并列的"意大定"是指什么？根据的是什么道理呢？这个"意"亦同于《本神》所论的"意"吗？

回答是肯定的，这个"意"就是动心起念，相续不断的本体认知，或者说是对神和形的自我认知。《本神》说："天之在我者德也，地之在我者气也，德流气薄而生者也。""德流气薄"正是天地往来之象，生生之作用，能成此作用者，就是居中相应的"意"。天之德与地之气，若不相应于我，那么怎么可以生我呢？我若无"意"，那么天地之气也就没有流薄的对象了。这个道理在儒家，就是天地往来、"感而遂通"的易理。古哲有句话叫"乾坤生意"，也是表达这个"生生"的意思。所以"医者意也"，也可以指医道是同化于这个"与天地精神往来"的感应相通、化生万物的作用的。

儒家讲"黄中通理"，脾土藏意之作用不可谓不大，因为土为中和无偏之气，故能独成其用，媒成四行于中，攒聚五行，混合三元，返还于一也。南二东三者，神魂主宰于性也；北一西四者，精魄归形于命也。中央五者，感而遂通，形神合一，性命双修者也。正因为"意"就是以心接物的感通往来作用，脾土"意"的作用被比喻为媒婆，故欲三家相见，没有意的中和与统合作用是不行的，《中和集》以此命名，就是特别强调其重要性。《本藏》云："志意者，所以御精神，收魂魄，适寒温，和喜怒者也。"也说明了"意"有"御精神，收魂魄"的统合作用，及其由此进一步影响身形之寒温和情绪之喜怒的功能范畴。如此说来，"医者意也"，也可以作为对脾土媒介于中，发挥收、御、适、和的作用，从而保证人体生命形神统一的健康状态这一根本生命道理的理解。

《灵枢·本神》说："脾愁忧而不解则伤意，意伤则悗（mán，烦闷）乱，四支不举，毛悴色夭，死于春。"忧愁自闭，属于自我认知出现了问题，也就是脾所藏的"意"病了。"意"的功能出现障碍，脾土，也就是大地，就无法正常发挥感通往来的作用，其"御精神，收魂魄，适寒温，和喜怒"的功能因而紊乱，故食色无味，万事失趣，自闭不理外物。"意"的作用出了问题，就会导致形神不和，神不使则闷乱不安，形不随则四肢不举。

佛家论述的"意"字，也有多重含义。如论六根六识，在眼、耳、鼻、舌、身五根五识外，还有意根、意识，所以"意"是有别于前五根感官所感，自成一感受神识的概念，现在的说法叫第六感，也就是不依靠生理感受器而存在的感觉功能，直接得感于心，这也是首重心念，是"直心"。意的感知功能，即使脱离了躯体的五根作用仍可起用，并且更加敏锐，因为意根并不基于躯体功能，佛家把这个所谓不受躯体束缚的"第六感"所发生的自我意识叫"意生身"。所谓"六根互用"的境界，其实也是意根的功能。聆音诊病，"五藏相音，可以意识"（《素问·五藏生成》），就是靠第六感直心而感通（参第十二章），上医诊病察机的各个法门都能归到"可以意识"上，上工治神、通达天地、针道往来都要凭借用意，这也可以说是"医者意也"的另一层理解。

治　神　用　针

《素问·宝命全形论》说："凡刺之真，必先治神，五藏已定，九候已备，后乃存针。众脉不见，众凶弗闻，外内相得，无以形先，可玩往来，乃施于人。人有虚实，五虚勿近，五实勿远，至其当发，间不容瞚。手动若务，针耀而匀，静意视义，观适之变，是谓冥冥，莫知其形，见其乌乌，见其稷稷，从见其飞，不知其谁，伏如横弩，起如发机。""先治神"，则心静意灵。这个"治神"，不是现代人所谓去"治疗"神的层面，"治"还有管理使其保持良好状态的意思，"先治神"就是先把神调整好，保持良好的功能状态，才能做到"可玩往来"，"外内相得"，"治神"强调的是用针的准备过程和前提，而非其目的，更多的是针对术者而言的，而非受术者。"可玩往来"，"外内相得"，则感知和关注皆在掌握，知己知彼。动心起意，则生对待，对待之间，动必有向。客体反映到主体，则生感觉，为来；主体意念投射到客体，则生关注，为往。感觉和关注为意所起作用的两个方面，均具有空间指向性。感觉，亦即觉知，"觉"和"知"皆是内向之意动；关注，亦即观照，"照"和"注"皆是外向之意动。觉知和观照皆缘于物我两立，物我未分则无所觉知观照。"静意"者，守意也，治神也，不动二念。义，"己之威仪也，从我羊。"（《说文解字》）"视義"，就是返观自己的神光威仪，能看到自己之美好，守住自己的善念，保持这种状态。"观适之变"者，"意"根灵敏，观照当下刻刻分明，不丢不顶。"守意视義"，当下一念，无忆无虑，过去心未来心皆不攀缘，混混沌沌，若拙若朴，故谓之"冥冥"，"莫知其形"，虽"见其乌乌，见其稷稷，从（纵）见其飞"，而"不知其谁"，此知意而忘言也。不分析不判断，不生三心二意，"伏如横弩，起如发机"，"至其当发，间不容瞚（同'瞬'）"，发针得机，直心莫问。《经》曰"根于中者，命曰神机"，"中"就是"五中"，就是五脏，就是五脏所藏之神。如果"五中"不好理解，"五内俱焚"我们都知道，"五内"就是"五中"。五脏神机之起动，如发机射弩之迅速，不容思想。一起分别心，一迟疑，就错过时机，"其来不可逢"，"其往不可追"，皆说明"机"之速，所以"刺之机，在速迟"。在具体治疗技术层面，《内经》告诉我们，"意"就是这样用的，就要把"意"调整到这种状态。

《灵枢·九针十二原》说："逆而夺之，恶得无虚，追而济之，恶得无实，迎之随之，以意和之，针道毕矣。"能"和之"，正是意的功能。中和之"意"，应神接形，故能感通而知其往来，迎随补泻在兹一心。篇中还说："神在秋毫，属意病者……方刺之时，必在悬阳，及于两卫，神属勿去，知病存亡。"属意病者，乃意之外向作用，观照于病者，"睹其色，察其目，知其散复"，即能"观适之变"，故能察明堂精明毫尖神色之动变，即时察觉病气的去留。

《灵枢·小针解》说："空中之机清净以微者，针以得气，密意守气勿失也。""密意"者，一言工独知之也，因难以描述，故不可言传；二言意守刻下，意之用绵密无间，彼此如一，故独知微妙清静之机，得气而守之。

这几段论述，都是讨论在施针时的用"意"的技术和应持的"意"的状态。可见《内经》篇章里说"意"所涉及的，由理及事，牵及"意"的外延已相当周全。

"意"在《内经》中还有几种延伸义，其一，就是指思维和判断，由意而生思、忆、虑、智的思维过程或结果。例如：《决气》篇说"余闻人有精气津液血脉，余意以为一气耳"，《逆顺肥瘦》说"故匠人不能释尺寸而意短长，废绳墨而起平木也"，都是这个意思。

第二种延伸义是指道理，即对具体事物的理解，或意、志、虑所得到的结论，认知和思考所发现的规律，可以记录和传教者。此在义项上，都以"其意""……意""……之意"等偏正词组或"得其意""尽其意""通其意""解其意"之类的动宾词组出现，"其"所指代的为事或理。例如，《藏气法时论》："合人形以法四时五行而治，何如而从，何如而逆，得失之意，愿闻其事。"《八正神明论》："余闻补泻，未得其意。"《小针解》："扣之不发者，言不知补泻之意也……妙哉工独有之者，尽知针意也。"

第三，"意"还用以指精神心理状态、情绪、感知和思维的功能状态。常"志""意"并用或"心""意"并用，或言"意……"，若用"其意"，"其"所指代为人。如《汤液醪醴论》"精神不进，志意不治，故病不可愈"，《移精变气论》"闭户塞牖，系之病者，数问其情，以从其意"，《刺疟》："意恐惧，气不足，腹中悗悗"，《本神》"淫泆离藏则精失，魂魄飞扬，志意恍乱，智虑去身"，皆是此类。

总结一下，在《内经》中，"意"的本义指以心感物，"意"之用心，乃对物起觉，感而未识，未起名相之想的当下状态，即觉而无想，物我倏分之际，言语道断，当下直呈之境。"意"也是自我本体认知的基础，空间和时间认知的动因。意之动，有觉知和观照的空间方向性，亦有前后相续的时间矢量。意是所有思维活动的起点，其他思维作用皆由"意"续生。分别成

"识"，集识即心。"意"之结果为记忆之"志"，依凭记忆、记载或结合现境能引起思考，产生判断，明晓道理，乃至分析过去，比较现状，推理未来，成就智慧，处世立业。故在《内经》文中，"意"亦引申为思维判断的作用和其结果，能作道理来讲，或指精神心理和思维功能的状态。

通过分析《内经》散在的关于"意"的论述，我们了解了医家用"意"，有"杳冥"之形容，"清静"之特征，"往来"之动态，"独""密"之灵机。它能统帅脾土"中和""无方"之妙用，能合和形神"感而遂通"之殊功。知道如何用意，可以做到直心独觉，妙察病机。能知用意，"治神"之说就有了具体依凭，针道毕矣。五脏藏神，脾土藏意，如果脾藏意出现了问题，就会迷失自我认知，待人接物也将出现偏差，而形神两方面的功能都会出现紊乱。故治疗志意病，除了治心神，也要注重调脾意。可以说，"意"的含义大而且深，如果不得其"意"的话，是难以成为大医的。

五行生克的本质

说到五行，大家都会自然想到五行相生，五行相克，并且用日常和自然的道理来解释，如斧可以断木，木可生火，水可灭火，土可堰水，等等，《素问·宝命全形论》说："木得金而伐，火得水而灭，土得木而达，金得火而缺，水得土而绝，万物尽然，不可胜竭。"就是这样说理的。这些都是事实没错，但脏腑不是刀剑，我们身上也不长植物，不堆土打铁，五脏六腑都是肉长的，哪里来的生克呢？

《玉机真藏论》说："五藏相通，移皆有次。五藏有病，则各传其所胜。"这个五脏相通，怎么个通法？就是两个，一个移皆有次，一个病则各传其所胜，所胜就是所克。"移皆有次"是怎么个次序呢？咱还得根据《内经》原文来了解。《移精变气论》说"理色脉而通神明，合之金木水火土、四时、八风、六合，不离其常，变化相移，以观其妙，以知其要"，我们看，这个"变化相移"是移什么？句中自含的答案就是"金木水火土、四时、八风、六合"。《根结》说得更清楚，"天地相感，寒暖相移，阴阳之道"，表明了相移的是寒暖的四时变化，就是阴阳四时五行，那么移的次序当然就是时序。四时相移的次序是春木→夏火→秋金→冬水，根据前面说的五脏四时五行通应，转换为五脏就是肝→心→肺→肾。根据年周期五分法，加一个脾土对应长夏，放在心火后。五脏与五时通应的顺序就是肝、心、脾、肺、肾，"移皆有次"就是这个五行相生顺序。所以五行相生的本质就是时令顺序的变化，也就是时空的有序变化，五脏的五行相生也是这个道理，即五脏通应收受天地的变化，更迭旺相。所谓生，不过是先后的因果次序和联系，任何一脏都不可能脱离这个系统而独善，必然是相续以生，相续以用。

《气厥论》论述了一种五脏相移，说："黄帝问曰：五藏六府，寒热相移者何？岐伯曰：肾移寒于肝（当作'脾'），痈肿少气。脾移寒于肝，痈肿筋挛。肝移寒于心，狂，隔中。心移寒于肺，肺消，肺消者饮一溲二，死不治。肺移寒于肾，为涌水。"这就是在说五脏的寒热移皆有次，"肾移寒于肝"，"肝"字当为"脾"字之误，为什么呢？因为下文透露了消息，"脾移热于肝，则为惊衄。肝移热于心，则死。心移热于肺，传为鬲消。肺移热于肾，传为柔痓（zhì，痉挛）。肾移热于脾，传为虚，肠澼，死不可治。"我们看，这个五脏相通，移皆有次的次序是：肝→心→肺→肾→脾→肝。但这与五时相移递旺次序出现了差别，脾土没在心火后面，而是被放在了肾水后面。为什么是这么个次序呢？是古人弄错了吗？

我们知道《内经》的时空体系存在几种不同的模式，年周期上，除了四时、五时，还有一个八卦八风模式，《灵枢·九宫八风》就给出了一个脏腑八风模式，如图7-2。这个八风时序中，五脏相移次序也同于五时顺序，仍不符合寒热相移的次序，我曾百思不得其解，直到读到顾植山教授的文章[①]。他以先后天八卦的叠位对应破解了这个谜题，我们把他文中的图表综合起来，就得到图7-3，这样可以清楚地看到，寒热相移的每一对脏，都是从后天卦代表的一脏移向同一方位先天卦所代表的一脏，如果把这五对相移的五脏按顶针格式连起来，首尾相续，就得到了《气厥论》的寒热相移次序。顾教授还认为，相对于《经脉别论》五脏淫气伤脏的由先天卦之脏伤害同一方位后天卦之脏的指向[②]，《气厥论》从后天移向先天就是"厥气"了，可见这里涵藏着五脏间关系的一种奥妙道理。先天卦、后天卦是自然时空模式的两种图式，能被应用

① 顾植山.《素问·气厥论》中脏腑寒热相移次序解读［J］. 中医文献杂志，2002（4）：34-35.
② 《素问·经脉别论》："是以夜行则喘出于肾，淫气病肺；有所堕恐，喘出于肝，淫气害脾；有所惊恐，喘出于肺，淫气伤心。"

于人体，正说明人身乃一小天地，其模式与自然模式无二。这种先天卦模式和后天卦模式的"通"道，应该是生命的基本规律之一，这也是一种"移皆有次"。

胃　肌肉	舍心　在脉	舍脾　在肌
弱风	大弱风	谋风
东南　四	南　九	西南　二
舍肝　在筋	立于中宫	舍肺　在皮
婴儿风	以朝八风	刚风
东　三	中央　五	西　七
大肠　胁腋	舍肾　在骨	小肠　手太阳
凶风	大刚风	折风
东北　八	北　一	西北　六

图 7-2　九宫八风所伤脏腑

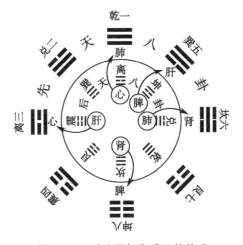

图 7-3　五脏移邪与先后天卦关系

从天地时空运动来说，移皆有次就是旺气相生相递的道理，而"各传其所胜"则是五行传克的道理，《内经》中多指病传。《玉机真藏论》说："是故风者百病之长也，今风寒客于人，使人毫毛毕直，皮肤闭而为热，当是之时，可汗而发也；或痹不仁肿痛，当是之时，可汤熨及火灸刺而去之。弗治，病入舍于肺，名曰肺痹，发咳上气。弗治，肺即传而行之肝，病名曰肝痹，一名曰厥，胁痛出食，当是之时，可按若刺耳。弗治，肝传之脾，病名曰脾风，发瘅，腹中热，烦心出黄，当此之时，可按可药可浴。弗治，脾传之肾，病名曰疝瘕，少腹冤热而痛，出白，一名曰蛊，当此之时，可按可药。弗治，肾传之心，病筋脉相引而急，病名曰瘛，当此之时，可灸可药。弗治，满十日，法当死。肾因传之心，心即复反传而行之肺，发寒热，法当三岁死，此病之次也。"这个风病的传变顺序就是五行相克次序。

五行依据时序，不仅有所谓"相生"，还有依次在不同的时空下产生王、相、休、囚状态的递相变化，其实质也是五行之气在不同时空阶段的生克状态导致的旺衰虚实。《藏气法时论》说："病在肝，愈于夏，夏不愈，甚于秋，秋不死，持于冬，起于春，禁当风。肝病者，愈在丙丁，丙丁不愈，加于庚辛，庚辛不死，持于壬癸，起于甲乙。肝病者，平旦慧，下晡甚，夜半静。"病在心、脾、肺、肾均类此，不一一复述了。这就是五行王相休囚的道理。《难经》有"肝以春适王，王者不受邪"之说，也透露出这个规律的端倪。春天木旺主时，称为王，木所生的火为得时，叫作相；被木所克的土则完全无法抵挡木的制约，衰弱到极点，叫作休；克木的金因无法克制正在当旺的木，失去其作用，就像被临时关起来了，称为囚。病在肝，夏天火旺能令母实，肝气较旺，所以愈于夏；夏不愈，秋天木气被克而休，所以加重，就甚于秋，乃或死于秋；秋不死，冬季木为相，肝气得到生助，所以能与病邪相持，曰持于冬；到了春天，肝气得木主气而旺，所以起于春，就好起来了。小周期分五行，日、辰也有类似规律，文中用天干来代表五行属性，所以年中应时，时中用月，月中用日，日中用辰，都以五分法为准。《玉机真藏论》说"一日一夜五分之，此所以占死生之早暮也"，就是这样的用法。具体占法原则就是"五藏受气于其所生，传之于其所胜，气舍于其所生，死于其所不胜"。这里面"气舍于其所生"的讲法有点混乱，这样说的话，分不清到底谁生谁了，改为"生所"才好。具体到各脏，就是："肝受气于心，传之于脾，气舍于肾，至肺而死。心受气于脾，传之于肺，气舍于肝，至肾而死。脾受气于肺，传之于肾，气舍于心，至肝而死。肺受气于肾，传之于肝，气舍于脾，至心而死。肾受气于肝，传之于心，气舍于肺，至脾而死。此皆逆死也。"那么这个传来传去的是个什么呢？一是旺气，也就是正气，因时序、日序、辰序而五脏之气有王相休囚的递变。《金匮真言论》里说五脏都是"其应四时"，而不是只应当旺的一时，就隐含了每一脏对四时都有通应的这个道理，但应的是旺、是相、是休、是囚则具体不同。二是邪气，邪气在脏腑间传移，"传之于其所胜"，病症也随着发展传变。《藏气法时论》说："夫邪气之客于身也，以胜相加，至其所生而愈，至其所不胜而甚，至于所生而持，自得其位而起。"就是此理。

因为有如此的五行五脏时序生克衰旺规律，中医在治疗和判断预后时就必然要遵循此规律。《金匮要略》开篇就讲："夫治未病者，见肝之病，知肝传脾，当先实脾。四季脾王不受邪，即勿补之。"经过了前面的讨论，我们对医圣这句话的道理已经一清二楚了，无须多解释。后世还有因时用药的法门，就是顺应自然节律和五行盛衰规律，因时助化，加强正气的通应和水平，预防失调和病变。

生 阳 死 阴

《阴阳别论》说："死阴之属，不过三日而死；生阳之属，不过四日而死。所谓生阳死阴者，肝之心，谓之生阳。心之肺，谓之死阴。肺之肾，谓之重阴。肾之脾，谓之辟阴，死不治。"提出病传的一个重要规律："生阳死阴"。这个脏传规律就是前面讲到的《气厥论》病传规律，此外，还有腑传生和脏传克的传变规律。《难经·五十四难》曰："藏病难治，府病易治，何谓也？然。藏病所以难治者，传其所胜也。府病易治者，传其子也。"说明了脏腑阴阳不同，阳腑传生，阴脏传克的道理。道家则把内脏阴阳不同的移次规律叫作"气行子母，液行夫妇"，乃是运气炼液模式，虽非病传，也符合阳生阴克的道理。可见五脏病传有相生次序传变，也有相克顺序传变，但其分阴阳不同，预后亦大不相同。传其生易治，传其克重危。

五十三难曰："经言七传者死，间藏者生。何谓也？然。七传者，传其所胜也。间藏者，传其子也。何以言之？假令心病传肺，肺传肝，肝传脾，脾传肾，肾传心，一藏不再伤，故言七传者死也。间藏者，传其所生也。假令心病传脾，脾传肺，肺传肾，肾传肝，肝传心，是母子相传，竟而复始，如环无端，故曰生也。"元代滑寿根据《灵枢·病传》篇，认为七传是指病传于五脏和胃、膀胱七个脏腑之间。清代莫枚士《研经言》则认为"七传"是"次传"之误，也就是以次传其所胜，这是符合《病传》篇"诸病以次相传，如是者皆有死期"的说法的。

传克又叫夫妻传，传生也叫母子传，古人以此比喻说明五行的阴阳生克的不同。拿天干来说理的话，甲乙皆属木，甲为阳木，胆也，乙为阴木，肝也；戊己皆属土，戊为阳土，胃也，己为阴土，脾也。虽木克土，但甲木与己土又是夫妻，阴有顺从阳的天性，所以己土柔顺，从木而不反抗，甲己合而化土，故不为克，谓之木来疏土，反成其用。但阳木遇阳土，则阳土刚而不肯从，若甲胜则克戊土，若木弱土强，戊土反能反侮甲木，数术家谓之"五阳从气不从势，五阴从势无情义"。这就是五行刚柔，阳刚阴柔的道理。在消化内科，我们常见一种证候叫胆胃不和，就是甲木和戊土的矛盾，但从来没有人说胆脾不和的。有肝胃不和，也是阳土不甘受克，而肝脾不和则是二阴相对，也不能如阳配阴一样情义和谐，多见克而不见助用。所以脏腑的刚柔五行关系非常值得推敲，大有玄机，从病机到用药，都有讲究。

《病传》说："病先发于心，一日而之肺，三日而之肝，五日而之脾，三日不已，死，冬夜半，夏日中。"这个病传顺序就是五行传其所胜，而应于冬、夏一天中不同的时段，是按"一日五分之"的办法得来的。病先发于肺、肝、脾、肾者，也同理可推。我们发现，《病传》篇和《标本病传》篇的大多数五脏传克死证的例子都是传三脏即死，这与《难经》五脏传克周遍而死的认识不同，却完全符合《阴阳别论》"死阴""重阴""辟阴"的论述。如果从一种特定的次序来分析，克传三脏就是"七传"。假如以上文"病先发于心"为例，按五行相生的顺序给五脏编号，心火一，脾土二，肺金三，肾水四，肝木五，心火六，脾土七……那么，心之肺，就是传三，为"死阴"，肺之肝就是传五，为"重阴"，肝之脾就是传七，为"辟阴"，辟阴"死不治"。根据传到第七而死，完全可称之为"七传"。但《难经》的七传法乃是以相克顺序计算，按金代纪天锡《集注难经》的算法，首先要传克五脏一遍，甚至更多，这显然与《内经》的论述相悖，第二要把首尾两脏重复计数才能算到七这个数字，有勉强凑数的感觉。回顾前人见解，清人徐大椿已经注意到了这种论述和《内经》不一致的地方，指出："《素·标本病传》及《灵·病传论》皆以传所胜之脏……然二三脏即死，亦无传遍五脏，至七传而后死之说。"民国张山雷则更批评说："不谓《难经》于此，犹以五脏遍传为未足，更推衍而为七传，毋亦好为新奇，而不顾其理！"

本篇最后说："诸病以次相传，如是者，皆有死期，不可刺也，间一藏及二三四藏者，乃可刺也。"这就涉及了利用五行生克确立治疗时机和方向的原则。以次相传，就是克传，为逆，所以不可刺。只要不是传其所克，传余脏，皆不至死，可治。如《难经》所云"间脏"，则为传其生所。《玉机真藏论》说："五藏有病，则各传其所胜。不治，法三月若六月，若三日若六日，传五藏而当死，是顺传所胜之次。"表明五脏顺传即传其所胜，在这个次序下，间一脏传则为传其母，间二脏则为传其子，间三脏则为传其夫，间四脏则为自传，均属可刺可治。

五邪二十五变

传变固然有一定的规律，但也不是死板而一成不变的，个体的生命状况复杂多变，环境和人事也复杂多变，这些变量都会影响五脏的虚实状态，也影响病传的发生。《玉机真藏论》就指出："然其卒发者，不必治于传，或其传化有不以次，不以次入者，忧恐悲喜怒，令不得以其次，故令人有大病矣。因而喜大虚则肾气乘矣，怒则肝气乘矣，悲则肺气乘矣，恐则脾气乘矣，忧则心气乘矣，此其道也。故病有五，五五二十五变，及其传化。传，乘之名也。"我们不能胶柱鼓瑟，要根据病人个体的脏腑虚实、病邪性质、病症表现来判断其传变情况，分析其与脏腑的关系。这个"五五二十五变"就是分析脏腑与病邪关系的理论。

五十难曰："病有虚邪，有实邪，有贼邪，有微邪，有正邪，何以别之？然：从后来者，为虚邪；从前来者，为实邪；从所不胜来者，为贼邪；从所胜来者，为微邪；自病者，为正邪。何以言之？假令心病，中风得之为虚邪，伤暑得之为正邪，饮食劳倦得之为实邪，伤寒得之为微邪，中湿得之为贼邪。"这个五邪法，就是这个二十五变的道理。天地间邪气伤身，邪气也有五行归属，与所伤之脏，必然产生某种五行生克关系。五种邪气与五脏发生关系，则五五二十五，共二十五种情况，所以叫二十五变。按五行相生顺序讲，在前者为其子，后者为其母。得我生者气实，所以为实邪；生我者泄气，所以为虚邪；克我者害大，所以为贼邪；我克者无妨，所以为微邪；犯本脏，性质正同，所以为正邪。这个道理对判断预后，采取适当治疗策略都有意义。

五行学说是中医整体思想的具体体现，是上工治未病的重要内容。对于《内经》五脏五行体系的理解和运用，一定要以五行类分为体，以时空相变为用，分别阴阳刚柔，辨别生克关系，具体问题具体分析，才能不犯教条主义的错误。

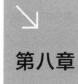

第八章

荣卫气血津液

前面我们讨论了人身的阴阳和五脏五行系统，那么有了这个阴阳和五脏六腑系统就是生命了吗？我们说还不够。为什么呢？因为这些只是构筑生命的部件和框架，生命之所以是生命，是因为生命的活力。那么生命的活力哪里来呢？

人以天地之气生

《左传·成公十三年》说"民受天地之中以生，所谓命也"，也就是"人以天地之气生"的道理。怎么叫"人以天地之气生"呢？或说天地之气怎么生人呢？《六节藏象论》里有回答，曰："天食（sì，喂食）人以五气，地食人以五味。五气入鼻，藏于心肺，上使五色修（脩）明，音声能彰。五味入口，藏于肠胃，味有所藏，以养五气。气和而生，津液相成，神乃自生。"这实际是解释人怎么维持生命的，靠饮食和呼吸。我们当然都知道人一刻也不能不呼吸，古人认为这是从天食气，我们也知道人不能长时间不吃饭不喝水，古人认为这是从地食味，呼吸饮食都索取于天地，这就是天地精气养育人之生命的简明道理。

前一章我们已经讨论过人类生命的产生，即《天年》所说"以母为基，以父为楯"，又说："血气已和，荣卫已通，五藏已成，神气舍心，魂魄毕具，乃成为人。"这是从新生命孕育的角度谈人的生命来自父母的精血，但父精母血还不是全部，还要有神识的驻存才可以，而神识的驻存是以"血气已和，荣卫已通，五藏已成"为基础的。《本藏》说："人之血气精神者，所以奉生而周于性命者也。"即指出人之性命以气血和精神为基础。"得神者生",神就是神识。用现代的话讲,生命,是生活的个体,而"性命"一词则强调了意识的主宰作用。性为心识,命为活体。生命之所以是生命,是因为有神识和意志,有个体的自觉和身体的自主性。《易·乾卦》说"各正性命",《说卦》讲:"穷理尽性,以至于命。"认为生命修养要性命双修,精神意志和身体功能都要注重,并且精神修炼最终必然有益于生命功能,这就是精神对于身体的主宰力的体现。

《八正神明论》说:"血气者,人之神,不可不谨养。"《营卫生会》说:"营卫者精气也,血者神气也,故血之与气,异名同类焉。"《决气》则说"余闻人有精气津液血脉,余意以为一气耳",干脆把营卫气血和精神说成一回事儿了,这是在强调它们的共性,强调意识的物质基础,说明营卫气血这些生命活力物质是有意识的生命的最根本条件,主宰和基础相互依存,两者都不能孤立地发挥生命的功能。

水谷与三焦

《玉版》说:"人之所受气者,谷也。谷之所注者,胃也。胃者,水谷气血之海也。"我们现在就来看看《内经》是怎么认识水谷营养支持生命的。

《五味》说:"胃者,五藏六府之海也,水谷皆入于胃,五藏六府,皆禀气于胃。五味各走其所喜,谷味酸,先走肝,谷味苦,先走心,谷味甘,先走脾,谷味辛,先走肺,谷味咸,先走肾。谷气津液已行,荣卫大通,乃化糟粕,以次传下。"也就是水谷入胃,五味精气被吸收以营养五脏六腑,且有所偏重,具有五味养五脏的规律。又说:"谷始入于胃,其精微者,先出于胃之两焦,以溉五藏,别出两行,荣卫之道。"这个胃之两焦,就是上焦和中焦,那么水谷精微都是从上焦和中焦析出,除了营养五脏之外,还有"别出两行"的"荣卫之道"。

《营卫生会》说:"上焦出于胃上口,并咽以上,贯膈而布胸中,走腋,循太阴之分而行,还至阳明,上至舌,下足阳明,常与营俱行于阳二十五度,行于阴亦二十五度一周也,故五十度而复大会于手太阴矣。"这是讲卫气的生成与运行。有些学者根据本篇开头一句错文,即"营出于中焦,卫出于下焦"，认定卫气就是出于下焦，并且用《难经》原气所出为命门和三焦为原气别使的理论来佐证，其实是站不住脚的。且抛开原气（元气）与卫气是两个不同的概念不说，仅从《内经》文本做比较，不但本篇论上焦所出与此句自相矛盾，《卫气行》和《邪客》所论卫气皆与上焦说相同，其他篇章议论卫气所出的也都全部指向上焦，没有一条是指向下焦的，《决气》就说："上焦开发，宣五谷味，熏肤，充身，泽毛，若雾露之溉，是谓气。"《痈疽》也说："肠胃受谷，上焦出气，以温分肉，而养骨节，通腠理。"况且杨上善《黄帝内经太素》也作"卫出于上焦"。本是一字之误抄，无须费力曲为解释。

《营卫生会》还说："中焦亦并胃中，出上焦之后，此所受气者，泌糟粕，蒸津液，化其精微，上注于肺脉，乃化而为血，以奉生身，莫贵于此，故独得行于经隧，命曰营气。"这是讲营气和营血的生成。

《营卫生会》又继续说："下焦者，别回肠，注于膀胱而渗入焉。故水谷者，常并居于胃中，成糟粕，而俱下于大肠，而成下焦，渗而俱下，济泌别汁，循下焦而渗入膀胱焉。"这是讲在下焦处理水谷糟粕和残余水液渗出膀胱的规律。

三焦是中医重要的生理概念。焦字，《说文》解为"火所伤也"，《玉篇》谓"火烧黑也，又炙也"，这个四点底是火字演变而来，焦字古文就是火烧雀之象形（图8-1）。因此，追寻本义的话，三焦就是比喻人体内三段加工处理食物的地方，加工食物的火就是人的阳气。

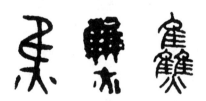

图8-1　"焦"字古文

篇中最后总结说"上焦如雾，中焦如沤，下焦如渎"，完全以水的状态作喻，是侧重讨论三焦的津液生化过程，也就是侧重"水谷"的"水"，描述的是三焦所产出的气和津液的弥散流布状态。水谷入胃，到小肠，再到大肠和膀胱的整个消化吸收过程，被古人比喻成外在的食物加工过程，后世谓之"腐熟水谷"。《经水》说"六府者，受谷而行之，受气而扬之"，《卫气》也说：

"六府者，所以受水谷而化行物者也。"则正如前面关于三焦的功能叙述，水谷运化是以胃、小肠、大肠、膀胱为场所的，故三焦的作用离不开六腑。

由于典籍对三焦定义的不精确，从后世到当今对其产生了多种理解，它们都不同程度地符合经典对三焦的叙述，也不同程度地反映了三焦的规律，但仍都不尽如人意。这或许跟中医对人体的理解和脏腑的定义不仅涉及形体层面，同时也涉及气化层面有关，倘若只谈偏重功能的气化层面，或只谈解剖学的形体层面，就都不完整。我们说，人的躯干就好比是一个酵化器和蒸馏器，从上到下分了三个功能单元，其中包含一路大管道，就是消化道，消化道之外和体壁之间的腔隙就是三焦的范围。《内经》把体壁称为"郭"或"廓"，即围墙的意思。这些腔隙涵纳着与脏腑密切连属相合的阳气、津液、血脉和募原，募原也叫膜原，也就是现代命名的腹腔内的系膜和网膜。所以三焦是容纳五脏六腑的空间，它充斥着卫气这种热力物质，能促进消化道内的水谷化生气血津液，而与卫气混元的津液还有润滑液的作用，能润滑密切相邻的肠管间的运动，保证它们不纠缠。三焦还包罗了消化道所吸收的精微物质的输布系统，就是动静脉血管和淋巴管，保障精气能入养脏腑，气血津液能输布全身。

在三焦中的能量物质有两种基本的流动，即清轻之气和水雾的上升和外散，以及重浊水液和阴质的下降和内敛，它们相反相成，互为依存，并以火的升散特性和水的润下特性为基础，以呼吸的橐龠作用为动力，往返循环不止，如天地间气上为云、水降为雨的自然交泰。运化津液也是三焦的重要功能，所以三焦又有水道之称。这样三焦既是阳火之腑，又是水液之道，火升水降，是水火并用之器。

气和水蒸腾在上段，在胸腔中如同雾气弥漫，并从中上段弥散输布到全身，这就是卫气和阳津。中段生化获得的水液和谷精经肺脉上行，结合天之阳气也就是氧气而赤化，即产生氧合血红蛋白的过程，再一起进入血液的体循环，就是营气和营血。食物在消化管中被泌别清浊，清者为精气，输注到五脏六腑和腠理血脉系统，营养全身，浊者顺消化管下行在下段沉积为残渣，也就是粪便，与残渣一起沉降的水液再次被泌别清浊，清者被吸收复归津液系统，浊者进入膀胱成为尿而被排出。整个三焦都在泌别清浊，清者上升，浊者下降，所以才有"上焦如雾，中焦如沤，下焦如渎"的特征。

如此，三焦和胃肠就是人体的动力车间和营养工厂，它们的功能就是运化来自大地的水谷阴味，配合肺所吸取的天之阳气，生化出气血津液和阴精，营养脏腑器官和全身各部，精有所藏，则神有所养，进而保证先天元神和后天主体意识的正常功能，即"气和而生，津液相成，神乃自生"。身心的功能和健康都以此为基础，所以也是性命之本。

阳气与肠道菌群

三焦的火来自人体的阳气，这个学界基本没有异议，不管大家所理解的阳气为脾胃的中阳，还是命门的肾阳，都是阳气。肾间阳气有肾上腺激素的现代解读，脾胃阳气也有胃酸和消化酶的理解，这些都很有道理。不过我们可能忽略了另外两个方面，一个就是氧气，肺吸入的氧气是人体生化代谢不可或缺的元素，《内经》称之为"天之阳气"，天之阳气是形成营血的必要条件，它随血液输布全身，无处不发挥着最基本的代谢能力，在人体中被称为真气，所以它是阳气的一大来源。另一个就是肠道菌群的作用，我们现在知道肠道内的微生物对人的食物消化和吸收具有重要作用，这些有益的菌群也是火和阳气的来源，因为这些细菌的发酵和分解作用是产能和产热的，正常菌群的存在是肠道消化吸收功能的重要条件，这些菌群也属于阳气之源。有现代研究发现，肠道菌群失调与肥胖的发生正相关，肥胖人群的肠道往往存在菌群失调，导致代谢异常。这在中医也很好理解，菌群失调，发热不足，即阳气不足，阳气不足的人多发生阴质积累，即肥胖，反之，阴虚火旺的人多形体偏瘦。

再进一步讲，这个菌群失调的阳虚，从中医证候上讲属于肾阳不足。为什么呢？第一，从五行取类上讲，肠道菌群的作用在中医取类法中属于"腐"的作用，而"腐"为肾之味。这也说明了为什么靠特殊细菌腐败发酵制作的食品往往能补肾的道理，如豆豉、腐乳、臭干、酱、奶酪等腐味都能补肾，从腐殖质而生的菌类生物如菇类和灵芝也能补肾补元气。第二，从病位讲，菌群失调多是大肠的问题，大肠在中医归下焦，下焦属肾阳所温而非脾阳所温。第三，从病候上讲，因为菌群失常，结肠不能正常分解粪渣和回收水分，导致腹泻多发生在凌晨，就是五更泻，五更泻历来被认为属于肾阳虚损证。

笔者曾在消化科工作多年，发现患结肠炎的病人大都是中年后发病，阳气不足。我们不能见到"炎"字就清火，即使有郁火表现，也多是标热，而病本仍是肾阳不足。治疗结肠炎，可以尝试从调整肠道菌群着眼，菌群正常了，阳气就能转旺，结肠功能就会自然恢复，这完全符合中医治本的理念，是现代化的中医疗法。

长期或经常使用抗生素的病人，也多发生肠道菌群紊乱，表现为腹胀、腹泻，中医认为是抗生素苦寒伤阳，阳虚腹泻，温阳常会有效。我们说温阳药物未必是唯一治疗途径，不妨试试腐味药物或食疗，也可以用肠道益生菌制剂，西药中用。现在有疗法用正常大便培养细菌，再人工植入肠道，帮助恢复肠内正常菌群，可谓纯天然疗法了，理念很好。我们中医界有保守派，坚决反对用现代医学解读中医，反对中西医结合，我们说真正通达中医道理的医生，西药也能作中药来用，民国名医张锡纯用阿司匹林解表发汗，配合石膏清热解肌，就是西药中用，所以他真是做到了"衷中参西"。

如此看，三焦的火不止在胃肠之外，肠胃之中的阳气也是火。脏腑之外身廓之内的卫气阳津固然是阳气，有温煦的力量，消化酶、正常菌群也都是生火之源，所以三焦的火和脾阳肾阳并无隔膜。三焦这三把火，在上焦与卫阳心阳相通，在中焦与脾阳相通，在下焦与肾阳相通，总是一团阳气，相互助益。

卫气和津液

我们谈了荣卫气血是性命的基础，也谈了荣卫气血的来源是水谷和天阳之气，以及三焦之火对阳腑运化水谷的重要性。接下来，就来分别讨论一下卫气和营血的规律。

《素问·六节藏象论》云："五味入口，藏于肠胃，味有所藏，以养五气，气和而生，津液相成，神乃自生。"此"津液相成"，非自相成，乃与气相成，气液相成乃能生神，性命由此而安。这中间寓有一大道理，为岐黄医学的正法宝要，可惜古今方家都没对此详加演绎。津液就是水液，水液固然由肾、脾、肺、三焦之功能所主司与通调，但其主司通调之能皆间接借由卫气与津液之密切关系来实现。秦汉以降，后世医家间或有只言片语的散在议论，但终究未追本溯源，散珠碎玉，不能成贯珠之妙。

气与津液之分判，正如《决气》篇所云："上焦开发，宣五谷味，熏肤，充身，泽毛，若雾露之溉，是谓气。""腠理发泄，汗出溱溱，是谓津。""谷入气满，淖泽注于骨，骨属屈伸，泄泽，补益脑髓，皮肤润泽，是谓液。"这是分而言之，各有定义。但如果综合辨析它们的功能与流注规律，就会发现它们是多么紧密无间。《痈疽》说："肠胃受谷，上焦出气，以温分肉，而养骨节，通腠理。"《本藏》曰："卫气者，所以温分肉，充皮肤，肥腠理，司关阖者也。"又有《五癃津液别》云："水谷皆入于口，其味有五，各注其海，津液各走其道，故三焦出气，以温肌肉，充皮肤，为其津，其流而不行者为液。"所以《决气》所论的上焦出气就是卫气，出气同时也就是出津，卫气与津液在温分肉、充皮肤、肥腠理、养骨节之功能上并无不同，而"若雾露之溉"一语也揭示出上焦开发的气是水气的弥合状态，温、充、润、养都属于气和津液的协同功能。水无气不温，气无水不润，分言虽是二，合言即是一。腠理毛孔的开合功能由卫气主宰，关合时所守护的就是卫气与津液，开张时所泄漏者也是卫气与津液。卫气与津液是不可分解的，二者常态下不可须臾分离，共同行使功能，病态下也往往一起散失，而两者若发生分离，也属于病态。

若细说两者的关系，则卫气为津液的主司，津液为卫气的载体，无卫气的驾驭则津液不能流行，无津液的承载则卫气无所依附，属阳的卫气与属阴的津液两者必须平调，才是常态。这与营气和血液之间的司载关系非常相似，但我们临床中常运用气和血的关系理论，却很少谈论与运用气和津液相关的规律。营在脉内，卫在脉外，脉内脉外虽属"两行"之道，但营、卫、气、血、津液实皆同源自水谷之化，终究同为一气。营卫分纳清浊之气，脉内营血为谷精之气，脉外卫气与津液又何尝不含谷之精气呢？若津液纯为水液，则其温养之力自何处来呢？其神由何处而生呢？所谓"津液相成"，就是谷精水气之相成。《生气通天论》云："阳气者，精则养神，柔则养筋。"就是谷精养神，津液养筋的道理。精气为阳，有温煦与蒸化的作用，水液为阴，有润泽与承载的功能，二者浑然一体，而成沛然流行之阳气。所以，一提到卫气，承载卫气的津液自在不言之中，说到津液，持御津液的卫气也不能排除于外，两者实属一而二、二而一的关系，所以功夫家也称之为混元气。章虚谷《灵素节注类编》云："精藏于脏，津润皮肤，液滋筋骨，血充脉中，此四者，必赖阳气生化流行，敷布表里，故气为五者之帅，而其功用各别。"诚属卓越见地。

《痹论》说："卫者，水谷之悍气也，其气慓疾滑利，不能入于脉也，故循皮肤之中，分肉之间，熏于肓膜，散于胸腹。"不云"谷之悍气"而云"水谷之悍气"，也透露了卫气就是谷精与水气结合的产物。《邪客》云："卫气者，出其悍气之慓疾，而先行于四末分肉皮肤之间，而不休者也，昼日行于阳，夜行于阴，常从足少阴之分间，行于五藏六府。"《灵枢·脉度》云："气之不得无行也，如水之流，如日月之行不休……其流溢之气，内溉藏府，外濡腠理。"其中溢、溉、濡等字眼，无不是描述水液之状态和功能的，这也是卫气与津液密不可分的佐证。此外，由以上三段论述，也可知卫气不只走表以"外濡腠理"，亦入阴而"熏于肓膜，散于胸腹""内溉藏府"。现在通行的卫气概念往往只谈它的卫外功能，而少论其内行于阴，散于胸腹、内溉脏腑和熏于肓膜的功能，或仅限于在失眠证治时粗略提及"卫气不得入于阴"的病理，总体上来说是很不完整的。

《卫气失常》说："卫气之留于腹中，搐积不行，菀蕴不得常所，使人支胁胃中满，喘呼逆息。"《水胀》论肠覃云："寒气客于肠外，与卫气相搏，气不得荣，因有所系，癖而内著，恶气乃起，瘜肉乃生。"《金匮要略》云："腹痛，脉弦而紧，弦则卫气不行，即恶寒，紧则不欲食，邪正相搏，即为寒疝。"也充分说明卫亦行于腹中，卫气失常是多种内症的重要病理。因此，这个混元之气流行周身表里，皮肤腠理、分间溪谷、骨空髓海、肓膜胸腹、脏腑排郭，处处皆到。

溪谷分间

我们说卫气处处皆到，但亦有例外。我们都知道脉内为营血之处，与卫气有明确界分，所以卫气不入于经脉。此外，根据《胀论》所述卫气生胀云："夫胀者，皆在于藏府之外，排藏府而郭胸胁，胀皮肤，故命曰胀。"表明卫气不入脏腑实体，入阴亦仅在脏腑周边充斥。

另一方面，虽然说营卫分据脉之内外，但营卫之间是互有渗透转变的。《经脉》云："饮酒者，卫气先行皮肤，先充络脉，络脉先盛，故卫气已平，营气乃满，而经脉大盛。"《痈疽》云："中焦出气如露，上注溪谷，而渗孙脉，津液和调，变化而赤为血，血和则孙脉先满溢，乃注于络脉，皆盈，乃注于经脉。"揭出营血除了"中焦受气，取汁变化而赤"外，还有另一来源，即卫气津液在外周循环可通过渗入孙络而进入营血系统，这完全符合现代循环生理的认识。《营卫生会》说："营卫者精气也，血者神气也，故血之与气，异名同类焉。故夺血者无汗，夺汗者无血，故人生有两死而无两生。"中医常说的"汗血同源"的道理，乃是根源于汗与血都来自水谷，此理早有共识。而卫气津液经孙络渗入血脉的生理，为此理论又增添了一种依据。

再参考其他相关之篇章，津液未入脉成血时，或云"上焦如雾"，或云上焦"若雾露之溉"，或云"中焦出气如露"，雾之与露，及其所行注之所，皮肤腠理、分肉溪谷、膜里脉外、筋隙骨空、脏周腑间，或源上焦，或源中焦，或分或合，或增或减，都是为言其理而命其名，两焦何曾有截然的界限呢？《五癃津液别》云："五谷之津液和合而为膏者，内渗入于骨空，补益脑髓，而下流于阴股。"所谓渗骨充髓之膏液谷精，又何尝不由卫气津液浓缩而来？所以卫气、雾露、津液、膏髓，所含莫非混元之精气，上焦中焦，所出莫非水谷之化生。

《调经论》说："阳受气于上焦，以温皮肤分肉之间。"《本藏》说："卫气和则分肉解利，皮肤调柔，腠理致密矣。"与前面所引多条关于卫气所行的论述一样，说明卫气在表走行于皮下腠理，以及分肉之间。《素问·气穴论》云："肉之大会为谷，肉之小会为溪，肉分之间，溪谷之会，以行荣卫，以会大气。"表明被形象地称为溪谷的分肉间隙为荣卫共同通行之处，也是外邪入客之地，这与卫气"行于四末分肉皮肤之间"之说并不矛盾，我们在探讨输脉传邪时还会有所讨论。《经脉》明言"经脉十二者，伏行分肉之间，深而不见"，《灵枢·胀论》亦云"卫气之在身也，常然并脉循分肉"，则知营卫皆流行于分间，但有脉外和脉内之不同。从解剖学知识也可了解，血脉的确是穿行于肌肉间隙的。所以我们可以确认，在分肉溪谷之间的空间里，有血脉通行，脉内是营血周流之处，血脉之外则是卫气津液充行之所。

《大惑论》解释"人之多卧者，何气使然"说："此人肠胃大，而皮肤湿而分肉不解焉。肠胃大则卫气留久，皮肤湿则分肉不解，其行迟。夫卫气者，昼日常行于阳，夜行于阴，故阳气尽则卧，阴气尽则寤。故肠胃大，则卫气行留久，皮肤湿，分肉不解，则行迟，留于阴也久，其气不清，则欲瞑，故多卧矣。其肠胃小，皮肤滑以缓，分肉解利，卫气之留于阳也久，故少瞑焉。"这条论述从病理角度说明了卫气津液外行于肤腠和分间，内行于肠胃的规律，从卫气作胀"皆在于藏府之外"的论断可知，这个肠胃应该指容纳肠胃的腹腔，而非胃肠本身。读到这段论述，不由想起一个词叫"心宽体胖"，心宽的人能吃能睡，且睡得深沉，体胖、大肚腩的人就属于"胃肠大"，且阳气偏虚，根据前述道理，卫气入阴，藏于胃肠之间，空间绰绰有余，则不易出表。反之，腹腔小、腹壁紧致的人，如果卫气不藏，则相对容易失眠。所以要治疗嗜睡的话，可以锻炼强化腹肌，使腹壁紧致，减少肚子的空间，避免卫气懒藏于腹中而不出。如果有"皮肤湿，分肉不解"的情况，则要祛除湿气痰浊，促进卫气津液流行，使分肉解利，便于卫气出行体表。反之，治疗失眠，除了根据情况选用调和阴阳的药剂和食疗缓和气机，还可以通过按摩放松腹部肌肉，宽胸宽肠，增加卫气的容留空间。

两条《伤寒论》方证

生理上卫气津液是一体的，若其病损，也不独伤独善，所以治疗上也不能孤立地治卫气或治津液，而要两相结合。《伤寒论》20条说："太阳病，发汗，遂漏不止，其人恶风，小便难，四肢微急，难以屈伸者，桂枝加附子汤主之。"正符合《营卫生会》所云："此外伤于风，内开腠理，毛蒸理泄，卫气走之，固不得循其道，此气慓悍滑疾，见开而出，故不得从其道，故命曰漏泄。"太阳中风自汗，或更用汗法发汗，导致汗出不止，就是这个漏泄之疾。风邪外受，先客皮毛腠理，卫气功能失常，腠理开而失合则汗出，卫气随汗而泄，则腠理空虚而恶风，阳气与汗大泄，则体表和上焦水谷精气大量外漏而下焦水道失其上源，卫气津液亦不能由外内返于阴而充渗下焦，所以有小便难。漏泄造成分肉间卫阳和津液皆不足，不能温煦濡润肌肉和筋膜，孙络不充，血脉营阴初见虚象，故造成四肢微急难以屈伸，正虚则必有四末寒逆，有成厥之势。医圣予桂枝加附子汤治之，为资化源、顺气化、温经救逆的标本兼顾之法。桂枝为太阳主药，能温阳中之阳，自内促进上焦气化，鼓卫气及津液之雾露出表，阳加于阴，发汗以祛邪外出；白芍敛阴护营，防止汗出太过；炙甘草合桂枝辛甘化阳，合白芍酸甘化阴；炙甘草、大枣和药汤、热稀粥都能滋中焦脾胃之化源，以为营卫津液之资；生姜辛温化阳，助胃气、行津液，为桂枝之助；加附子能温阳助卫以密玄府，温经顺脉以止四末之厥。总之，此方以充养水谷、恢复卫气津液的灌注和功能为主要目的，并能祛除风邪、兼护营阴、温脉止厥，防止邪气深入。

《伤寒论》29条说："伤寒脉浮、自汗出、小便数、心烦、微恶寒、脚挛急，反与桂枝，欲攻其表，此误也。得之便厥、咽中干、烦躁吐逆者，作甘草干姜汤与之，以复其阳。若厥愈足温者，更作芍药甘草汤与之，其脚即伸；若胃气不和谵语者，少与调胃承气汤。若重发汗，复加烧针者，四逆汤主之。"所论原证跟20条类似而非同，误治生变，仲景给出种种对策，若读者不明底里，就容易迷惑。脉浮、自汗出、微恶寒，就是桂枝汤的适应证，即邪在卫表，腠理开而失合，卫气津液外泄的太阳表虚证。脚挛急为四末卫气津液皆亏，筋肉失其温煦濡润，欲作厥之象，如只见前述这些证候，即同20条，桂枝加附子汤可用。但此条又见心烦、小便数，为已见里证，证非同矣。阳中之阳即心之太阳已虚，因而邪气初有入里之势，心与邪抗而不能遽胜，神微不宁，故见心烦；里阳不足，无力蒸腾津液如雾露以充身，则津液转而渗下膀胱，故有小便数。此时当急速温里，充心阳，安中气，以抵御邪气，若反而发表更出其汗，则阳气随汗大泄，里气更虚，反促邪气陷入，动脏扰神而烦躁，胃中不和则吐逆，津气皆亏不得升散则必咽干，外之卫阳无根而虚极，寒厥因生，厥则足寒。所以急与甘草干姜汤而温中，截邪于其前路，还胃气而复阳气，"阳气者，精则养神"，故烦躁可止。厥止足温，表明阳气已复，能伸张于四末，此时继予芍药甘草汤充其阴气，以阴配阳，卫气津液混元而复"柔则养筋"之能，故挛止而脚伸。

给甘草干姜汤后，若见胃气不和而谵语，此必因前之小便数而胃中津液亏虚，进大热阳药后出现阴不胜阳的情况，有成阳明里实之势，故与调胃承气汤调之，不使成实。重发汗和烧针一句，为接"反与桂枝欲攻其表"之话头，与"作甘草干姜汤与之"对待，为误攻其表，"重发其汗"，造成"得之便厥、咽中干、烦躁吐逆"，其误治及结果都相同，但如果未依法给甘草干姜汤，反而试图用烧针法温经散寒，此为错上加错。因为里阳已亏，邪气已入里，自外用温经之法无济于事，不在邪之前路截之，反在邪之后路驱之，则邪陷愈速且深，正与116条所论火逆一个道理，即"用火灸之，邪无从出，因火而盛，病从腰以下，必重而痹，名火逆也"。在中焦已不能截止了，故再退一路，用四逆汤，在少阴根本处固本截邪。第29条的语言逻辑很有层次，层层递进，环环相套，要仔细弄清病理关系，才不会错乱。

两则医圣的证治条文，很好地体现了卫气津液理论的临床应用。我们看，仲景辨证用药之理与《内经》之论契合如此，我们对于他《伤寒论》序里"撰用《素问》《九卷》"的说法还有什么疑问吗？如果要找寻仲景学术和《内经》理论的关联，还有很多，岂是区区几句关于热病和六经的论述所能限定的？若真是那样的话，医圣的医学思想未免也太狭隘胶固了！岂是医圣狭隘？是我们解读得太狭隘！

溺与气的公案

卫气津液一体混元，此理不仅有助于我们加深对《伤寒论》涉及阳气和津液证治条文的理解，也能帮我们找到某些理论悬案的答案。如《灵枢·五癃津液别》云："天寒则腠理闭，气湿不行，水下留于膀胱，则为溺（niào）与气。"历代医家对"溺与气"的理解不统一。马莳解为"前溺与后气"，丹波元简附和曰"近是"。张景岳云："水即气也，水聚则气生，气化则水注，故为溺与气。"认为气与水乃相互转化关系，仍流于模糊，没有揭到要害。张隐庵云："气化而出者为溺，藏于膀胱者，化生太阳之气。"乃延续其对《灵兰秘典论》"气化则能出矣"的理解，将此"气"解释为太阳之气，这与《内经》有关三焦的论述大相径庭，故招致周学海的批驳。

我们从卫气津液混元一体论看，则可以认为，"气湿不行"就是卫气津液因寒气闭表而不能于表主开腠理而出汗与气，故转而内返于里而成溺与气。腠理不畅则气不行，气积盛于胸腹三焦之腔隙，故成贲响腹胀、胸闷喘息之态；上焦蒸化津液不力，则湿不行，留于中下焦，降露流渎太过，水液下蓄于膀胱而频作溺。卫气津液温化，则雾露混元，渗灌周行，寒化则水气离析，而水停气胀。贲响腹胀、胸闷逆息由气之析聚滞满，溺多和肠间流响为水之析聚流淌，这才是"为溺与气"的真正含义。《寿夭刚柔》说"卫之生病也，气痛时来时去，怫忾贲响，风寒客于肠胃之中"，《卫气失常》说"卫气之留于腹中，搐积不行，苑蕴不得常所，使人支胁胃中满，喘呼逆息"，都是这个道理。

147

《百病始生》则说"厥气生足悗（mán，烦闷），悗生胫寒，胫寒则血脉凝涩，血脉凝涩则寒气上入于肠胃，入于肠胃则膜胀，膜胀则肠外之汁沫迫聚不得散，日以成积。"这个"肠外之汁沫"就是析离了卫气的津液，胀的原因不限于胃肠之内胀气，也有胃肠之外离析的卫气成胀，正如《胀论》篇所说："夫胀者，皆在于藏府之外，排藏府而郭胸胁，胀皮肤，故命曰胀。"这个"藏府之外，排藏府而郭胸胁"，就是三焦的腔隙，"胀皮肤"就是胀在腠理，都是卫气津液行留之所。

《邪气藏府病形》说"三焦病者，腹气满，小腹尤坚，不得小便，窘急，溢则水，留即为胀"，说明引起卫气津液失常的原因除了外来的寒气侵犯之外，由于内伤饮食、劳损和阴阳，导致三焦阳气不足也是重要的原因，而上中下三把火的不足，与脏腑阳气功能的不足息息相关。不论外感内伤，脏腑功能失常只要影响到了卫气津液的功能，引起了水气分离，局部即成水饮、痰饮或痰湿，波及全身就是水肿，在四肢就是溢饮，在胸腔就是胸腔积液，即悬饮，在腹腔就是痰饮、腹水或臌胀。医圣《金匮要略》云："其人素盛今瘦，水走肠间，沥沥有声，谓之痰饮；饮后水流在胁下，咳吐引痛，谓之悬饮；饮水流行，归于四肢，当汗出而不汗出，身体疼重，谓之溢饮；咳逆倚息，短气不得卧，其形如肿，谓之支饮。"即是此类病症。形成水饮的部位，有肠间即腹腔，胁下即胸膜腔，膈间心下即纵隔，都是三焦之范围，加上溢饮归于四肢之腠理分间，均为卫气津液流行之地。关于水肿，《素问·水热穴论》《灵枢·水胀》等篇的论述都可参考，但更重要的是在深入理解三焦卫气津液规律的前提下，探讨这些病症的机制和寻找治疗之道。后世治疗水肿和痰饮都注重温阳，注重补气、行气、顺气，其理论基础都离不开气化和气津关系这个道理，只可惜对病理生理的论述失于浅泛而未加深究细解。

《丹溪心法》云："善治痰者，不治痰而治气，气顺，则一身之津液亦随气而顺矣。"说明朱丹溪是了解卫气与津液关系的。历代医家论水液之生理病理，也多重气化，《张氏医通》说："在上之阳不交于阴，则在下之阴无以为化，水道其能出乎？此上焦之气化也。仲景曰'卫气行则小便宣通'，又曰'脾病则九窍不通'，此中焦之气化也。东垣云：'在下之阴虚，在上之阳盛，致肾气不化。必宣其阳而举之，则阴可得而平也。'故丹溪云：'以吐法通小便，上窍通而下窍之水出焉。'……由经言及诸论观之，未有不主于气化者。"虽然我们没能找到张路玉所引医圣论述的出处，但其说合契经论，可依可行。

最新发现的器官

2018 年 3 月 27 日，美国《科技日报》（*Science Daily*）报道，纽约大学医学院（New York University School of Medicine）和纽约西奈山贝思以色列医学中心（Mount Sinai Beth Israel Medical Center）的医学研究者们当天在《科学报告》（*Scientific Reports*）上联合发表了一项新的研究成果（Structure and Distribution of an Unrecognized Interstitium in Human Tissues），报告一个新发现的人体"器官"，它一向被可视解剖学的常规方法所忽视。研究者发现："一直被认为是致密的结缔组织的人体的许多组织层——包括皮下组织、消化道及肺和泌尿系统的内膜、包围动静脉的组织及肌肉之间的筋膜——其实都是相互连接的、充满液体的隔间。这一系列的空间，由一个由胶原蛋白和弹性蛋白组成的网状结构所支撑，当器官、肌肉和血管执行日常功能而进行挤压、泵出和脉动活动时，它可以起到类似减震器的作用，防止组织撕裂。"这个结构或"器官"被称为"间质（interstitium）"。

报道说："研究人员已经确认了其前所未知的人体解剖学特征，它可能涉及所有器官和大多数组织的功能，以及大多数主要疾病的机制。"

"研究者还说，之所以之前没有人看到这些空间结构，是因为医学研究总是依赖于对显微镜载玻片上的被固定了的组织的检查，该方法被认为能最准确地反映生物学的真实情况。科学家以这种方法准备组织用以检验时，会用化学物质处理它，再切成薄片，然后将其染色以突出关键特征。'固定'的处理方法能显示细胞和结构栩栩如生的细节，但也排除了任何液体的存在。目前的研究小组发现，制作玻片时去除液体的方法导致这个由结缔组织蛋白网眼状结构围绕着的曾经充满液体的隔间结构塌缩成煎饼，就像倒塌的建筑物的层间地板一样。"

"这个研究结果是基于一种称为探针式共焦激光显微内窥镜（probe-based confocal laser endomicroscopy）的新技术，它是把过去用来窥探喉咙观察器官内部情况的'细长相机-便携探针'（slender camera-toting probe）和一种用以照亮组织的激光及分析反射荧光图案的传感器结合起来，能够提供活体组织而非固定组织的显微镜像。"

"重要的是，这个组织层是流动液体的高速公路的发现，可以解释为什么癌症侵入它会使得其扩散的可能性更大。由于它引流进入淋巴系统，这种新发现的网络是淋巴液的来源，其液体对免疫细胞产生炎症的功能起着至关重要的作用。此外，存在于空间中的细胞和它们所包衬的胶原纤维是随年龄而变化的，故可能在皮肤皱纹、肢体僵化及纤维化性、硬化性和炎性疾病的进展中起作用。"

"报告者认为，该研究领域早就了解，身体中超过一半的液体驻留在细胞内，大约有七分之一存在于心脏、血管、淋巴结和淋巴管内，其余的液体就是'间质'，而这个研究是首次根据间质自身的特点把它定义为一种器官，并且是身体最大的器官。"

为避免断章取义，上面引用的文字都是我们从原文严格地整段翻译过来的。大家看，这个间质结构跟中医的卫气津液系统多么相似啊！卫气津液分布广大，从皮肤、腠理、分肉、经脉表层到内部脏器周围，除了血管内的血液、皮肉脉筋骨本身和内脏实体组织，全身几乎无不是卫气津液所流止之所，它具有温暖、滋养、防御和抗打击的功能，还经由周围循环的孙络层面为血液提供来源。功夫家的混元气功就是把卫气津液的保护作用加以提高，发挥其到极致，以获得抗打击能力。与《自然》杂志的论文对照，间质结构和分布与卫气津液系统几乎处处吻合，我们相信这绝不是偶然的巧合。因此，现代研究的进展，说不定哪一天就有新发现，可以让中医的现代化进程"柳暗花明又一村"。

如果卫气津液和间质的对应成立，我们是否可以从卫气的特点出发，预见尚未发现和证实的间质的生理病理规律和特点呢？比如，间质流动的规律，间质的昼夜节律，月亮对间质的功能水平的影响，意念对这种流动的影响，病原体在间质中的传播，以及间质在无菌性炎症、多种疼痛、局部循环障碍、水肿和原发性肿瘤等疾病形成过程中的作用等。我们是否亦可从卫气的生理病理规律出发，扩大视野，通过针对卫气津液层面失常的治疗在若干相关的慢性疾病的治疗上获得进步呢？我们是否还可以考虑借鉴现代医学的检查和治疗技术，寻求用以评价卫气津液状态的客观诊断方法和改变卫气津液状态的现代药物和疗法，积极拓展中医的临床诊疗手段呢？

营气和血液

说了卫气，我们再说营气，营气与血液不可分离，谈血液则离不开经脉、络脉、血脉、血络等概念，但这些概念自古以来就没有搞清楚，存在很多含混矛盾之处。

前面讨论三焦和卫气时，我们已经引用了很多关于营气和营血的经文，对其规律获得了一些印象，现在要细说详解，难免还要重复前面说过的话。

营气也叫荣气，营字强调其深居和营周不休的特点，荣字强调其荣养的功能。《痹论》说："荣者，水谷之精气也，和调于五藏，洒陈于六府，乃能入于脉也。故循脉上下，贯五藏，络六府也。"《营气》说："营气之道，内谷为宝。谷入于胃，乃传之肺，流溢于中，布散于外，精专者行于经隧，常营无已，终而复始，是谓天地之纪。"《邪客》云："营气者，泌其津液，注之于脉，化以为血，以荣四末，内注五藏六府，以应刻数焉。"《五味论》说"血脉者，中焦之道也"，说明了营气来源于中焦水谷精气，它和津液共合而成血液，周流于脉中，有"贯五藏，络六府"的流行特点。

前面说过营气为"精专者行于经隧""营在脉中"，《卫气》篇则说："其精气之行于经者，为营气。"《决气》篇说："壅遏荣气，令无所避，是谓脉。"这是否表明经隧、经、脉是同一概念呢？我们说，存在这种可能，但从这几句话，也不能直接推出它们必然是同一概念，因为如果这几个概念的外延存在包含关系，其说法也成立，好比说一个人住在8号楼，又说他住在601房间，这并不矛盾，但我们也不能由此推出8号楼就等于601房间的结论。《内经》多处提到"经隧"一词，顾名思义，就是经脉所行经的隧道，但隧道里不止走经脉，也走卫气津液。

我们这样分析是有依据的，《调经论》说："五藏之道，皆出于经隧，以行血气，血气不和，百病乃变化而生，是故守经隧焉。"表明经隧为气血共同的道路。又说："气有余，则泻其经隧，无伤其经，无出其血（此处删去'无泄其气'四字衍文）。不足，则补其经隧，无出其气。"这句话则表明"经隧"和"经"的确是不同的概念，经为血道，经隧为气道。经隧，就是"经"所行之隧，"经"包含在"经隧"之内。篇中还说"阴与阳并，血气以并，病形以成……刺此者，取之经隧，取血于营，取气于卫"，那么几个概念的指向就更加明确了，即"经"为营血之道，"经隧"是容纳"经"的间隙，同时又是卫气之道，正如《营卫生会》所谓"营在脉中，卫在脉外"，所以"经隧"有时并指营卫之道路，有时专指"脉外"的卫气路径。结合前面刚讨论过的分间溪谷，我们差不多也可以说经隧就是溪谷，就是分间，是气血津液的总道路。《经脉》云："谷入于胃，脉道以通，血气乃行。"表明"脉道"和"经隧"也是同一概念。

经络和血管

我们知道营血是行于"经"即"脉中"的，而《内经》还常用"经脉"一词。《本藏》说："经脉者，所以行血气而营阴阳，濡筋骨，利关节者也。""血和则经脉流行，营复阴阳，筋骨劲强，关节清利矣。"而且均与卫气对待而讨论，则可知"经脉"所指也为营血。《经水》篇则说得更直接明了，"经脉者，受血而营之"。《经脉》所论十二经脉有六阳经脉和六阴经脉，就是"营阴阳"之义。而"营"字作为动词，除了营周循环的意义外，还有深居的意思。例如，《玉机真藏论》说："冬脉如营……冬脉者，肾也，北方水也，万物之所以合藏也，故其气来沉以搏，故曰营。"《经脉》云："经脉十二者，伏行分肉之间，深而不见。""经脉者常不可见也，其虚实也以气口知之，脉之见者皆络脉也。"说明经脉有走行深在的客观规律。人体中"伏行分肉之间，深而不见"，且"受血而营之"的是什么东西呢？当然是大血管啊。以"以气口知之"，就是摸脉知之，气口是大动脉浅出的部位。《离合真邪论》说"经之动脉，其至也亦时陇起，其行于脉中循循然，其至寸口，中手也时大时小"，《终始》则说"终始者，经脉为纪，持其脉口人迎，以知阴阳有余不足，平与不平"，《动输》说"经脉十二，而手太阴、足少阴、阳明，独动不休"，都表明动脉就是经脉，寸口桡动脉就是手太阴脉，人迎颈动脉就是足阳明脉，胫后动脉就是足少阴脉，《三部九候论》诊察经脉气血的部位也都是动脉点。

《寿夭刚柔》说"刺营者出血"，《官针》说"经刺者，刺大经之结络经分也""络刺者，刺小络之血脉也"，《三部九候论》说："经病者治其经，孙络病者治其孙络血，血病身有痛者，治其经络。"《调经论》则说"病在脉，调之血；病在血，调之络"，说明在针刺治疗学上，"经""脉""络""营""血"的概念也是无法分割的。

《脉度》说"经脉为里，支而横者为络，络之别者为孙"，对血脉系统进行了大致的分类。伏行之经脉即动脉和深部静脉，浅出的络脉即静脉分支，孙络即细小静脉血管。其实《内经》给予血脉的名称远不止这些，例如，关于经脉还有大经、外经、经别、经之正、盛经、虚经、大脉、阴脉、阳脉、动脉、气脉、筋脉等名称，关于络脉则有络脉、血络、阳络、阴络、大络、小络、孙络、别络、支络、横络、结络、浮络、孙脉、陷脉、满脉、横脉、解脉、散脉、束脉、溜脉、青脉等名称，此外，还有很多血脉的专有名称，如宗脉、冲脉、伏冲之脉、腹脉、颈脉、缨脉、胃脉、尻脉、脊脉、侠脊之脉、背俞之脉、伏膂之脉、大杼脉、舌下两脉、手背脉、同阴之脉、会阴之脉、衡络之脉、阳维之脉、直阳之脉、飞阳之脉、昌阳之脉、肉里之脉、通脉出耳前者、胃络、胞络、胞之络脉、衡络、嗌络、鱼络、鱼际络，等等。这众多的名称，恰恰说明了血脉系统遍布周身，动静脉各异，主要分支恒定而有固定名称，小分支众多且变异，故不可一一名状。上面诸名词中，"脉"与"络"常无分别，如同"血络"和"血脉"之等义。《经脉》篇中具体称十二经脉的每一经脉为"……之脉"，如"肺手太阴之脉""大肠手阳明之脉"等，《诊要经终论》则把"十二经脉之终"和"十二经之败"等量齐观，则"经脉""脉""经"几个名词也常互代。我们说《内经》中经络血脉相关名词常常互代并称，含混不清，恰恰反映了它们是无法清晰分别的概念，有时是血脉主干、分支或末梢的差别，有时只是走行深浅出入的差别，而本质上是同一属类的。

《调经论》说："夫十二经脉者，皆络三百六十五节。"《小针解》云："节之交三百六十五会者，络脉之渗灌诸节者也。"表明经脉与络脉有干枝关系，经脉通过分枝出细小的络脉而渗灌精气到肢节，这符合动脉向身体外周供血的特点。而《缪刺论》说"夫邪之客于形也，必先舍于皮毛，留而不去，入舍于孙脉，留而不去，入舍于络脉，留而不去，入舍于经脉"。《皮部论》也说："皮者脉之部也，邪客于皮则腠理开，开则邪入客于络脉，络脉满则注于经脉，经脉满则入舍于府藏也。"这种外感之邪传入的路径则说明孙络、络脉和经脉有移行和汇入关系。从细小络脉逐级汇合为大经脉的特点，我们可以很容易地认出，这是静脉血管系统，也可以确定，古人说的经脉是包括大静脉的。

《九针十二原》说"经脉十二，络脉十五，凡二十七气以上下"，《征四失论》："经脉十二，络脉三百六十五，此皆人之所明知，工之所循用也。"在《内经》确立的经络系统中，十二经脉反映了四肢大血管的相对恒定，十五大络反映了主要血管分支的相对恒定，三百六十五络则反映了体表细小血管的多变。《灵枢·血络论》曰"血脉者，盛坚横以赤，上下无常处，小者如针，大者如箸"，具体说明了小血管分布的不确定性。

《经络论》说："阴络之色应其经，阳络之色变无常，随四时而行也。寒多则凝泣（沍），凝泣（沍）则青黑；热多则淖泽，淖泽则黄赤。"阴络当是深静脉，阳络颜色随寒热变化的规律则完全符合浅表小静脉的特征。《动输》说："气之离藏也，卒然如弓弩之发，如水之下岸，上于鱼以反衰，其余气衰散以逆上，故其行微。"以桡动脉为例，形象地说明了动脉射血迅速，到末梢减缓的特征。而《血络论》说："血气俱盛而阴气多者，其血滑，刺之则射。阳气畜积，久留而不泻者，其血黑以浊，故不能射。"则明显是在描述刺动脉血和静脉血的不同表现。可见当时古人对动脉和静脉都有一定的认识，但这些认识缺乏系统性，对动静脉之间的关系也不明晰。所以才造成对经脉、血脉、络脉等称呼的多样性和模糊不清，以及对经脉流注方向的认识分歧。由此种种证据和分析，可以说经脉几乎与血管等义了，虽然现代的血管概念并不包含气化层面的内容，且无法解释中医经脉概念的全部规律，但如果我们坚决地否定经脉或经络与血管的联系，岂不是对《内经》的这些论述视而不见？

经气循环的否定之否定

根据《经脉》篇的讨论，十二经脉在四肢的走行有向心性和离心性两种走行，手阴经离心，手阳经向心，足阳经离心，足阴经向心，经别即大络与所别出经脉的走行保持一致。《营气》篇给出了十二经脉首尾相接、序贯循环的营气周流模式，《五十营》则给出了营气以这种循环模式一日夜五十个循环周期的规律。但问题是，如果我们前面依据分析原文得到的经脉是大血管的认识是正确的，营气循行于经脉之中，营气营血的循环就应该是血液循环，那么这个十二经脉营周模式和周期就和我们现在了解的人体血液体循环规律之间存在巨大矛盾。即使不考虑五十营模式循环时间与血液体循环时间的巨大差别，类比式地把向心性经脉对应于静脉，离心性经脉对应于动脉，矛盾仍然无法得到调和。虽然大多数的动脉都为离心经脉，如手太阴动脉、手少阴动脉、足阳明动脉、足少阳动脉，而且头部动脉血运方向与足阳经走向矛盾的都被定义为经脉的分支而不作为主干，但手阳经的动脉和足少阴经动脉都与这一系统的营周方向矛盾。

《动输》解释"足少阴何因而动"说："冲脉者，十二经之海也，与少阴之大络，起于肾下，出于气街，循阴股内廉，邪入腘中，循胫骨内廉，并少阴之经，下入内踝之后，入足下。其别者，邪入踝，出属跗上，入大指之间，注诸络，以温足胫，此脉之常动者也。"这显然就是描述了从腹主动脉即冲脉开始，分出髂动脉，移行为股动脉、腘动脉，到胫后动脉、足底内侧动脉，接入足动脉弓，最后分出趾动脉的解剖规律。这完全是离心方向的血液流动，与经典所描述的足阴经的向心流注方向相反。

此外，在十二经脉规律中，五输穴是极为重要的理论和技术体系，《本输》篇就是五输穴专论。五输穴命名所体现的经气流注由小到大、由浅到深的特点都是血管特性，其向心性走行则符合静脉规律。这个体系和营气流动规律是矛盾的。再者，《根结》篇揭示了足六经和手足六阳经的根结理论体系，均以四末为根，除足太阴上结于太仓胃外，皆上结于头。其六阳经从"溜""注"到"入于"的叙述顺序，表述的流注方向都是上行的，这与营气十二经流注规律也是矛盾的。还有，现代实验研究和临床观察所见到的自发的或诱发的经络感传现象往往也无法与古典经脉循行方向保持一致，比如我们见到的病例报告中的手厥阴心包经的感传几乎都是向心性的，我亲见的针刺内关引发的心包经感传也是向心性的，我自己身上也明确发生过足太阴脾经沿离心方向的循经感传。

由上述讨论，我们似乎可以断言，十二经营气循环模式和五十营是古人对血液循环认识不足而做出的错误总结。如果一味强调经脉的气化规律，无视《内经》的文字，固执地否定经脉跟血管的关系，这显然是不客观的。《五十营》说"人经脉上下、左右、前后二十八脉，周身十六丈二尺"，指出经脉长度是可以客观度量的。《脉度》和《骨度》两篇也都具体给出了各部经脉的度量尺寸，这表明古人就是把经脉当作具体的人体结构看待的，而非不可见不可测的东西。

虽然古人所描述的经脉和络脉与血管和血循环关系密切，是无法脱离开的。但另一方面，一些客观的经络现象却是用血管循环系统无法解释的，比如循经感传的速度、经脉的体表路线与血管走行的差别等，这说明经脉系统还包括了血管血运以外的客观人体规律。

我们注意到，在《内经》中，经脉也常被用以并指营卫和气血。如，《骨度》云"视其经脉之在于身也，其见浮而坚，其见明而大者，多血；细而沉者，多气也"，《邪气藏府病形》云"十二经脉、三百六十五络，其血气皆上于面而走空窍"，《痈疽》说"荣卫稽留于经脉之中，则血泣而不行，不行则卫气从之而不通"，《举痛论》说"经脉流行不止、环周不休，寒气入经而稽迟，泣而不行，客于脉外则血少，客于脉中则气不通，故卒然而痛"，《九针十二原》则说"欲以微针通其经脉，调其血气，营其逆顺出入之会"。可见，从生理、病理到治疗，经脉也都被视为营卫气血同在的概念。《营卫生会》云："营在脉中，卫在脉外，营周不休，五十而复大会。"表明了营血和卫气并路共行的特点，再联想到"经隧"的概念，我们可以很自然地揣测无法用血脉系统解释的经脉现象是属于卫气层面的规律。

综合上述认识，本来应当血是血、气是气，各有规律，但由于古人在使用名词上的不确定性，不管是因为各篇记录所出非一人一派的缘故，还是本来就存在认识上的模糊地带，结果就导致《内经》一书中的营血、营气、卫气、血脉、气脉等范畴时或出现错位，引发了持久的理论混乱，至今仍莫衷一是。早在1997年，中国中医科学院的张维波研究员就提出了气的主要实质是组织液，经脉是组织液在间质中的低阻通道的观点，此后领衔发表了多篇相关实验研究报告，确认此通道位于皮下疏松结缔组织层，并发现通道某些点的压力变化与呼吸同步，所以提出假说，认为这种组织液流动的动力可能是来源于呼吸所造成的组织液压波，压波使组织液如潮汐般鼓动往来于组织间。这些研究和理论假说在很大程度上支持了我们对卫气津液关系和卫行脉外的解读，即气脉是营血脉管之外的卫气津液的快速通道，肺司吐纳如橐龠，是气行出入之动力。

此外，经脉学说是针灸治疗学的主要理论基础，从治疗学反推的话，《内经》针刺术以刺血作为治疗的内容占比例很大，不容忽视，并且其诊断和说理也相对独立，因此，我们应当从《内经》所总结的针刺治疗的基本纲领，即"刺营者出血，刺卫者出气，刺寒痹者内热"出发，结合现代研究成果和临床实践，分别探讨气脉、血脉和五形体的生理、病理规律，扬弃不合理的学说，还原可信度较高的针刺理论和技术，让古老的针刺术得到合理的现代阐述。

第九章

百 病 始 生

讨论完人体生理常态，现在我们来说说《内经》对于疾病的认识，包括病因、病机和病候。病机用现代词语讲就是病理，机理二字可并用也可分开用，中医习惯称病机。了解疾病的发生和发展规律，不仅有助于治疗，还有助于预防疾病。

与万物沉浮于生长之门

《素问·四气调神大论》说："故阴阳四时者，万物之终始也，死生之本也，逆之则灾害生，从之则苛疾不起，是谓得道。道者，圣人行之，愚者佩之。从阴阳则生，逆之则死，从之则治，逆之则乱。反顺为逆，是谓内格。"指出了一个关于疾病的最根本的道理，就是疾病乃至死亡都是因为违背四时阴阳这个生命的根本规律。了解并遵从四时自然之道就是得道，就属于"圣人行之"，所谓"圣人春夏养阳，秋冬养阴，以从其根，故与万物沉浮于生长之门。"反之就是"愚者佩之"，背道而驰，"佩"是"背"的通假字。

《素问》开篇第一篇《上古天真论》介绍了合道、行道、守道、从道的典范，即真人、至人、圣人、贤人，解释了为什么他们都能健康长寿。紧接着第二篇就是《四气调神大论》，告诉我们如何像圣贤那样遵从天道，保持健康。介绍了春天的养生之道、夏天的养长之道、秋天的养收之道和冬天的养藏之道，这一系列的方法又被一个词"养生"所概括和代表了。现在人们都很注意养生，喜欢交流分享养生知识，开口养生，闭口养生，但读了《内经》就要知道养生只是其中一部分，生、长、化、收、藏都要养，才是全面地养护健康，"与万物沉浮于生长之门"，说完整了，是沉浮于生长化收藏之门。这个规律，由于汉代董仲舒倡导天人相应思想，也被投射到社会制度和国家行政行为上。比如说，古代死刑犯总是要等到"秋后问斩"，而不是定了死罪马上就执行，就是这个顺天应人的道理。秋天为杀伐之时，万物凋零，杀罚就是顺天时的，春天是万物新生的时节，以生为德，故不可杀罚，其根本指导思想就是不可违背天道。所以说："春三月，此谓发陈，天地俱生，万物以荣，夜卧早起，广步于庭，被发缓形，以使志生。生而勿杀，予而勿夺，赏而勿罚，此春气之应，养生之道也。"

《内经》的这种思想也成为帮助我们推测其著述时间的线索。历史上的人物、事件、思想和语言文字的使用都有绝对的或相对的时间坐标，所以古代书籍里携载的这方面的信息就成为考据著述年代和鉴别真伪的重要依据。

不过话又说回来，这个"与万物沉浮于生长之门"的法门仍只是养生的一个大方面，是在人与自然关系方面做文章，养生还有其他方面，每个方面都具有健康与疾病的双重性，做得不好，它们就会成为病因，做得好，它们就是健康的保证。我们了解了这些因素是怎么致病的，就知道怎么防治疾病了，也就知道如何养生了。

百 病 始 生

《顺气一日分为四时》说："夫百病之所始生者，必起于燥湿寒暑风雨，阴阳喜怒，饮食居处。"这句话高度概括，指出了引起疾病的原因有外感的风、暑、湿、燥、寒，内伤的情志不调、饮食不节、日常起居的不当和男女性事的不协和。阴阳这个词外延很大，所以意思多变，我们要根据其语境来理解其具体含义，在这段话里"阴阳"就是指男女。

《阴阳应象大论》说："天有四时五行，以生长收藏，以生寒暑燥湿风。人有五藏，化五气，以生喜怒悲忧恐。故喜怒伤气，寒暑伤形。暴怒伤阴，暴喜伤阳。厥气上行，满脉去形。喜怒不节，寒暑过度，生乃不固。"表明风暑湿燥寒本是正常的自然气候变化，喜怒悲忧恐也是正常的人体功能表现，但过度和失常就会造成伤害，引起疾病。《百病始生》则说："喜怒不节，则伤藏，藏伤则病起于阴也；清湿袭虚，则病起于下；风雨袭虚，则病起于上；是谓三部。至于其淫泆，不可胜数。"提出了内伤于脏为阴、外伤于邪为阳的分类，外伤于阳又分为上伤于风雨寒热、下伤于清湿之气的规律。《邪气藏府病形》说："身半已上者，邪中之也；身半已下者，湿中之也。"把邪风和湿气所伤更明确地表述为上半身和下半身。

对于喜怒不节所伤，《举痛论》说："百病生于气也。怒则气上，喜则气缓，悲则气消，恐则气下，寒则气收，炅则气泄，惊则气乱，劳则气耗，思则气结，九气不同。"总结了情志通过影响人体气机而致病的规律。

《寿夭刚柔》说："风寒伤形，忧恐忿怒伤气。气伤藏，乃病藏；寒伤形，乃应形；风伤筋脉，筋脉乃应。此形气外内之相应也。"一内一外，一形一气，是对待讲法。外邪伤形，是影响人体的形体层面乃至气血层面。五脏藏阴精和藏神的功能是人体正常精神和情志活动的基础，情志致病除了影响气化层面的气机外，还会直接影响精神层面。《本神》就具体地对情志伤害五脏精神引起的严重精神病变进行了论述：

"是故怵惕思虑者则伤神，神伤则恐惧流淫而不止。因悲哀动中者，竭绝而失生。喜乐者，神惮散而不藏。愁忧者，气闭塞而不行。盛怒者，迷惑而不治。恐惧者，神荡惮而不收。

心怵惕思虑则伤神，神伤则恐惧自失，破䐃（jiǒng）脱肉，毛悴色夭，死于冬。

脾愁忧而不解则伤意，意伤则悗乱，四支不举，毛悴色夭，死于春。

肝悲哀动中则伤魂，魂伤则狂忘不精，不精则不正当人，阴缩而挛筋，两胁骨不举，毛悴色夭，死于秋。

肺喜乐无极则伤魄，魄伤则狂，狂者意不存人，皮革焦，毛悴色夭，死于夏。

肾盛怒而不止则伤志，志伤则喜忘其前言，腰脊不可以俯仰屈伸，毛悴色夭，死于季夏；恐惧而不解则伤精，精伤则骨酸痿厥，精时自下。

是故五藏主藏精者也，不可伤，伤则失守而阴虚，阴虚则无气，无气则死矣。"

我们看看这严重不严重？现代社会精神心理疾患更加突出，很多人都或多或少地有点心理问题，严重的就患上抑郁症、精神分裂症，往往毁掉整个人生。所以这个问题值得重视，如何利用中医的情志学说和精神论来预防和治疗精神和心理疾病，是一个非常有现实意义的课题。

针对饮食致病，《五味论》有论述曰："五味入于口也，各有所走，各有所病。酸走筋，多食之，令人癃。咸走血，多食之，令人渴。辛走气，多食之，令人洞心。苦走骨，多食之，令人变呕。甘走肉，多食之，令人悗心。"是说五味过度对健康的直接影响。这里我们特别要说一说这个苦味，"苦走骨，多食之，令人变呕"，这肯定是丰富经验的总结，我们说古人总结得太准确了。为什么呢？苦味药物往往都是寒性的，所谓苦寒之品，苦寒药吃多了，首当其冲的，中阳会受损，也就是造成脾胃阳虚，脾胃一伤，运化水谷能力下降，胃排空能力弱了，就会胃胀，消化不良，就会发生恶心反胃，这就是"令人变呕"。然后，进一步还会伤肾阳，命门火衰，水道气化功能衰败，就可能引起肾功能衰竭，就是尿毒症，尿毒症的消化系统症状主要就是恶心呕吐，吃不下饭，这更是"令人变呕"，泌尿系统症状就是排尿不利，尿少，毒素也无法排除，积聚于血液中，引起各系统的损害，所以叫作尿毒症。很多肾脏疾患和感染性疾病都会导致急性或慢性肾衰，古人不知道这是尿毒症，把它叫作关格，上格不能进食，食则吐，下关不能小便，癃闭水肿，是不治之症。现在可以做血液透析，乃至做移植手术换肾，虽可保命，但终究是不得已的办法。

有人把一些有肾毒性的中药引起的肾功能损害叫作"中药性肾病"，这是不准确的，有污中药名誉。药物使用不当，过量或长期使用几种含马兜铃酸的苦寒药物，如关木通、广防己、马兜铃（果实）、青木香（马兜铃根）、天仙藤（马兜铃茎叶）、寻骨风等，容易引起肾衰，此非药之过，错在药物的不当使用，即使不含马兜铃酸，过度使用苦寒药物也是不对的，会伤正气，引起不良反应。有良好专业素养和经验的中医师是绝对不会滥用药物的，尤其是苦寒药物，所谓"大毒治病，十去其六；常毒治病，十去其七；小毒治病，十去其八；无毒治病，十去其九。谷肉果菜，食养尽之。无使过之，伤其正也。"（《素问·五常政大论》）攻伐的药物可以攻毒，也会伤正，有必要可以使用，但一定要适可而止，转用无毒的药物和扶正的药物使余病渐消，最后收功一定是以调补为主的，或转以食疗，以恢复正气和功能为目的。西医使用化疗药物治疗肿瘤，就往往犯使用过度的错误，正气被戕害不能复原的话，抗肿瘤治疗是进行不下去的，不计后果的化疗往往只会"促命期"。

《生气通天论》则从五行克伤来讨论食味偏颇引起的五脏失调，说："阴之所生，本在五味，阴之五宫，伤在五味。是故味过于酸，肝气以津，脾气乃绝。味过于咸，大骨气劳，短肌，心气抑。味过于甘，心气喘满，色黑，肾气不衡。味过于苦，脾气不濡，胃气乃厚。味过于辛，筋脉沮弛，精神乃央。"《五藏生成》也说："多食咸，则脉凝泣（涩）而变色；多食苦，则皮槁而毛拔；多食辛，则筋急而爪枯；多食酸，则肉胝（zhī，皮厚起茧）胝而唇揭；多食甘，则骨痛而发落。此五味之所伤也。"某一种味道的食物吃得过多，就会影响五行所克一脏的功能及其相应的形体。

《痹论》说"饮食自倍，肠胃乃伤"，《小针解》亦云"寒温不适，饮食不节，而病生于肠胃"，《咳论》说"其寒饮食入胃，从肺脉上至于肺则肺寒，肺寒则外内合邪，因而客之，则为肺咳"，等等，则是指饮食不节和饮食寒热不调引起脏腑疾病的道理。

《经脉别论》云："故饮食饱甚，汗出于胃。惊而夺精，汗出于心。持重远行，汗出于肾。疾走恐惧，汗出于肝。摇体劳苦，汗出于脾。故春秋冬夏，四时阴阳，生病起于过用，此为常也。"举例说明了饮食和劳形引起疾病的几种情况。

医圣张仲景在《金匮要略》中也提出过一种疾病分类，说："千般疢（chèn，热病，泛指疾病）难，不越三条：一者，经络受邪，入脏腑，为内所因也；二者，四肢九窍，血脉相传，壅塞不通，为外皮肤所中也；三者，房室、金刃、虫兽所伤。以此详之，病由都尽。"这里的内所因和外所中其实是从病机病位划分的，不全是病因，虽然内所因部分暗含了脏腑内伤这一前提。宋代陈无择把疾病分为内因、外因、不内外因，分类逻辑就比较清晰了，穷尽了中医学病因概念的外延，他在《三因极一病证方论·三因论》里说："六淫，天之常气，冒之则先自经络流入，内合于脏腑，为外所因；七情，人之常性，动之则先自脏腑郁发，外形于肢体，为内所因；其如饮食饥饱，叫呼伤气，尽神度量，疲极筋力，阴阳违逆，乃至虎狼毒虫，金疮踒折，疰忤附着，畏压溺等，有背常理，为不内外因。"后来李东垣把饥饱失常、劳役过度、寒温失调、喜怒过度引起的疾患统归为内伤病，得到后世的广泛认可，外感、内伤遂成为疾病分类的大纲，其余不能归于外感和内伤之下的疾病统统算作不内外因，相当于对三因论进行了部分修正，这种病因分类法一直延续到现在。

《阴阳应象大论》论述调和阴阳的方法说："能知七损八益，则二者可调，不知用此，则早衰之节也。"这个七损八益，因为不见于其他经典和医籍，历代注家解读不一，一直是个谜团。直到1973年，考古专家在长沙马王堆汉墓出土的竹简《天下至道谈》里发现了它明确的内容，才真相大白。其文曰："气有八益，又有七孙（损）。不能用八益、去七孙（损），则行年四十而阴气自半也，五十而起居衰，六十而耳目不葱（聪）明，七十下枯上脱，阴气不用，唾泣留（流）出。令之复壮有道，去七损以振其病，用八益以贰其气，是故老者复壮，壮者不衰。""八益：一曰治气，二曰致沫，三曰智（知）时，四曰畜气，五曰和沫，六曰窃（积）气，七曰寺（待）赢（盈），八曰定顷（倾）。七孙（损）：一曰闭，二曰泄，三曰竭，四曰勿，五曰烦，六曰绝，七曰费。"就是八种古人认为有益于健康的性行为方式和七种有损健康的方式。宋初时期，日本丹波康赖编纂的《医心方》收录了房中专著《玉房秘诀》，其内容也有七损八益。所以"七损八益"就是古代房中术，即男女阴阳之健康指导，也就是前面百病始生提纲中"阴阳喜怒"的"阴阳"，这是有考古和文献依据的，所以可以定论。其他各种解读都是注家个人的主观猜想，虽然附会的道理本身往往也是不错的医理，但作为"七损八益"的解读都缺乏说服力。

房中术是中国古代人体生命学术的一支。孔子说："饮食男女，人之大欲存焉。"（《礼记》）宋明理学大行其道之前，我国古代并不忌讳谈论男女之事，能比较自然地以平常心看待。《汉书·艺文志》把房中和医经、经方、神仙并列，作为方技略的内容，并说"方技者，皆生生之具""房中者，情性之极，至道之际""神仙者，所以保性命之真，而游求于其外者也"。经方和医经是医学方法，自不待言，神仙、房中则与中医都有瓜葛，追求的目标也都是健康长寿，所以研究中医的学者也应了解其道理，以助于加深和提高对人体生命的认识。

风者百病之长

至此，我们已经介绍了饮食、劳逸、情志、男女诸方面致病因素，它们都属于内因，可引发内伤类疾病，或成为外感疾病的条件，现在我们来重点讨论外感一类致病因素。外感六淫，包括风、寒、暑、湿、燥、火，也叫六气，本来是地球的自然气候状况，六气太过就叫六淫，因为是非正常之气，所以也叫六淫邪气。六淫邪气里最重要的是风，所谓"风者百病之长也"（《玉机真藏论》）。

为什么风最重要呢？《百病始生》对此有解答："风雨寒热，不得虚邪，不能独伤人。卒然逢疾风暴雨而不病者，盖无虚。故邪不能独伤人，此必因虚邪之风，与其身形，两虚相得，乃客其形。两实相逢，众人肉坚。其中于虚邪也，因于天时，与其身形，参以虚实，大病乃成。"就是说"虚邪之风"是所有邪气伤人的前提条件，人的气血充实，皮毛腠理紧密，邪气便不能入客其形，或即使入客，也轻浅不能久居，就不能真正作病。"虚邪之风"，也叫"虚邪贼风""虚风""贼风""大风"，"风者百病之长"就是指这个虚风。

《金匮真言论》说："黄帝问曰：天有八风，经有五风，何谓？岐伯对曰：八风发邪，以为经风，触五藏，邪气发病，所谓得四时之胜者。"这个八风，就是九宫八风那个八风，但九宫八风是实风，这个八风是虚风。风如何分虚实呢？《九宫八风》说得很明白："因视风所从来而占之，风从其所居之乡来为实风，主生长，养万物；从其冲后来为虚风，伤人者也，主杀，主害者。谨候虚风而避之，故圣人曰避虚邪之道，如避矢石然，邪弗能害，此之谓也。"比如，立春时节，应东北方艮宫，东北风就是实风，对冲为西南方坤宫，西南风就是虚风，除了这两个方向，其他的风都叫正风（图 3-7）。《刺节真邪》说："正气者，正风也，从一方来，非实风，又非虚风也。邪气者，虚风之贼伤人也，其中人也深，不能自去。正风者，其中人也浅，合而自去，其气来柔弱，不能胜真气，故自去。"就是这个道理。

八风对应八个节气八个卦位，每个节气开始到下一个节气共 45 天或 46 天，大致均分全年 365 天为八个卦气，每个卦气都有相应的实风和虚风。四正位加上代中宫行事的西南坤宫，对应了五种虚风，分别伤损对应的五脏，就是"经有五风"，就是"八风发邪，以为经风，触五藏，邪气发病，所谓得四时之胜者"。比如，"风从西南方来，名曰谋风，其伤人也，内舍于脾，外在于肌，其气主为弱。"西南坤二宫来的虚风叫谋风，伤脾，为脾经之风，入藏则为脾风（参见图 3-7、图 7-2）。

八风固然是季节发病规律，但人的体质有强弱，天气的变异不可预料，所以受邪发病也并非如此死板。《岁露论》就说："贼风邪气之中人也，不得以时。然必因其开也，其入深，其内极病，其病人也卒暴；因其闭也，其入浅以留，其病也徐以迟。"《四时刺逆从论》亦说："邪气者，常随四时之气血而入客也，至其变化不可为度，然必从其经气，辟除其邪，除其邪，则乱气不生。"《五变》则说："一时遇风，同时得病，其病各异……木之所伤也，皆伤其枝，枝之刚脆而坚，未成伤也。人之有常病也，亦因其骨节、皮肤、腠理之不坚固者，邪之所舍也，故常为病也。"告诉我们分析邪风致病要以通晓其道理为目的，而不可拘泥于时令。

这个道理也可以帮助我们理解关于《伤寒论》外感病定义的纷争。王叔和的伤寒例因为从时令定义伤寒，被后世医家批评。清代经方家吕震名就说："今乃谓冬月中而即发者，名为正伤寒，春为温，夏为热，不惟仲景论中并无此语，且如执是说，则冬月中岂无患太阳病发热而渴者乎？夏月中岂无患太阳病恶寒无汗者乎？将安所适从乎？岂一时之中，只许人生此一病，不许更生他病乎？此说实倡自叔和之序例。"（《伤寒寻源·辟泥四时论病之谬》）王叔和搜采编辑医圣散失的著作有很大功劳，如果不是他，我们今天未必可以读得到《伤寒论》这部伟大的著作。他加入伤寒例、平脉法、辨脉法作为对仲景证治条文的补充，并非无益。他从时令定义伤寒，就如同《内经》定义八风，乃示人以规矩，后来的批评者乃着眼于权变，我们学习者当兼听其言，采其合理，无须极端，既了解成法，又不囿于成法。

风邪发病在《内经》里论述得最多，实际上是拿它作为代表来讨论，其他病邪常与风邪相偕伤人致病。了解了风邪伤人的基本规律，对外感邪气整个这一类也就大致了解了，当然六淫也有各自的特点，要分别了解学习。

《刺节真邪》说："虚邪之中人也，洒淅动形，起毫毛而发腠理。其入深，内搏于骨，则为骨痹。搏于筋，则为筋挛。搏于脉中，则为血闭不通，则为痈。搏于肉，与卫气相搏，阳胜者则为热，阴胜者则为寒，寒则真气去，去则虚，虚则寒。搏于皮肤之间，其气外发，腠理开，毫毛摇，气往来行，则为痒。留而不去，则痹。卫气不行，则为不仁。虚邪偏客于身半，其入深，内居荣卫，荣卫稍衰，则真气去，邪气独留，发为偏枯。其邪气浅者，脉偏痛。虚邪之入于身也深，寒与热相搏，久留而内著，寒胜其热，则骨疼肉枯，热胜其寒，则烂肉腐肌为脓，内伤骨，内伤骨为骨蚀。有所疾前筋，筋屈不得伸，邪气居其间而不反，发于筋溜（瘤）。有所结，气归之，卫气留之，不得反，津液久留，合而为肠溜（瘤），久者数岁乃成，以手按之柔。已有所结，气归之，津液留之，邪气中之，凝结日以易甚，连以聚居，为昔瘤，以手按之坚。有所结，深中骨，气因于骨，骨与气并，日以益大，则为骨疽；有所结，中于肉，宗气归之，邪留而不去，有热则化而为脓，无热则为肉疽。凡此数气者，其发无常处，而有常名也。"

这段经文把虚邪贼风引起的疾病如数家珍般列举了一遍，可见虚风致病种类之多，影响之广，从伤风感冒，到筋骨痹痛，从感染性的痈肿骨疽，到脑卒中的偏瘫，再到原因复杂的肿瘤，无不是从感受风邪开始的，说其百变，为百病之长，一点都不为过。《素问·风论》也讨论了风邪引起表里多种疾病的病理，可以结合我们这部分讨论一起研读。

相输俱受说输脉

下面我们看《百病始生》的一段论述，是风邪伤人的具体过程和表现。

"是故虚邪之中人也，始于皮肤，皮肤缓则腠理开，开则邪从毛发入，入则抵深，深则毛发立，毛发立则淅然，故皮肤痛。

留而不去，则传舍于络脉，在络之时，痛于肌肉，其痛之时息，大经乃代。

留而不去，传舍于经，在经之时，洒淅喜惊。

留而不去，传舍于输，在输之时，六经不通四支，则支节痛，腰脊乃强。

留而不去，传舍于伏冲之脉，在伏冲之时，体重身痛。

留而不去，传舍于肠胃，在肠胃之时，贲响腹胀，多寒则肠鸣飧泄，食不化，多热则溏出糜。

留而不去，传舍于肠胃之外，募原之间，留著于脉，稽留而不去，息而成积。或著孙脉，或著络脉，或著经脉，或著输脉，或著于伏冲之脉，或著于膂筋，或著于肠胃之募原，上连于缓筋。邪气淫泆，不可胜论。"

这块儿内容有点多，我们将重点解析几个关键点。总体上讲，风邪致病，从外而受，先客皮毛，如没有得到及时治疗，且正气抵抗无力，则邪气会随着气血经脉的循行传输路径步步深入，直到入里成为积聚。

这个"邪从毛发入，入则抵深，深则毛发立，毛发立则淅然，故皮肤痛",相信很多人都有体会,就是有时突然会有一小撮儿头发或身体某处一小块儿皮肤非常敏感,不敢碰,碰了就会奇痛无比,现代的解释是立毛肌痉挛,但它是什么引起的呢? 从《内经》这句话就知道是"邪从毛发入"引起的,最常见的是头部,"风雨袭虚,则病起于上"。我们看古人观察得很细致,表达则很简明,原因、病机、症状都有了。

如果留而不去,就会依次传舍于络脉,传舍于经,这个经和络前面都讨论过了,容易理解,不过"在经之时,洒淅喜惊"是什么道理呢?"洒淅"是"洒淅恶寒"的省语,也就是"虚邪之中身也,洒淅动形",是邪气在表的常见症状。"喜惊"则是风伤肝的表现,《阴阳应象大论》说"风气通于肝",《生气通天论》也说"风客淫气,精乃亡,邪伤肝也",《金匮真言论》则说"东方青色,入通于肝,开窍于目,藏精于肝,其病发惊骇"。也就是说,风邪客于经脉虽还未入里,但如果影响了相关五脏藏精气和输布精气的正常功能,也会表现为五脏藏神功能的失常。风为肝之邪,所以风先伤肝,肝藏魂,魂不安的话,就表现为惊骇。惊骇可以是无缘由的忽然惊动,俗话一激灵,就是这种感觉,比如小孩子的慢惊,往往伴有手足的搐动,也可以表现为易受惊吓,突然的声响,即使声音不大,也会吓一跳,还可以是睡觉时惊梦,比方说睡梦中会忽然感觉到自己跌倒或坠落,就惊醒了,这都是惊,惊骇。不过《内经》里提到表现为"惊骇"或"惊"的病症很多,虽以肝病和少阳病最多见,也有病心者,有病肾者,有病太阳者,有病阳明者,所以这方面也不可拘泥,要具体问题具体分析。《伤寒论》里所有涉及惊狂、惊悸、烦惊的条文都出在三阳病篇,有误吐误下引邪入里的,有烧针火逆所致的,惊之一证皆因动脏扰神而形成,治疗往往要加龙骨、牡蛎安神定惊,乃是"惊者平之"的治法。

再传,邪风留于经不去,则传舍于输,可见输是与"经"相邻的一种结构,后文说成积者"或著输脉",那么"输"是指"输脉"就很分明了,可"输脉"又是什么呢? 现代的教科书里没有,井荥输经合五输穴的输跟这个好像也不是一回事。

我们看邪气"在输之时"的表现,"六经不通四支,则支节痛,腰脊乃强",和成积"其着于输之脉者"的表现,"闭塞不通,津液不下,孔窍干壅",以及"卒然外中于寒,若内伤于忧怒,则气上逆,气上逆则六输不通,温气不行，凝血蕴裹而不散，津液涩渗，着而不去，而积皆成矣"，分析一下就可以知道，这个输脉既是四肢六经温气即阳气之路径，又是津液之道。那么什么结构有此特点呢？回顾前一章我们对气血津液的讨论，可以得到一个答案，就是经隧分间。《调经论》说："风雨之伤人也，先客于皮肤，传入于孙脉，孙脉满则传入于络脉，络脉满则输于大经脉，血气与邪并客于分腠之间，其脉坚大，故曰实。实者外坚充满，不可按之，按之则痛。"也证实这个答案是对的。即邪"输于大经脉"之后，"血气与邪并客于分腠之间"，阻塞卫气，则卫阳不能温分肉，即"温气不行"，卫气不行则不能行津液，则"津液不下，孔窍干壅"，如果"凝血蕴裹而不散，津液涩渗，着而不去，而积皆成矣"，义理都通达。

《气穴论》说："肉之大会为谷，肉之小会为溪，肉分之间，溪谷之会，以行荣卫，以会大气。"也表明分间是气血与邪气的相会之地。还有，《水热穴论》篇在讲水俞五十七处，即肾俞五十七穴时说："分为相输俱受者，水气之所留也。"其意思也就很分明了，即腠理分间是血气特别是卫气和津液、邪气"相输俱受者"，认识及此，水肿的病理也可得到更细致的诠释。所以我们可以说，如果外邪传至分腠之间，大面积阻遏卫气津液之道，可以引发水肿，如果是局部邪气阻遏卫津，并且加上凝血蕴裹不散，就成为积，也就是肿瘤。所以输脉或输这个概念，是指较深较大的分肉间隙，是能传输卫气和津液的主要通道，连通内外，又为经隧，也是外邪客留的地方。

如此来看，这个输脉是个非常重要的概念，但以前没有人注意到这个细节，我们通过对原文的分析思辨，把它弄清了。《禁服》说："审察卫气，为百病母。"这句话也不是随便说说的，分间和输脉的异常就是卫气病的病理基础，无论是外邪客留，还是卫气本身的阻滞、合并和逆乱，都在这个层面产生病理变化，风客作痛、气阻生胀、气并厥乱、津停水肿、逆厥裹血成积，皆是卫分病症。这个概念对我们更准确理解外邪影响人体而致病的机制有很大帮助，对某些具体病症如风、水肿、肿瘤积聚的病机理解和治疗法则的制定也有指导意义。

我们在推求"输脉"的意思时，先是从本篇求证，又从相关篇章求证，可以说是反复举证，不但得到了它的清晰含义，同时也解答了《水热穴论》关于水肿病理的关键节点，为前一章卫气津液的相关生理论述也添加了注脚，可谓举一反三，触类旁通。这种用经文本身内容互相印证的方法，古人称之为"以经解经"，在探究《内经》词语的含义时，是很有效的一种方法。

两种邪传路径

从皮毛传到络脉，到经脉，到输脉，一直到募原，这种邪气内传的过程主要是沿卫气路径传留。

《百病始生》介绍邪气留结成积的病机病候说："其著孙络之脉而成积者，其积往来上下，臂手孙络之居也，浮而缓，不能句积而止之，故往来移行肠胃之间，水凑渗注灌，濯濯有音，有寒则䐜满雷引，故时切痛。其著于阳明之经，则挟脐而居，饱食则益大，饥则益小。其著于缓筋也，似阳明之积，饱食则痛，饥则安。其著于肠胃之募原也，痛而外连于缓筋，饱食则安，饥则痛。其著于伏冲之脉者，揣之应手而动，发手则热气下于两股如汤沃之状。其著于膂筋在肠后者，饥则积见，饱则积不见，按之不得。"

又说："积之始生，得寒乃生，厥乃成积也。""厥气生足悗，悗生胫寒，胫寒则血脉凝涩，血脉凝涩则寒气上入于肠胃，入于肠胃则䐜胀，䐜胀则肠外之汁沫迫聚不得散，日以成积。卒然多食饮则肠满，起居不节，用力过度，则络脉伤，阳络伤则血外溢。血外溢则衄血，阴络伤则血内溢，血内溢则后血，肠胃之络伤，则血溢于肠外，肠外有寒，汁沫与血相搏，则并合凝聚不得散，而积成矣。"指出假如没有厥逆之气，气血津液能顺行无碍，是不会留阻于某个地方而形成积的，而寒湿之气从足之阳经上逆是成厥的原因，且成积必然有血液凝滞的病理参与。积聚肿瘤的这些病理给我们提供了治疗的依据，除了软坚散结、活血化瘀外，去除寒厥及水湿结聚等病理因素也理在必行。

外邪内客的情况还不止这些，我们注意到，《缪刺论》描述了一个不同的邪传路径："夫邪之客于形也，必先舍于皮毛，留而不去，入舍于孙脉，留而不去，入舍于络脉，留而不去，入舍于经脉，内连五藏，散于肠胃，阴阳俱感，五藏乃伤，此邪之从皮毛而入，极于五藏之次也。"篇中指出了邪风内传的另一种归宿，即入腑入脏。我们已经知道，卫行脉外，营行脉内，卫气不入脏腑，但营血之脉却是内通脏腑，外络肢节的，邪气入营血之经脉，即可能内传脏腑，其前提是脏腑先虚，不虚的话，正气存内，邪不可干，邪气是无法得入脏腑的。《邪气藏府病形》就说："身之中于风也，不必动藏。故邪入于阴经，则其藏气实，邪气入而不能客，故还之于府。故中阳则溜于经，中阴则溜于府。"

五脏实，可抵御病邪，邪气转而入腑还好办，因为腑能通泄，就把邪气泄出去了，甚至有时治疗经络之邪还要特意将邪引入肠腑而泻出，比如《备急千金要方》的温脾汤。温脾汤是温下的方剂，不但治疗虚寒便秘，也可以治疗寒痹腰腿痛，包括坐骨神经痛等属于经络寒邪的病症，温经攻下并施，驱邪自肠泻出。邪气致病，泻邪为先，邪气要有出路才可以泻邪。在表在上，可汗而泻之，在下在经，汗法则不易显效，可以因势利导，采用下法，在里在上的比如胸腔和胃中的邪气，可以用吐法，这是祛邪的三大法门。当然，对于坐骨神经痛，这个温下法并不是唯一的疗法，也可以针刺泻寒气，燔针劫刺，也可以艾灸或药熨，还可以用药物益气温经，人体阳气充足，自然能够驱邪从表或从肠而出。在表也可刮痧，甚至在里也可刮痧引邪出表，这是另外的法门。

《邪气藏府病形》说："中于阴则溜于府，中于阳则溜于经。"对于邪气中于阴阳经脉的致病规律加以说明。具体则有："诸阳之会，皆在于面。中人也方乘虚时，及新用力，若饮食汗出腠理开，而中于邪。中于面则下阳明，中于项则下太阳，中于颊则下少阳，其中于膺背两胁，亦中其经。""中于阴者，常从臂胻（héng，小腿）始。夫臂与胻，其阴皮薄，其肉淖泽，故俱受于风，独伤其阴。"即邪入哪条经脉是由受邪的皮部所决定的，在头部和躯干部，三阳关合枢各中其经。由于足阳经从头走足，所以邪气沿足经自头而下，下太阳，下阳明，下少阳，到足部就可能排出去了，总之是溜于经。而手阴经通胸，足阴经通腹，邪风中腿足和手臂的内侧面的话，就是邪中阴经，沿经脉传行的话就入胸腹了，如果脏气实不受邪，则邪气被拒，转由连络之脉而溜于腑，如果脏气内虚，则邪就可能直入中脏。所以下文紧接着就介绍"邪之中人藏"的情况，说："愁忧恐惧则伤心。形寒寒饮则伤肺，以其两寒相感，中外皆伤，故气逆而上行。有所堕坠，恶血留内，若有所大怒，气上而不下，积于胁下，则伤肝。有所击仆，若醉入房，汗出当风，则伤脾。有所用力举重，若入房过度，汗出浴水，则伤肾。"都是先由内伤五脏有损，脏虚而受邪，这就是"阴阳俱感，邪乃得往"的道理。经脉及体表的邪气未去，又内攻于阴脏，就叫作"阴阳俱感"，这个阴阳就是表里的同义词。邪风一旦入脏，就会暴生大病，乃至命危，这也是阳顺阴逆的道理。

大气入脏

《病传》篇中，黄帝提问说："大气入藏，奈何？"岐伯回答："病先发于心，一日而之肺，三日而之肝，五日而之脾，三日不已，死，冬夜半，夏日中。

病先发于肺，三日而之肝，一日而之脾，五日而之胃，十日不已，死，冬日入，夏日出。

病先发于肝，三日而之脾，五日而之胃，三日而之肾，三日不已，死，冬日入，夏蚤（早）食。

病先发于脾，一日而之胃，二日而之肾，三日而之脊膀胱，十日不已，死，冬人定，夏晏食。

病先发于胃，五日而之肾，三日而之脊膀胱，五日而上之心，二日不已，死，冬夜半，夏日昳。

病先发于肾，三日而之脊膀胱，三日而上之心，三日而之小肠，三日不已，死，冬大晨，夏早晡。

病先发于膀胱，五日而之肾，一日而之小肠，一日而之心，二日不已，死，冬鸡鸣，夏下晡。

诸病以次相传，如是者，皆有死期，不可刺也，间一藏及二三四藏者，乃可刺也。"

这里又出现"大气"这个词，前面说过"肉分之间，溪谷之会，以行荣卫，以会大气"。张景岳解"大气"为"大邪之气"，我们说这个"大气"就是风邪，特别是指虚邪贼风。《内经》多处见到"大风苛毒""大风颈项痛""大风汗出""大风在身"等词语，都是邪风的别称。为什么邪风也叫大气呢？因为风即是气，邪风也是风，而且风邪伤人，表现为脉缓而大，《刺志论》就说"脉大血少者，脉有风气"。

把风称为大气，可谓恰如其分。苏东坡云"一点浩然气，千里快哉风"，风和气互文同义。《庄子·齐物论》说："夫大块噫气，其名为风。"大块就是大地，风行于天地之间，无边无际，无终无始，可谓大矣。东汉赵壹《迅风赋》曰："惟巽卦之为体，吐坤气而成风，纤微无所不入，广大无所不充，经营八荒之外，宛转毫毛之中，察本莫见其始，揆末莫睹其终。"都写出了风的广大。晋李充《风赋》曰："寻之不见其终，迎之莫知其来，四方为之易位，八维为之轮回，游聚则天地为一，消散则六合洞开。"这个"八维为之轮回"，就含有九宫八风的意思。

《内经》中"大气"一词还有其他含义，比如《五味》说"其大气之抟而不行者，积于胸中，命曰气海"，是指胸中大气，也叫宗气。《五运行大论》说："地为人之下，太虚之中者也……大气举之也。燥以干之，暑以蒸之，风以动之，湿以润之，寒以坚之，火以温之。"这个"大气举之"，是指地球周围的大气层。说来也奇怪，隋唐时期，古人怎么知道地球是在太虚之中被大气包围着的呢？

大气入脏，就表明脏气虚损，无法抗邪。五脏藏精神，为生命内核，不可动伤，动伤则危矣，所以《五色》说："大气入于藏府者，不病而卒死矣。"无论先伤哪一脏，如果传其五行所胜之脏，所谓"不间脏"，为逆，就是"诸病以次相传，如是者，皆有死期"。前面讨论过，这里的间与不间，是按五行相克次序说的，不间隔的话就是传其所克，间隔的话，"间一藏及二三四藏者"，都非传其所克，尚可一治。外感病一旦邪入五脏，就关乎生死了，医生要有预判，"不间脏"者不可刺，若不能断生死，徒治无功，反而损誉师门。

据上所述，虽然营卫气血从它们的来源到它们的运行都有关联，并非孤立，但卫气通道和营血通道具有相对独立性，因此，在两个通道上存在不同的邪传机制，邪在卫分和邪在营分造成疾病的轻重缓急和预后也有很大差别，如果要治疗和预防，治疗的对象和采取的措施自然也不相同。

经巽之理话痹证

外因致病，风证可以作为一大类疾患，相对于风证的另有一类疾患叫作痹证。《寿夭刚柔》说："病在阳者命曰风，病在阴者命曰痹，阴阳俱病命曰风痹。病有形而不痛者，阳之类也；无形而痛者，阴之类也。"《宣明五气》说"邪入于阳则狂，邪入于阴则痹"，《九针论》也说"邪入于阳，则为狂；邪入于阴，则为血痹"，表明"病在阴者"是指"邪入于阴"，"病在阳"和"病在阴"乃是指邪气致病部位的不同。

《九针论》还讲："邪之所客于经，而为痛痹，舍于经络者也。"《阴阳二十五人》则云："切循其经络之凝涩、结而不通者，此于身皆为痛痹，甚则不行，故凝涩。凝涩者，致气以温之，血和乃止。其结络者，脉结血不和，决之乃行。"则"阴"的含义就很明白了，即经脉血络，也就是营血，相对于卫气的阳，营血即是阴。那么，风病主犯卫气，痹病主犯营血的意思也就分明了。因此，《寿夭刚柔》的论述是根据病邪所病阴阳部位的不同将外因病划分成三大类，即病卫气曰风证，病血脉曰痹证，二者同病曰风痹。由前引文，我们也知道了痹证的病理特点是"凝涩、结而不通"。

我们说"邪入于阴则痹"还有另一层含义。《五藏生成》云："血凝于肤者为痹，凝于脉者为泣（涩），凝于足者为厥。此三者，血行而不得反其空，故为痹厥也。"《金匮真言论》说"冬善病痹厥"，《周痹》则说"痛解则厥，厥则他痹发"，痹厥常常相提并论，这是有其病理依据的。《厥论》解释寒厥说："前阴者，宗筋之所聚，太阴阳明之所合也。春夏则阳气多而阴气少，秋冬则阴气盛而阳气衰。此人者质壮，以秋冬夺于所用，下气上争不能复，精气溢下，邪气因从之而上也。"表明在秋冬之时，如果男女之事过用，即不能收藏阴精和阳气，导致阳气衰弱，而"阴气盛，则从五指（趾）至膝上寒"，成为寒厥。寒厥虽源于内伤，其始因"不从外，皆从内也"，但足膝精气虚往往导致"邪气因从之而上"，此邪气必为清湿之邪，所谓"清湿袭虚，则病起于下"。清湿之邪所犯，不止病厥，也会成痹，所以《说文解字》说："痹，湿病也。"就是强调了湿邪致痹的一面。湿邪伤于下，属于阴邪伤阴位，也符合"邪入于阴则痹"的论断。

风邪病卫气曰风证，不等于说风邪只病卫气，不病血脉，前面我们介绍风邪伤人时，已经介绍了卫分和营分两种邪传路径，表明风邪不但病卫分，也病营分。同样，寒湿之邪病营血经脉为痹，不等于寒湿之邪不病卫分。《周痹》篇论众痹说："风寒湿气，客于外分肉之间，迫切而为沫，沫得寒则聚，聚则排分肉而分裂也，分裂则痛，痛则神归之，神归之则热，热则痛解，痛解则厥，厥则他痹发，发则如是。"表明风寒湿邪不仅病于属阴之经脉营分，如果病于经脉之外的卫分，与津液混聚膨胀，引发疼痛，也属于痹证。如此，风与痹，既有分别，也非完全隔离。风为阳邪，纯风则病风；寒湿属阴邪，夹杂则成痹。所以风证和痹证，既要从病邪性质分辨，也要从所病层面和部位区别，综合考虑，才不致失范。

《内经》论痹证，有几个近似的概念需要鉴别，就是众痹、周痹和行痹。众痹是多处成痹，同时存在，"各在其处，更发更止，更居更起，以右应左，以左应右，非能周也，更发更休也。"若呈现此起彼伏的情况，与痹痛移行的周痹和行痹都相似，故当加以鉴别。"周痹者，在于血脉之中，随脉以上，随脉以下，不能左右，各当其所。"说明周痹的病理特点是邪在血脉中，虽能移动，但不能在左右半身间移动，故不越过身体中线，因为血脉都是左右分支，不跨越中线交叉的。《痹论》说："风寒湿三气杂至，合而为痹也。其风气胜者为行痹，寒气胜者为痛痹，湿气胜者为著痹也。"所以行痹以风气胜，如果风气在分间或腠理层面移动，痹痛也会移行不居，由于它行于脉外，不受经脉之壅遏，所以是可以越过身体中线的。这三种痹证难于界定，也反映了病理性质方面痹和风可能混杂、病理层面上营和卫可能混杂，所以不能简单地机械划分，而要根据其病理本质进行鉴别诊断，以确定与其相应的治疗策略。

黄帝总结心得说："余已得其意矣，亦得其事也。九者，经巽之理，十二经脉阴阳之病也。"这听着令人有点迷惑，痹证讨论到最后，黄帝忽然打起了哑谜。这个"九"和"经巽之理"到底怎么回事呢？

《六节藏象论》说："夫自古通天者，生之本，本于阴阳。其气九州九窍，皆通乎天气。故其生五，其气三，三而成天，三而成地，三而成人，三而三之，合则为九。九分为九野，九野为九藏，故形藏四，神藏五，合为九藏以应之也。"所以"九"就是在指九宫法。五脏分居东西南北中，为四正和中央土位，谓之"神藏五"，四肢占四隅位，就是"形藏四"。痹证病四肢，也就是四隅位"形藏四"的问题。《三部九候论》也涉及神藏形藏的讨论，与此稍有不同。巽为四隅位之一，且为风象，故被拿来做代表。经脉外络肢节，就是走于四肢，对应于四隅位，正如《经筋》篇十二月十二痹之论，痹证所病在肢体十二阴阳经脉，所以黄帝称之为"经巽之理，十二经脉阴阳之病也"。他自称"得其意矣，亦得其事"，就是跟老师岐伯报告说自己把痹证的理论和技术方法都掌握了。我们说，学中医理事皆通很重要，尤其要明理，明理可以举一反三，触类旁通。能把知识贯穿起来了，在理论的框架下，再讨论症状、诊断、治疗技术，都是通融的，否则知识容易落于碎片化，只见树木，不见森林。理论是中医的根本，这也是《内经》的重要性所在。

《痹论》篇还介绍了按照五体和五脏命名的五类痹证："以冬遇此者为骨痹，以春遇此者为筋痹，以夏遇此者为脉痹，以至阴遇此者为肌痹，以秋遇此者为皮痹。""五藏皆有合，病久而不去者，内舍于其合也。故骨痹不已，复感于邪，内舍于肾；筋痹不已，复感于邪，内舍于肝；脉痹不已，复感于邪，内舍于心；肌痹不已，复感于邪，内舍于脾；皮痹不已，复感于邪，内舍于肺。所谓痹者，各以其时，重感于风寒湿之气也。"这正是《移精变气论》提到的"八风五痹之病"所指的五痹，与《金匮真言论》的"八风发邪，以为经风"遥相呼应。

《痹论》篇对五脏痹的具体表现有详细介绍，并指出："其入藏者死，其留连筋骨间者疼久，其留皮肤间者易已。"提出了痹证所在部位表里不同，预后各异。与前述风邪内传五脏类似，风寒湿痹从五体到内舍五脏，也是经由经脉营血途径而内传，入伤五脏。

《痹论》还讨论了因致痹的风寒湿邪程度的不同及病人体质阴阳的差别所引起的症状变化，完美地体现了整体观和个体化的思想。如篇中就说："痹或痛，或不痛，或不仁，或寒，或热，或燥，或湿，其故何也？岐伯曰：痛者，寒气多也，有寒故痛也。其不痛不仁者，病久入深，荣卫之行涩，经络时疏，故不通，皮肤不营，故为不仁。其寒者，阳气少，阴气多，与病相益，故寒也。其热者，阳气多，阴气少，病气胜，阳遭阴，故为痹热。其多汗而濡者，此其逢湿甚也，阳气少，阴气盛，两气相感，故汗出而濡也。"

《内经》所讨论的具体病种很多，我们无法一一讨论，这里仅以痹证为例，来说明中医分析病机时注重病因、病位、体质和正邪关系等各方面因素的综合作用。比如，阳性体质和阴性体质的人，不仅在痹证上会发生热痹和寒痹的不同反应和变化，在伤寒时，也有寒化和热化的不同，《伤寒论》的证治很好地体现了这个道理。诸如此类，《内经》为中医临床提供了许多把钥匙，能用来解决各种具体问题，并成为后世医学理论发展和创新的源泉。

留邪百变

虽然我们已经讨论了外邪传变引起的病症，以及风寒湿邪的病理，但外邪致病远不止这些。邪气留行不去，变化多端，故有"邪气淫泆（通'溢'），不可胜论"之说。而外邪与内伤阴阳气血的虚实相互夹杂，则其病机更加多变，表现也千奇百怪，真可谓流衍无穷。

比如，《四时气》和《五邪》分别给出了邪气在六腑和五脏的表现和病机。我们脏腑各举其一，以见其梗概。《四时气》说："善呕，呕有苦，长太息，心中憺憺，恐人将捕之，邪在胆。逆在胃，胆液泄则口苦，胃气逆则呕苦，故曰呕胆。"《五邪》说："邪在脾胃，则病肌肉痛。阳气有余，阴气不足，则热中善饥；阳气不足，阴气有余，则寒中肠鸣腹痛。阴阳俱有余，若俱不足，则有寒有热。"这些论述对于我们治疗现代常见的恐惧症和纤维性肌痛症等疑难病应当有所启发。

《口问》则列举了十二种独立的症状，皆与留邪和正气不足相关，说："凡此十二邪者，皆奇邪之走空窍者也，故邪之所在，皆为不足。"比如，"人之哕者"就是因为"谷入于胃，胃气上注于肺，今有故寒气与新谷气，俱还入于胃，新故相乱，真邪相攻，气并相逆，复出于胃，故为哕"，"人之噫者"则是由于"寒气客于胃，厥逆从下上散，复出于胃，故为噫，补足太阴阳明，一曰补眉本也"。哕就是呃逆，噫就是嗳气。《杂病》篇提出过治疗呃逆的办法，说："哕，以草刺鼻，嚏，嚏而已。无息，而疾迎引之，立已。大惊之亦可已。"这个经验很了不起，为什么呢？因为它跟现代的认识完全一致。现代认为呃逆是膈肌痉挛，是膈神经异常兴奋，而迷走神经兴奋不足造成的，惊吓或闭气造成暂时缺氧都会激发迷走神经的兴奋，起到抑止膈神经的作用，缓解呃逆。刺眉头攒竹穴，或按压眶上神经，也有同样作用。

我们再看《贼风》篇中一段黄帝和岐伯关于留邪的讨论：

"黄帝曰：夫子言贼风邪气之伤人也，令人病焉，今有其不离屏蔽，不出室穴之中，卒然病者，非不离贼风邪气，其故何也？

岐伯曰：此皆尝有所伤于湿气，藏于血脉之中，分肉之间，久留而不去，若有所堕坠，恶血在内而不去。卒然喜怒不节，饮食不适，寒温不时，腠理闭而不通，其开而遇风寒，则血气凝结，与故邪相袭，则为寒痹。其有热则汗出，汗出则受风，虽不遇贼风邪气，必有因加而发焉。

黄帝曰：今夫子之所言者，皆病人之所自知也，其毋所遇邪气，又毋怵惕之所志，卒然而病者，其故何也，唯有因鬼神之事乎？

岐伯曰：此亦有故邪留而未发，因而志有所恶，及有所慕，血气内乱，两气相搏，其所从来者微，视之不见，听而不闻，故似鬼神。"

这段讨论说明，留邪发病常因为情志饮食或寒温不调而引发，但若发病前没有明显的外感和内伤过程，仅仅是一点轻微的情绪波动所诱发，就容易被忽视，不能察觉留邪是病因。由于这种情况往往是一些怪病，所以令人疑神疑鬼，不知所起。后世医家曾总结为"怪病多痰"，这与岐伯所说"尝有所伤于湿气"相互默契，水停为湿，湿聚成痰，痰湿关系密切，往往并存。"恶血在内而不去"的因素则颇符合现代医家用活血化瘀法治疗疑难怪病的经验。

正 邪 发 梦

我们前面的讨论，涉及了风邪、湿邪和寒邪，其中风邪主要指虚邪贼风。《八正神明论》说："虚邪者，八正之虚邪气也。正邪者，身形若用力汗出，腠理开，逢虚风，其中人也微，故莫知其情，莫见其形。"《邪气藏府病形》则说："虚邪之中身也，洒淅动形。正邪之中人也微，先见于色，不知于身，若有若无，若亡若存，有形无形，莫知其情。"表明虚邪贼风跟正风中人的结果是有巨大差别的，这两种病理在现代少有论述，但很有区分清楚的必要。

跟大气虚邪不同，正邪即使入脏，也不会有危险，影响五脏藏神的功能也非常轻微，对神志意识则基本上没有显性的影响，可能只会在梦境上有所体现。《淫邪发梦》就说："正邪从外袭内，而未有定舍，反淫于藏，不得定处，与荣卫俱行，而与魂魄飞扬，使人卧不得安而喜梦。"淫就是因有余而溢出，淫邪就是正风太过所形成的邪气。前面我们讨论了情志致病，即精神层面影响身体的情形，这里淫邪发梦则是身体影响精神的一面，我们说《内经》这个身心互相影响的道理比现代的身心医学基本理念还要全面。

篇中还说，"气淫于府，则有余于外，不足于内；气淫于藏，则有余于内，不足于外。"这个脏腑就是阴阳，正邪所暂时留止的地方，或在腑或在脏，或在上或在下，则造成阴阳的虚实不平，引发的梦境也不同。"阴气盛，则梦涉大水而恐惧。阳气盛，则梦大火而燔焫（ruò，烧也）。阴阳俱盛，则梦相杀。上盛则梦飞，下盛则梦堕，甚饥则梦取，甚饱则梦予。肝气盛则梦怒，肺气盛则梦恐惧、哭泣、飞扬，心气盛则梦善笑恐畏，脾气盛则梦歌乐、身体重不举，肾气盛则梦腰脊两解不属。凡此十二盛者，至而泻之，立已。"把种种正邪生实而发梦的情况，总结得明明白白。"腰脊两解不属"就是腰脊骨断作两截而不相连，属读作嘱，是连接的意思。

"厥气客于心，则梦见丘山烟火。客于肺，则梦飞扬，见金铁之奇物。客于肝，则梦山林树木。客于脾，则梦见丘陵大泽，坏屋风雨。客于肾，则梦临渊，没居水中。客于膀胱，则梦游行。客于胃，则梦饮食。客于大肠，则梦田野。客于小肠，则梦聚邑冲衢。客于胆，则梦斗讼自刳。客于阴器，则梦接内。客于项，则梦斩首。客于胫，则梦行走而不能前，及居深地窌苑中。客于股肱，则梦礼节拜起。客于胞䐈，则梦溲便。凡此十五不足者，至而补之，立已也。"这段是正邪致虚的发梦规律。"厥气"就是逆气，在这里也是指正邪。《邪客》里的一段话是对它最恰当的解释："今厥气客于五藏六府，则卫气独卫其外，行于阳，不得入于阴，行于阳则阳气盛，阳气盛则阳跷陷，不得入于阴，阴虚，故目不瞑。"结合前面所讲正邪"反淫于藏，不得定处，与荣卫俱行"，则知卫气的内外倾移也参与了正邪生虚实的病理过程。虚则补，实则泻，各个脏腑的虚实都可以从经脉施行针刺，"立已"说明其疗效显著。

这类病证就是《病传》所说的"阴阳之要，虚实之理，倾移之过，可治之属"，乃是对比大气入脏"淫传绝败而不可治者"而言。《终始》对于邪气倾移也有精彩概括，说："邪僻妄合，阴阳易居，逆顺相反，沉浮异处，四时不得，稽留淫泆，须针而去。"僻，就是偏，偏僻同义。邪僻妄合，就是邪气和偏倾失衡的气血相合并，引起阴阳气血的失位、逆行、分离等异常，故不能符合四时五行的自然规律，导致疾病。

我们这里又提起了一个话头，就是正气的倾移不平、气血合并、阴阳气血厥逆及阴阳交并等重要的中医病机学概念，这些概念和病机理论已经被遗忘很久，只有厥逆还时有被讨论，其他的在现代中医学术语境中几乎已经绝迹。

气血倾移和厥逆

倾移，顾名思义，倾是倾斜不平，移是移动。《离合真邪论》说："经言'气之盛衰，左右倾移，以上调下，以左调右，有余不足，补泻于荥输'，余知之矣。此皆荣卫之倾移，虚实之所生，非邪气从外入于经也。"《调经论》曰："喜怒不节，则阴气上逆，上逆则下虚，下虚则阳气走之，故曰实矣……喜则气下，悲则气消，消则脉虚空，因寒饮食，寒气熏满，则血泣气去，故曰虚矣。"表述了内伤疾病的一种类型，即阳气和阴血因倾移而不平所导致的疾病。这虽跟前面刚谈到的因外邪引发的虚实有所区别，但无论是外邪引发的正气偏向移动，还是这种因为"怒则气上""恐则气下"等内因引起的气血偏移，都是气血在内外、上下、左右、阴经和阳经、经和络等相对维度上的某一方面或多个方面的失衡。

如《缪刺论》说"邪客于经，左盛则右病，右盛则左病，亦有移易者，左痛未已而右脉先病"，就是邪气导致的经脉左右虚实的不平衡。《疟论》论痎（jiē，二日一次的）疟病机说："阴阳上下交争，虚实更作，阴阳相移也。阳并于阴，则阴实而阳虚。阳明虚则寒栗鼓颔也；巨阳虚则腰背头项痛；三阳俱虚则阴气胜，阴气胜则骨寒而痛；寒生于内，故中外皆寒。阳盛则外热，阴虚则内热，外内皆热则喘而渴，故欲冷饮也。"则是发疟之风邪引起气血在上下表里之间反复转移导致的阴阳虚实寒热。

《调经论》说："气血以并，阴阳相倾，气乱于卫，血逆于经，血气离居，一实一虚。血并于阴，气并于阳，故为惊狂；血并于阳，气并于阴，乃为炅中；血并于上，气并于下，心烦惋（wǎn，怅恨、叹息），善怒；血并于下，气并于上，乱而喜忘……血并于阴，气并于阳，如是血气离居……是故气之所并为血虚，血之所并为气虚……有者为实，无者为虚，故气并则无血，血并则无气，今血与气相失，故为虚焉。络之与孙脉俱输于经，血与气并，则为实焉。血之与气并走于上，则为大厥，厥则暴死，气复反（返）则生，不反（返）则死。"非常明白地论述了卫阳之气和营阴之血由于不能偕同平衡，反而分离，且各自并于阴阳（即表里、脏腑）上下所造成的虚实，乃至合并上逆而成厥逆的机制。

通过了解气血倾移，我们对虚实有了一个新的认识，即除了"邪气盛则实，精气夺则虚"（《通评虚实论》）这个关于虚实的基本命题，还有一个定理式的虚实规律，即气并则血虚，血并则气虚，邪气所并为实，气血所离为虚，气血合并则为厥逆，这对于虚实证的治疗策略具有十分重要的指导性意义。比如针刺的话，总体的血虚，要补营泻卫，总体的气虚，要补卫泻营，补卫者当从营取气以益卫，补营者当从卫取气以益营，这叫从阳引阴，从阴引阳，是在内外层次上施治。如果营卫虚实是因上下左右倾移离并而产生，则当采取左病治右、右病治左、上病下治、下病上治的法则取穴用针。药治的话，同样也要有所针对。

《口问》说："大惊卒恐，则血气分离，阴阳破败，经络厥绝，脉道不通，阴阳相逆，卫气稽留，经脉虚空，血气不次，乃失其常。"指出"血气离居"的原因在于极端情志导致的气血逆乱。《五乱》专门介绍了"气乱于卫"造成的病症："荣卫相随，阴阳已和，清浊不相干，如是则顺之而治。""清气在阴，浊气在阳，荣气顺脉，卫气逆行，清浊相干，乱于胸中，是谓大悗。故气乱于心，则烦心密嘿（默），俯首静伏。乱于肺，则俯仰喘喝，接手以呼。乱于肠胃，则为霍乱。乱于臂胫，则为四厥。乱于头，则为厥逆，头重眩仆。"

《生气通天论》说："大怒则形气绝，而血菀（wǎn，盛）于上，使人薄厥。"《五藏生成》说："卧出而风吹之，血凝于肤者为痹，凝于脉者为泣（沍），凝于足者为厥。此三者，血行而不得反其空，故为痹厥也。"《举痛论》则云："厥气客于阴股，寒气上及少腹，血泣（沍）在下相引，故腹痛引阴股。"以及《通评虚实论》"暴厥而聋，偏塞闭不通，内气暴薄也"，均是"血逆于经"的例子，在上为暴怒所致气血并逆而成厥，在下往往是外感寒湿邪气痹阻血脉所致的厥逆。阴阳气血厥逆也是《内经》经络气血病理的重要类型，与很多种疾病有关，除了前面引到的篇章，还有《厥论》《逆调论》《举痛论》《癫狂》等篇都有较多的论述，散在提及的更是不可胜数。

阴阳交并

现在，我们来探讨阴阳交并。《说文解字》说："并，相从也。""交，交胫也。从大，象交形。"段玉裁注"并"曰："合也。"我们看两个字的古文字形，对"交""并"二字可以得到一个清晰的理解。并只是合并在一起，两者位置不乱；交则是交叉，两者有错位（图9-1）。气为阳，血为阴，阴阳交并，即气血交并。气血合并有生理性的，也有病理性的。阴阳交错则只有病理性的，没有生理性的。

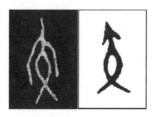
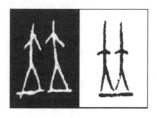

图9-1　"交"字甲骨文和钟鼎文　　"并"字甲骨文和钟鼎文

《阴阳应象大论》说："东方阳也，阳者其精并于上，并于上则上明而下虚，故使耳目聪明而手足不便也。西方阴也，阴者其精并于下，并于下则下盛而上虚，故其耳目不聪明而手足便也。"说明了阴精和阳气在生理状况下有左右上下并合的天然不同，因此造成左右上下部位的人体官能有生理性差异，这也是我们前面所讨论的上下左右男女差别的生理基础。

《宣明五气》篇则讲："五精所并：精气并于心则喜，并于肺则悲，并于肝则忧，并于脾则畏，并于肾则恐，是谓五并，虚而相并者也。"表明情志变化的物质基础是五脏虚损引发的水谷精气来并。

《调经论》在讨论神、气、血、形、志虚实病理时，每个方面都先讨论了"血气未并，五藏安定"的情况，就是指心主神、肺主气、肝主血、脾主形、肾主精志的功能因外邪和内伤引起的单方面虚实不调的证治，治疗要求"取之无中其经，邪所乃能立虚"，说明病位皆在卫阳层面和外部形体，未涉营阴，营之经脉宁靖则五脏必无所伤，故曰五脏安定。病情轻浅，所以称之为"神之微""微病""微风"等，不曰病成。卫在脉外，营在脉内，故要求刺不得中经，免伤无辜，浅刺邪之所在的辉晕、皮腠、分肉、孙络、骨空等部分，邪除即可获愈。之后才讨论"气血以并"的病机，即气血分离，因与邪气偏并倾移，产生了虚实，且营血既动，五脏不能独善，藏神之功能被扰，则出现善怒、喜忘、烦悗、惊狂等症状，乃至有大厥死证，所以作出结论为"阴与阳并，血气以并，病形以成"，然后给出治疗法则："刺此者，取之经隧，取血于营，取气于卫……泻实者气盛乃内针，针与气俱内，以开其门，如利其户；针与气俱出，精气不伤，邪气乃下，外门不闭，以出其疾；摇大其道，如利其路，是谓大泻，必切而出，大气乃屈。"即把与气血相并之大邪泻出才可以。以上就是阴阳离并、气血离并的病机规律。

《评热病论》说："有病温者，汗出辄复热，而脉躁疾不为汗衰，狂言不能食，病名为何？""病名阴阳交，交者死也。"指出阴阳交为死证。下文解释说："人所以汗出者，皆生于谷，谷生于精。今邪气交争于骨肉而得汗者，是邪却而精胜也。精胜，则当能食而不复热。复热者，邪气也；汗者，精气也。今汗出而辄复热者，是邪胜也。不能食者，精无俾也，病而留者，其寿可立而倾也。且夫《热论》曰：汗出而脉尚躁盛者死。今脉不与汗相应，此不胜其病也，其死明矣。狂言者是失志，失志者死。今见三死，不见一生，虽愈必死也。"即表明阴阳交的病理特点是邪胜正衰，但阴阳交的具体含义仍未讲清楚。《刺热》则说："太阳之脉，色荣颧骨，热病也，荣未交，曰今且得汗，待时而已。与厥阴脉争见者死，期不过三日。其热病内连肾，少阳之脉色也。少阳之脉，色荣颊前，热病也，荣未交，曰今且得汗，待时而已。与少阴脉争见者死，期不过三日。"说"荣未交"，则寓其反面"荣已交"，把"交"的含义收缩到"荣气交"上，并知其表现为阴脉与阳脉争见，则"交"之义已有所显露，从荣卫着眼，当能解通。

我们知道，经脉者，卫气行其外而荣血行其内，气血偕行，各不相混，为其常，太阳之脉、少阳之脉自无例外。外热者，是卫与邪争与腠理分间。荣未交，则经脉阴血安静，故得汗则邪由卫分泄出，可待时而已。反之，阳交于阴，则邪由卫分交入营血，故虽汗出开腠理而邪不得去，阴反伤则更不敌邪热。邪热随脉交通于内脏，动脏则扰神伤精，故见狂言失志，阴精坏则死。阴交于阳者，即阴不守于内而外交，脏之精气外泄，故太阳见厥阴来争，少阳见少阴来争，为阴争阳扰。阴阳交争，精气交败，故死。交者，一出一入而交行也。邪气出，荣气守，是非交也；邪气入，荣气出，是交也。邪本在阳，营本在阴，邪气与营气交错而行，故称阴阳交。

营卫本自各行其道，为什么会出现阴阳交呢？我们不妨在这里添造一个概念，叫作"营卫屏障"，即能维持营卫各行其道而不相混交的生理结构。它具体是什么，现代解剖和生理学对应什么，可能不只是血管那么简单，我们不好妄断,但根据阴阳交的表现,我们可以提出一个假说:《内经》两次具体提出阴阳交死证,都是热病和温病,即现代的感染性疾病,如果是轻度感染,且免疫功能足够强,人体可以战胜病邪,汗出热退而愈。如果感染严重,在发热不退的表象下,病原体及其毒素的侵袭和人体的免疫反应会破坏正常的组织结构,打破营卫屏障。营血中的免疫细胞和免疫成分大量渗出,引发严重的炎性反应,细胞电解质的释放和血液电解质的流失,以及反复大量汗出,均可导致内环境的紊乱,加上高热所致的各种生化酶的失能,会产生一系列脏器功能失常的表现,这都属于阴精不守,阴交出于阳。毒素、病原体和坏死组织从组织间隙也就是卫分侵入血循环,即发生菌血症和脓毒血症,是邪从阳入阴,乃阳交于阴。阴阳交的结果就是感染性休克和多脏器衰竭而死亡,或致广泛弥散性血管内凝血(DIC)而死亡。这也解释了为什么阴阳交在《内经》时代是必然的死证,因为即使在现代医疗条件下,感染性疾病一旦出现脓毒血症,依然凶险,死亡率很高。《方盛衰论》说:"阴阳并交者,阳气先至,阴气后至。"高度概括总结了热病发展期表现为高热、汗出、口渴、皮肤潮红、呼吸喘促、谵妄狂言、脉洪大而数等阳性症候,末期表现为休克、血液灌注不足、脉微弱乃至无脉、皮肤湿冷、意识模糊等阴性症候的病程。

阴阳交并是《内经》重要的病理概念,我们的解读或许仍有遗漏不全之处,但自信大体不失其旨。阴阳交的治疗,还是以现代的抗感染、液体支持、维持酸碱平衡、电解质平衡和抗休克等综合治疗为先进,如果中医疗法有机会参与救治,针对进展期阳证有清热解毒、通腑泄热和凉血养营等法,针对危险期阴证有大补元气、回阳救逆和醒神开窍等法,当也可助一臂之力。气血离并则完全是纯中医手段可以应付的情况,且应该是优于对此病理无知的现代医学的,无论外感内伤,在正确的诊断和治疗下,当大有作为。

我们对病因病机的讨论到此告一段落。了解病因病机对于治疗当然有非常重要的意义,但我们还是要再一次强调预防的重要性。《本神》篇给出了避免致病因素以保持健康的基本方针,可以作为防病养生的准则:"智者之养生也,必顺四时而适寒暑,和喜怒而安居处,节阴阳而调刚柔,如是则僻邪不至,长生久视。"

第十章

切而知之谓之巧

前面我们讨论了许多重要的医学原理，但理论还要结合具体技术才能用于诊疗实践，从这一章开始，我们就来探究《内经》的诊法理论和技术。

《阴阳应象大论》曰："观权衡规矩，而知病所主；按尺寸，观浮沉滑涩，而知病所生。以治无过，以诊则不失矣。"《五藏生成》说："诊病之始，五决为纪，欲知其始，先建其母。所谓五决者，五脉也。"都强调诊脉的重要性。我们都知道切脉诊病是中医的特点之一，看中医，除了问诊，都要摸摸脉、看看舌象，这已经成为中医标志性的诊断方式了。所以谈到《内经》的诊断方法，我们就先从切脉说起。

脉候气血脏腑阴阳

一说到诊脉，一个大家都会想到的问题就来了：为什么摸脉可以诊病呢？而且为什么要摸手腕处的脉而不是其他地方的脉呢？

要回答这个问题，就要先明白脉是怎么回事。脉，古作"脈"或"𧖴"。𧖴，《说文解字》释作"血理分衺行体者"，《玉篇》解作"血理也"。理，本义是玉的纹路，隐隐约约，似隐似现，温润柔和。《脉要精微论》则说："夫脉者，血之府也。"所以脉就是血管，在人体内就如同玉石内在的纹理，隐约可见。《韵会》说脉字"从月从派"，月，是肉；派，乃"水之邪流也"，这个"邪"字通"斜"，水流斜出为支流。《正字通》解为"五脏六府之气分流四支也"，表明脉是脏腑气血流通四肢的通道，如同河水的分支流派。《邪客》说："地有十二经水，人有十二经脉。"经，就是常，经水，就是常存不涸的水流，也就是河流。如果是因为下雨或河水泛滥而一时四处流淌的水，是不能持久的水流，也没有固定的水道，就不能称之为经水。河流能经常存在，润泽灌溉土地，营养大地植被。如图 10-1，左为河流，右为血管造影，我们比较一下大地水流和人体血管的照片，可以看到两者是多么的相似。河流的分流支派正如人的血管分支分络，所以《内经》以人之经脉类比地之经水。

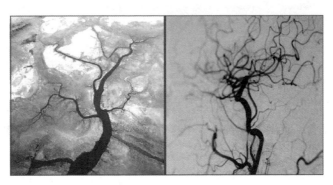

图 10-1　脉络如河流

《灵枢·逆顺》说："脉之盛衰者，所以候血气之虚实有余不足。"第八章探讨营卫气血津液时，我们已经了解了经脉内循行的就是营血，经脉外周循行的就是卫气和津液，气有阴阳清浊浮沉深浅，所以营卫气血津液的充盈程度、浮沉状态及气血往来的流利程度都可以通过摸脉直接体会和了解。

此外，营卫气血都源自胃肠六腑消化水谷所产生的谷气和津液，经脉内连脏腑，外络支节，气血表里循环，出入于脏腑，正如《调经论》所云："五藏之道，皆出于经隧，以行血气，血气不和，百病乃变化而生，是故守经隧焉。"同时，脏腑还通应于天地的四时阴阳五行节律，而有生长收藏的衰旺变化，从而影响着营卫气血的盈缩和升降出入，所以经脉也是脏腑和人体阴阳五行功能状态的窗口，摸脉也可以获得脏腑功能和人体阴阳五行状态的信息。《离合真邪论》说："夫圣人之起度数，必应于天地。故天有宿度，地有经水，人有经脉。"就透露了经脉通应天地的道理。

独 取 寸 口

《五阅五使》说："脉出于气口，色见于明堂。"《经脉》云："经脉者，常不可见也，其虚实也以气口知之。"表明取气口持脉首先是因为气口部位经脉浅出，方便诊察。气口就是寸口。

现在切按腕部桡动脉的诊脉方式叫作"独取寸口"，寸口即手太阴肺经之动脉。《难经》第一难，就是对这个问题的解答："十二经皆有动脉，独取寸口，以决五藏六府死生吉凶之法，何谓也？然。寸口者，脉之大会，手太阴之脉动也。人一呼脉行三寸，一吸脉行三寸，呼吸定息，脉行六寸。人一日一夜，凡一万三千五百息，脉行五十度，周于身。漏水下百刻，荣卫行阳二十五度，行阴亦二十五度，为一周也，故五十度复会于手太阴。寸口者，五藏六府之所终始，故法取于寸口也。"

这里讲"人一呼脉行三寸，一吸脉行三寸，呼吸定息，脉行六寸"，秦汉时一寸约 2.3cm，三寸为 7cm，一个呼吸大约 4 秒，这显然不是血液循环速度。根据生理学知识，人的大血管血流速度是每秒 40~50cm，小动脉血循环速度是约 30cm/s，小静脉血循环速度是 7~8cm/s，毛细血管流速则约 0.5~1mm/s，与经气速度无法对应。那么，是古人不能准确测算血液循环速度而臆想，还是另有所指？我们认为两者都有，但实际上所指另有其事。因为《内经》认为气的循行动力是呼吸，而非心搏，古人体会到自然呼吸状态下的气的运行速度大约就是这样的。现代研究者也发现，临床和实验研究所见的人体循经感传速度从每秒数毫米至数厘米不等，一般不超过每秒 10cm，10cm 合四寸有余，远小于血液循环速度和神经传导速度。神经传导速度更快，是每秒数米至数十米，不在一个量级。

我们不要忘记经脉的气血双重属性，即脉内走血液和营气，脉外走津液和卫气。津液和卫气的循行路线就是血管所通行的软组织间隙，即经隧溪谷，其干线就是十二正经路线，往往与大血管伴行，其主要分支即小溪多达三百六十五个，更细微的渗透分支则伴随着细小血管分支而遍布全身。同位素标记实验发现，穴位注射引起的示踪剂沿经传布多位于皮下，且与血管分布关联密切，我们说这符合卫气通道即经隧的特点。寸口就是手太阴经隧所在，是卫气津液和营气血脉共同的通道，所以说"漏水下百刻，荣卫行阳二十五度，行阴亦二十五度，为一周也，故五十度复会于手太阴"。这就是为什么现代研究发现经络虽不同于血管，但其路径上血管和神经分布都较非路径部分丰富。

《五藏别论》说："胃者，水谷之海，六府之大源也。五味入口，藏于胃以养五藏气，气口亦太阴也。是以五藏六府之气味，皆出于胃，变见于气口。"则说明五脏六腑的阳气（气）和阴精（味）皆借胃气变现于气口。《经脉别论》说："食气入胃，散精于肝，淫气于筋。食气入胃，浊气归心，淫精于脉。脉气流经，经气归于肺；肺朝百脉，输精于皮毛，毛脉合精，行气于府。府精神明，留于四藏。气归于权衡。权衡以平，气口成寸，以决死生。"解释了谷气和脏腑之精走脉、气流经，皆会于肺的规律，以及出入流行经于气口的道理。又接着说："饮入于胃，游溢精气，上输于脾。脾气散精，上归于肺，通调水道，下输膀胱。水精四布，五经并行，合于四时五藏阴阳，揆度以为常也。"解释了脾、肺、三焦和肾（膀胱）主司水液代谢的主要过程，并总结指出精气和水液都通过经脉运行，且与四时五藏阴阳相合，其状态是可以靠切脉而进行判断的。

《脉要精微论》说脉："长则气治，短则气病，数则烦心，大则病进，上盛则气高，下盛则气胀，代则气衰，细则气少，涩则心痛。浑浑革至如涌泉，病进而色弊，绵绵其去如弦绝，死。"概括地说明脉是能反映气的状态和疾病的性质、部位、进退，乃至判断生死预后的。

总之，通过诊脉可以了解营卫气血津液和脏腑的状况，以及五脏精神与天地四时通应的情况，寸口脉是气血会通之处，所以可以独取寸口来诊断平人与疾病。

诊 有 大 方

解决了为什么切脉能诊断的疑问，接下来我们谈谈怎么诊脉。《方盛衰论》说"诊有大方"，这个"方"就是规矩，诊脉是有法度的，要讲究方法的。

《素问·脉要精微论》提出了诊脉的最佳时间和其中的道理，说："诊法常以平旦，阴气未动，阳气未散，饮食未进，经脉未盛，络脉调匀，气血未乱，故乃可诊有过之脉。"古时治病，有条件的病家往往要请医生留宿，便于朝夕观察病情，诊断周到，并监督煎药用药。如今的门诊就医方式是无法满足这样的要求的，但起码我们要注意，诊脉前病人一定要平心定气，刚刚饱餐、刚刚急着赶路或刚跟人吵架生气都会导致气血不宁，都不是诊脉的正确时机，应该休息平静后再诊，否则可能诊断不准。如果是住院病人，医生正好又值夜班，早晨则有机会按《内经》的要求来诊脉。现代医学计算基础代谢率也要在刚睡醒未起床时测基础体温和脉率，道理近似。

那么诊脉摸的是什么呢？《素问·五藏生成》说"夫脉之小大滑涩浮沉，可以指别"，说明了脉诊就是用手指来感受脉的大小、滑涩、沉浮，虽然只用了六个字，但很有代表性。大小是指脉形，粗细长短都属于大小的范畴；滑涩是指脉动，脉搏往来流利的程度；浮沉是指脉位，表浅或深在的位置。如果再加上迟数（shuò），代表脉率，基本上脉的各个方面的特征就都齐全了，切脉就要从这几个方面来审察。这些成对的脉象特征有其各自阴阳属性和诊断意义，后面还要进一步讨论。

揆度法四时

做到了在正确的时间摸脉，能指下体会脉的大小、滑涩、浮沉、迟数，那么怎样知道脉是正常的还是不正常的呢？其标准是什么呢？

《病能论》说："《揆度》（duó）者，切度之也……所谓揆者，方切求之也，言切求其脉理也；度者，得其病处，以四时度之也。"《说文解字》云："揆，葵也。从手，癸声。""癸，冬时水土平，可揆度也，象水从四方流入地中之形。"《说文解字注》释揆说："度（dù）也。""度者，法制也，因以为揆度之度。"揆从手，还有把持的意思，古代的宰相叫作阁揆，江湖帮会头领叫"扛把子"，都是指掌握权柄的人，所以"揆""把"和"持"的意思都是一样的。有些地区将诊脉叫作"把脉"，跟《内经》的"持脉""揆度"都是同样的含义。"方切求之"，这个方，跟"诊有大方"的"方"一样，也是法度的意思。所以这个揆就是以手把脉，度就是根据法度判断。法度就是有度量规定的标准，把脉的法度，就是阴阳四时五行，即"以四时度之也"。

前面讲过，人的身体功能是要符合四时阴阳变化的，人要与天相应，脉就是了解人体气机是否符合四时变化的窗口。

《素问·脉要精微论》说："万物之外，六合之内，天地之变，阴阳之应，彼春之暖，为夏之暑，彼秋之忿，为冬之怒。四变之动，脉与之上下，以春应中规，夏应中矩，秋应中衡，冬应中权。是故冬至四十五日，阳气微上，阴气微下；夏至四十五日，阴气微上，阳气微下。阴阳有时，与脉为期，期而相失，知脉所分，分之有期，故知死时。微妙在脉，不可不察，察之有纪，从阴阳始，始之有经，从五行生，生之有度，四时为宜。""是故持脉有道，虚静为保。春日浮，如鱼之游在波；夏日在肤，泛泛乎万物有余；秋日下肤，蛰虫将去；冬日在骨，蛰虫周密，君子居室。故曰：知内者按而纪之，知外者终而始之。此六者，持脉之大法。"

这个"持脉之大法"是哪六者？古代注家们意见不尽一致，我们的看法跟他们也不一致。依我看，可以是"阴阳有时，与脉为期，期而相失，知脉所分，分之有期，故知死时"这六条，因为这六句完满地概括了脉诊的原理和原则，可谓是"诊有大方"的"大方"，大的原则和方法。这六条用白话讲就是：一、阴阳的变化是有时节周期的；二、阴阳盛衰及五行状态随时节而呈现在脉象上；三、脉如果与时节不相应相称就是异常的；四、根据脉象的五行阴阳分判就知道哪里病了，是太过不及，还是生克乘侮；五、五行阴阳分判，依据时节可以判断病之轻重顺逆；六、逆证死证可以按阴阳五行的周期规律来预判死亡时间。这六方面高度概括，逻辑贯穿，完全可以作为脉学的大纲。

权衡、规矩都是比喻。春夏气机生发外扬，人的气血也向外而表浅，秋冬气机收藏而内敛，人体气血亦潜藏而深在，都体现在脉上，这就叫"阴阳有时，与脉为期"。好比称东西的秤，衡就是秤杆，权就是秤砣，秤杆向上，秤砣向下，以平为准。秤要平，阴阳气血也要平，要和四时阴阳平等对应，所以切脉也叫平脉，《伤寒杂病论》中就有《平脉法》一篇。蛰虫（即䗪虫）就是土鳖虫，在农村的土墙根下很容易看到，冬天它钻进土里不出来，就是"蛰虫周密"。二十四节气有惊蛰，惊的就是这个虫子，春天阳气奋出，开始打雷了，䗪虫就从土里爬出来。䗪虫还是一味中药，有破血化瘀、消除癥积的作用，张仲景的大黄䗪虫丸就是使用䗪虫的一首名方。

《平人气象论》说："脉有逆从，四时未有藏形，春夏而脉瘦，秋冬而脉浮大，命曰逆四时也。""未有藏形"就是不见相应之脏的脉象。春夏脉当浮而大，反而瘦小而沉就是不应天时，就是逆四时；秋冬脉当沉潜，反见浮大，也是逆四时。逆时就是违常，都属于病脉。若出现五行克犯王气之脉，更是逆四时，这就是"期而相失"。对此，《玉机真藏论》的论述更具体："所谓逆四时者，春得肺脉，夏得肾脉，秋得心脉，冬得脾脉。"《平人气象论》还说：

"脉从阴阳，病易已；脉逆阴阳，病难已。脉得四时之顺，曰病无他；脉反四时及不间藏，曰难已。"

《玉机真藏论》还提出了太过与不及的概念，太过不及就是变化虽趋同于四时，但变化的程度与天时不相当，也是病态。论中对四时脉太过不及的叙述如下：

"春脉者，肝也，东方木也，万物之所以始生也。故其气来，软弱轻虚而滑，端直以长，故曰弦，反此者病……其气来实而强，此谓太过，病在外；其气来不实而微，此谓不及，病在中。"

"夏脉者，心也，南方火也，万物之所以盛长也，故其气来盛去衰，故曰钩，反此者病……其气来盛去亦盛，此谓太过，病在外；其气来不盛去反盛，此谓不及，病在中。"

"秋脉者，肺也，西方金也，万物之所以收成也，故其气来轻虚以浮，来急去散，故曰浮，反此者病……其气来，毛而中央坚，两傍虚，此谓太过，病在外；其气来，毛而微，此谓不及，病在中。"

"冬脉者，肾也，北方水也，万物之所以合藏也，故其气来沉以搏，故曰营，反此者病……其气来如弹石者，此谓太过，病在外；其去如数者，此谓不及，病在中。"

"脾脉者，土也……善者不可得见，恶者可见……其来如水之流者，此谓太过，病在外；如鸟之喙者，此谓不及，病在中。"

脾不主时

前面四脏的脉象比较容易明白，不用过多解释。最后一个脾脉，是不是有点费解呢？寻着看了前人的种种诠释，终不能令人满意，只好另辟蹊径，追根寻源。我们对脾行津液的功能和卫气津液的道理已经有所了解，现以此作为钥匙，试着解开这段对脾脉的论述的谜团。

《太阴阳明论》说："脾者土也，治中央，常以四时长四藏，各十八日寄治，不得独主于时也。脾藏者，常著胃土之精也。土者生万物而法天地，故上下至头足，不得主时也。"脾胃五行属土，土不主时，但它是木火金水主时的基础。土就好比是大地，大地有寒暑变化，四时风景，所谓草长莺飞，暑焚蝉鸣，果香林染，野阔泉凝。土地本身不等于这些变化，但土地是这一切自然变化和现象存在的前提。没有土，一切山水林野、花草鱼虫就都没有安身之处，更无所谓春生、夏长、秋收、冬藏，所以脾脉不体现在四季沉浮和阴阳消长方面，但它是其他四脏脉象能应时变化的基础。

胃为阳土，脾为阴土，脾胃为后天之本，水谷化生气血之源，所化生者既有阳气阳津，也有阴精阴血。阳津卫气行于脉外，对血管来说如同一个柔性的包裹，加上卫气所"肥"的腠理，共同形成一个缓冲层，隔着这个缓冲层摸到的脉搏一定是有和缓之感的，所以说"脾脉缓"。如果卫气津液不足，腠理贫瘠，手指和脉管之间缺乏缓冲，摸到的脉就如同鸟嘴一样生硬，欠缺和缓之象，所以叫不及，不及的原因就是内部水谷生化之源出了问题，中焦胃府功能衰弱了，所以叫"病在中"。如果摸到"其来如水流"，就是脉外之津液卫气被邪气侵扰而产生不应该有的流动感和不协和感，因为正常的卫气阳津流动是和缓而难以察觉的，即所谓"善者不可得见"。反之，"恶者得见"，就是异常的，《终始》则把这种异常脉象总结为"邪气来也紧而疾"，因为邪气属于外感，所以叫"病在外"。

《灵枢·通天》说："少阳之人，多阳少阴，经小而络大，血在中而气外，实阴而虚阳，独泻其络脉则强，气脱而疾，中气不足，病不起也。"就非常直接地肯定了"血在中而气外"的认识，"经小而络大"，就是说卫气津液组成的经水层不够厚，血脉充实而"络大"也就是血管充盈坚实，这样的结果自然是弦脉的表现，"实阴而虚阳"，所以叫作少阳。泻络是泻血，所以会使气相对变强。否则误泻本来就弱的气的话，就是更虚其虚了，严重的会气脱，病加重而不起。"多阳少阴"一语应该是抄错了，颠倒了。

这样我们就清楚了，"脾不主时"，从脉学方面讲就是脾脉不能从四时沉浮来体会，要从胃气和"脾主为胃行其津液"的卫气阳津来体会。如果卫气阳津大亏，脉就生硬如鸟喙，极端情况下，卫阳已竭，就如《大奇论》所说，"脉至如喘""如涌泉""如偃刀"，没有一点柔和之象；假如营血先竭，就"脉至如交漆""如颓土""如散叶"。生漆从漆树上流出时非常艰涩缓慢，黏糊糊，软塌塌，"交漆"则是两股漆相交而流，都不能穿过对方，更加纠缠艰难，"脉至如交漆"是怎么个无力和艰涩的感觉，可以想象得到。脉见充盈而和缓之象就是有胃气，没有和缓生气而暴硬的脉或者是不能充盈而行将欲绝的脉都是无胃气，是真脏脉，是死脉。

所以《内经》和后世脉学都强调胃气，《平人气象论》说："平人之常气禀于胃，胃者，平人之常气也。人无胃气曰逆，逆者死。"胃气不是抽象的，胃气就是水谷之精气，就是卫气津液和营血，不管哪个先枯竭，都是胃气绝，即水谷之精气绝，也就没有了"神乃自生"的基础，"失神者亡"，所以是死脉。

胃 气 与 神

古人讲脉要有"胃、神、根"，可胃气是怎样的呢？神是什么呢？历来的总结都较抽象，很多医家谓只可意会不可言传，最多就是告诉你和缓就是有胃气。有的老师说你摸过一次真脏脉后就有认识了，就知道什么样的脉没有胃气了，实践出真知，这都固然不错，但往往还是让学习者如坠雾中，所谓"心中了了，指下难明"。因为在理和事两方面的解释都不通透，所以心中也未必了了。《玉机真脏论》说："脉弱以滑，是有胃气，命曰易治，取之以时。"为什么"脉弱以滑"就是有胃气呢？因为这是气血营卫充足且均衡的脉象。卫气阳津充足，脉管外有缓冲，摸脉就是和缓的，似弱而不强，弱是相对于强硬而言，按之并不衰弱；营血充足，脉管充盈好，心脏动力正常，脉来就滑利。

"神"，就是"申"而"示"之。"申"是上通于天，下通于地，"示"就是把贡品摆上贡案以祭祀或者天垂象的象形。"神"就是通天彻地，奇妙难说，而值得膜拜祭祀的存在和现象。《六节藏象论》说："气和而生，津液相成，神乃自生。"气和津液都源于水谷胃气，卫气与阳津在脉外，营气和血液在脉内，阴液渗滋筋骨髓脑。肺之呼吸，吞吐升降天之清气；心之脉动，出入输布地之精微。所有的这些生命物质和功能都能"生"，能"和"，能"成"，就能通应天地，产生变化，就是"神"。神，就是交通天地，阴阳和合，妙不可言的生命及其功能。反之，人与自然天地不能交通往来，就叫作"气立孤危"，就是失神，就"失神者死"了。

《三部九候论》说："其脉疾者不病，其脉迟者病，脉不往来者死，皮肤著者死。"脉不往来者是没了脉动和血液循环，是营血之绝，而皮肤著，就是皮肤痿塌，拈之不起，表明无卫气和津液充其腠理，为卫气津液之绝，皆为无胃气，营卫气血津液皆败，则神不生，所以是死的征象。神能在气血津液和调的基础上"自生",是因为先天之精所藏的遗传密码,它能把父母乃至祖先的生命程序自动表达到子代个体当中,这个表达过程就是"神",而生命先天就存在的能够与天地通应的功能也是"神"。这样,个体内部的生化,个体与天地感通的生化,都是自动产生的,所以叫"神乃自生"。脉既能反映营卫津液的状况,也能反映人体与天地四时通应的状况,那么生命先天和后天的功能状况都反映在脉这个窗口上,所以古人说脉可以"以决死生,以处百病,以调虚实,而除邪疾"(《三部九候论》),并非夸张,而是很恰如其分的,我们也不禁要为古人的智慧而赞叹和深感折服。

到这里,除了"脾不主时",我们把"胃气"和"神"也落到了实处。道理通透了,实践再跟上,有理性认识指导,感性认识就得到升华,就都明明白白了。了解了脉象中胃气的实质,不仅在生死攸关的关键时刻手下有方向,心里有主张,平素临证把脉时也能分清手下哪里是气,哪里是血,哪里是津液,胃气阴阳到底是个什么状态,精神与天地相往来的通应状态到底如何,皆可揣度之了。

总结一下,脉法的重点在于脉象要与四时五行阴阳的节律相应,不可过度或不足,更不可逆反。这个度,就是我们已经了解的太阳视运动的黄道天度和气数,就是历法节气和相应的阴阳消长运动变化。而其能应四时气数而变化的基础就是胃气和脾行津液,是水谷化生,是卫气营血津液阴阳和调的功能状态。

别于阳者知病从来

既然脉的正常与变病取决于人体阴阳状态与天地四时阴阳的和谐与否,那么如何在脉上判断人体的阴阳就很关键了。《素问·阴阳应象大论》云:"善诊者,察色按脉,先别阴阳。"说明脉诊最基本的着眼点是阴阳。怎么从脉上分别阴阳呢?

《素问·阴阳别论》有两段话,可以作为脉分阴阳的纲领:

"脉有阴阳,知阳者知阴,知阴者知阳。凡阳有五,五五二十五阳。所谓阴者,真藏也,见则为败,败必死也;所谓阳者,胃脘之阳也。别于阳者,知病处也;别于阴者,知死生之期。"

"所谓阴阳者，去者为阴，至者为阳；静者为阴，动者为阳；迟者为阴，数者为阳。"

这两段话揭示了阴阳在脉上的含义有两层意思。第一，从经脉的实质方面讲，阴是真藏，就是五脏所含藏的先天真精真气和功能表现，阳是胃脘之阳，就是后天水谷之气，也就是营卫之气。有胃气，五藏真气赖胃气而周流出入，脉总体为阳，为生；无胃气，五藏真气孤危，脉总体为阴，孤危则泄绝不能独存，为死。第二，在有胃气的情况下，从脉动的形式来讲，静时的形为阴，动时的态为阳；脉管外张时叫作至或来，为阳，脉管回缩时叫作去，为阴；搏动频率快称为数，为阳，搏动频率慢称为迟，为阴。《难经》说："浮者阳也，滑者阳也，长者阳也；沉者阴也，短者阴也，涩者阴也。"也是从脉动的形式分阴阳，可作为补充。如果结合前面讨论的人身阴阳划分，就把脉的阴阳和身体部位的阴阳、功能状态的阴阳结合起来了，比如摸到浮大脉、滑数脉，为阳，就考虑病在外、在背、在腑、在心肺，为热证、实证；摸到沉小脉、迟涩脉，为阴，就考虑病在里、在腹、在脏、在肝肾，为寒证、虚证。阴阳之中再细辨，并结合其他临床资料，病位和病性就更明确。这就是"知脉所分"。

"别于阳者，知病处也"，即从胃气来的动态，可以判断病的部位，除了用上述分阴阳的方法判断病处，还从五藏五脉上判断脏腑阴阳的病处。肝脉弦、心脉钩、肺脉浮、肾脉石、脾脉缓，是五藏各自的脉动特征，《五藏生成论》说："诊病之始，五决为纪，欲知其始，先建其母。所谓五决者，五脉也。"就是指先判断五脏五脉。各脏脉象都可兼见其他四脏的脉象，则每一脏的脉有五种变化，五脏就有五五二十五种变化，所以说"凡阳有五，五五二十五阳"。这也是"知脉所分"，分别所病脏腑和病邪传变来自何处，即《玉机真藏论》所谓"别于阳者，知病从来"。

例如，《病能论》说："冬诊之，右脉固当沉紧，此应四时；左脉浮而迟，此逆四时。在左当主病在肾，颇关在肺，当腰痛也。""少阴脉贯肾络肺，今得肺脉，肾为之病，故肾为腰痛之病也。"右寸口见沉紧就是石，是肾脉，肾脉合冬令，故曰"应四时"；左寸口见浮迟，就是毛涩之象，就是肺脉，肺脉不合冬令，故曰"逆四时"。浮则沉取不足，故肾气不实，不得荣其府之腰骨，涩则气血衰而易成痹，所以说"当主病在肾，颇关在肺，当腰痛也"。肺脉病肾，即金病水受，根据《难经·五十难》五邪生克法，此为从后来，属于虚邪，虚邪易成其病。

关于五决之法，《难经》也有类似论述："假令心脉急甚者，肝邪干心也。心脉微急者，胆邪干小肠也。心脉大甚者，心邪自干心也。心脉微大者，小肠邪自干小肠也。心脉缓甚者，脾邪干心也。心脉微缓者，胃邪干小肠也。心脉涩甚者，肺邪干心也。心脉微涩者，大肠邪干小肠也。心脉沉甚者，肾邪干心也。心脉微沉者，膀胱邪干小肠也。五藏各有刚柔邪，故令一脉辄变为十也。"干就是犯的意思，五行每一行的阴脏和阳腑各有五变，所以一脉十变，合起来就有五十变了。因为《难经》分别了脏腑的阴阳刚柔，所以脉象分析比《内经》更加细致。按照上述方法持脉并加以判断，就知道是哪一脏腑影响了本脏腑，就可以"知病处"了。

现在高等中医教育不重视《内经》，更不重视《难经》。《难经》对《内经》的理论有很多补充，非常重要。比如《难经》第五难论脉有轻重说："初持脉，如三菽之重，与皮毛相得者，肺部也。如六菽之重，与血脉相得者，心部也。如九菽之重，与肌肉相得者，脾部也。如十二菽之重，与筋平者，肝部也。按之至骨，举指来疾者，肾部也。故曰轻重也。"就是对脉位深浅定位所主五脏的论述，发《灵》《素》所未详。《脉要精微论》言"按之至骨，脉气少者，腰脊痛而身有痹也"，略露此义于一隅，但未见专论。

二 十 八 脉

前面探讨胃气和脾脉时，我们对于脉体的气血阴阳已经有所了解，持脉当然要分清这个卫气和营血的阴阳，《内经》和历代医家对脉的阴阳分别更多是从脉象特征方面来谈的，除了四时浮沉敛散之天地通应阴阳规律，以及前面谈过的由脉象特征确定五脏五腑的病处和来由之外，脉象特征本身所反映的病理和辨证意义也要从阴阳纲领上分辨和分析，没有前面的基础认识，上来就学二十八脉，没有根基，没有定盘星，很难不混乱。

前面讲过，"脉之小大滑涩浮沉，可以指别"。这些单独的和综合的脉象特征，结合阴阳性质的划分，也被直接赋予了诊断意义，《素问·平人气象论》就从脉象的长短、浮沉、滑涩、迟数诸方面，提出了据脉断病的规律：

"欲知寸口太过与不及，寸口之脉中手短者，曰头痛。寸口脉中手长者，曰足胫痛。寸口脉中手促上击者，曰肩背痛。寸口脉沉而坚者，曰病在中。寸口脉浮而盛者，曰病在外。寸口脉沉而弱，曰寒热及疝瘕少腹痛。寸口脉沉而横，曰胁下有积，腹中有横积痛。寸口脉沉而喘，曰寒热。脉盛滑坚者，曰病在外。脉小实而坚者，病在内。脉小弱以涩，谓之久病。脉滑浮而疾者，谓之新病。脉急者，曰疝瘕少腹痛。脉滑曰风，脉涩曰痹，缓而滑曰热中，盛而紧曰胀。"

"人一呼脉再动，一吸脉亦再动，呼吸定息脉五动，闰以太息，命曰平人。平人者，不病也。常以不病调病人，医不病，故为病人平息以调之为法。人一呼脉一动，一吸脉一动，曰少气。人一呼脉三动，一吸脉三动而躁，尺热曰病温；尺不热，脉滑曰病风，脉涩曰痹。人一呼脉四动以上曰死，脉绝不至曰死，乍疏乍数曰死。"

除了对真脏脉和死脉的描述，《内经》文中出现的单字命名的脉象达三十六种，其中有八种后世脉学不见用者，它们是钩、毛、石、盛、鼓、搏、喘、横，而后世的芤、牢、濡三种脉形尚未见于《内经》，但《内经》有㬵（软）脉，与濡同义。东汉张仲景的《伤寒论》398 条和《金匮要略》均以脉证论治，涉及的单字脉象共有二十七种，没有濡脉或软脉。濡脉虽见于《辨脉法》篇，但不能确认为仲景原文。仲景运用单纯脉象和两合脉象描述病状为常态，三合脉象也不少见，他还对一些不易理解的脉象特加辨析，如促、结、代、动、革。晋代王叔和著《脉经》，为第一部脉学专著，他把常见的二十四种脉象加以定义，并总结了其诊断意义，使脉象体系更加丰富，书中还首次论述了奇经八脉病的脉象特征。五代高阳生伪托王叔和作《脉诀》，把二十四种脉分为七表、八里、九道三类，虽然后来也有不少医家沿用，如宋代陈无择的《三因极一病证方论》，但这种分类因其死板且悖理而被许多医家批评。到了元代，戴同父《脉诀刊误》在二十四脉基础上增加了散和数两种脉，滑伯仁（滑寿）《诊家枢要》则列出多达三十种脉象，明代李时珍分了二十七种，《医宗说约》二十九种，各有添减出入。李中梓《诊家正眼》所定的二十八种，被最广泛地接受，叫作二十八脉。二十八脉繁简得当，每一种脉象都有明白的定义和主病意义，便于学习和使用，也便于描述和交流，因此成为明朝中叶以后脉学的标准内容，直到今天仍在沿用。

后世脉学的具体内容，我们在此不多啰嗦，把脉学发展的大致脉络介绍出来，旨在方便学习和参考。李时珍《濒湖脉学》以体状诗、相类诗、主病诗总结每一种脉象，简明易记，流传甚广。李中梓的侄子李延昰（shì）著《脉诀汇辨》，增损宋代崔嘉彦所著《四言脉诀》和李时珍之父李月池的《四言举要》为诀法，附以讲解，并对前人脉法有诸多议论评价，也是不错的教材。

纠结的寸口分部

除了脉搏的特征，脉的分部和所对应的身体部位也是后世脉学的重要内容，是对《内经》"病所从来"的法门的发展。《脉要精微论》就有对寸口脉分部的最早总结："尺内两傍，则季胁也；尺外以候肾，尺里以候腹。中附上，左外以候肝，内以候膈；右外以候胃，内以候脾。上附上，右外以候肺，内以候胸中；左外以候心，内以候膻中。前以候前，后以候后。上竟上者，胸喉中事也；下竟下者，少腹腰股膝胫足中事也。"把寸口脉顺着臂的长轴分为上竟上、上附上、中附上、尺内、下竟下五部，中间三部还分为表里两层，附上两部左右所代表不同（图10-2）。《难经》《脉经》与《素问》左右寸关尺的阴脏分部类似，但五脏表里和六腑分部有所不同。

右手	外以候	喉	肺	胃	肾	少腹腰股膝胫足
	内以候		胸中	脾	腹	
		上竟上	上附上	中附上	尺内	下竟下
左手	内以候	喉	膻中	膈	腹	少腹腰股膝胫足
	外以候		心	肝	肾	

图 10-2 《素问》脉位图

明代的张景岳《景岳全书·脉神章》和李中梓《诊家正眼》都秉持《内经》脉理，反对后世把大小肠对应于寸部，改良了《脉经》方案，详见表10-1。另一位明代的医家，韩懋，他的著作《韩氏医通》的脏腑分部又与众不同，也是一家之说。

还有脉学流派认为男女分部是不同的。《难经·十九难》说："故男脉在关上，女脉在关下，是以男子尺脉恒弱，女子尺脉恒盛，是其常也。"强调男以气为本而女以血为本。这个说法到了朱丹溪那里，被表述为"男子寸盛而尺弱""女子尺盛而寸弱"。《褚氏遗书》甚至认为女子脉与男子脉的左右和尺寸分部都是相反的，颇增惑乱，所以后来医家都大加挞伐。明初李梴（chān）《医学入门》就说其"阴阳五脏倒装者，非"。清代王清源《医方简义》则批评说："褚氏以女人心肺诊于尺，是倒置五脏，其谬更甚。然女子与男子形气虽异，血精别样，而十二经脉所行之终始，五脏之定位则一也，岂得以女人脉位反背倒置乎？"

表 10-1　各家寸关尺分部比较表

著作	寸口部位和所候脏腑					
	左寸	左关	左尺	右寸	右关	右尺
《内经》	心	肝	肾	肺	胃	肾
	膻中	膈	腹	胸中	脾	腹
《难经》	手太阳	足少阳	足太阳	手阳明	足阳明	足太阳
	手少阴	足厥阴	足少阴	手太阴	足太阴	足少阴
《脉经》	小肠	胆	膀胱	大肠	胃	三焦
	心	肝	肾	肺	脾	肾
《景岳全书》	心包	胆	膀胱、大肠	胸中	胃	三焦、命门、小肠
	心	肝	肾	肺	脾	肾
《诊家正眼》	膻中	胆	膀胱、小肠	胸中	胃	大肠
	心	肝	肾	肺	脾	肾

注：表中白色格表示各部浮取所应脏腑，暗格表示沉取所应。

《褚氏遗书》传为南齐褚彦通（褚澄）所著，史上虽确有名医褚彦通其人，但从该书有讨论运气的内容看，它一定是唐代以后之人所伪托，号称自己的先父发现并保存其刻石的宋代萧渊最有可能是作伪者。根据对五气经天的天文学解读，我们认为运气学说的形成年代不会早于唐代，所以南齐的褚彦通是不可能接触到运气学说的。《褚氏遗书》虽是伪书，其医论中很多观点独特新颖，为后世所重，如"用药如用兵""世无难治之疾，有不善治之医；药无难代之品，有不善代之人""师友良医，因言而识变；观省旧典，假筌以求鱼。博涉知病，多诊识脉，屡用达药，则何愧于古人？"书中还提倡晚婚晚育，作为求子和优生之道。《四库全书提要》认为此书乃"宋时精医理者所著，而委托澄以传"，眼光可谓如炬。

为求超越而发奇思者自古不乏其人，明初出现的太素脉法还通过诊脉判人吉凶穷通，类同算命术，已经超出了医学的范畴。从整个中医发展史来看，脉学的主流是一贯的，偶有异说并不意外，感兴趣的学者可以参考，增广见闻。但"尽信书不如无书"，多读书是为了明理，李梴说："医出于儒，非读书明理，终是庸俗昏昧，不能疏通变化。"

种种寸口脉分部方法，令人无所适从，颇感纠结。我们应平心看待，在借鉴其合理内容的同时，绝不可死板套用，胶柱鼓瑟。追寻《内经》脉法的基本原理和原则，从脉象判断气血、表里、虚实、寒热、脏腑乘克和四时五行通应才是根本。李时珍在他的著作《脉诀考证》里以《内经》为根据彻底否定了分部定脏腑的方法，说："两手六部，皆肺之经脉也，特取此以候五脏六腑之气耳，非五脏六腑所居之处也。"滑寿《诊家枢要》述脉象大旨曰："脉者气血之先也。气血盛则脉盛，气血衰则脉衰，气血热则脉数，气血寒则脉迟，气血微则脉弱，气血平则脉治。又长人脉长，短人脉短，性急人脉急，性缓人脉缓。左大顺男，右大顺女。男子尺脉常弱，女子尺脉常盛。此皆其常也，反之者逆。"其简明而不取奇的态度，值得我们学习。否则，脉学就会像易学预测术那样流派纷杂，莫衷一是。脉学也可以因造作心法而生出种种独家脉法，如果我们想否定它呢，它在创始人那里可是有验证的，其灵验程度有时可以超出医学，超乎想象，但若肯定它呢，它常常难以复制，原因就是它由个人心法造作而成，个别的甚至是依法，所以这类方法均非医学正脉。

别于阴者知死生之期

"别于阴者，知死生之期。"即从真藏脉可以判别生死的期限。我们引用《玉机真藏论》一段话来说明：

"五藏者，皆禀气于胃。胃者，五藏之本也。藏气者，不能自致于手太阴，必因于胃气，乃至于手太阴也，故五藏各以其时，自为而至于手太阴也。故邪气胜者，精气衰也。故病甚者，胃气不能与之俱至于手太阴，故真藏之气独见，独见者病胜藏也，故曰死。"

这也正所谓"知阳者知阴，知阴者知阳"。因为有胃气即非真藏脉，无胃气即是真藏独见。中医的逻辑是非常直接明了的，一点也不模糊，有一种观点认为中医是模糊控制论，或是黑箱理论，其实对真正懂得中医的人来说，既不模糊也不黑箱，都明明白白。若借着"医者，意也"之说，把一己主观观点想当然地作为定论，就模糊了客观衡量标准。说到标准的问题，虽然中医对事物的归类不符合现代科学的标准，但符合中国传统学术的标准，这种归类不是抽象的，而是具象的，古人实际观察和体验到事物联系的规律，所以比象取类，这在基本逻辑上和现代逻辑没有什么区别。现代医学从血液化验诊病是利用了一个人体窗口，中医从脉象诊病，则是利用了另一个窗口。这好比有一堆帽子，有人从形状上分类，没有错，但不能由此否定按照颜色或按照材质分类的意义，因为就分类的形式逻辑来说两者并没有什么不同。

真藏脉什么样呢？《素问·平人气象论》说："人以水谷为本，故人绝水谷则死，脉无胃气亦死，所谓无胃气者，但得真藏脉不得胃气也。所谓脉不得胃气者，肝不弦肾不石也。"前面我们讨论胃气时已经搞清了真脏脉的总体特征，而五脏的真脏脉各有其具体特点，《玉机真藏论》云"真肝脉至，中外急，如循刀刃责责然，如按琴瑟弦""真心脉至，坚而搏，如循薏苡子累累然""真肺脉至，大而虚，如以毛羽中人肤""真肾脉至，搏而绝，如指弹石辟辟然""真脾脉至，弱而乍数乍疏""诸真藏脉见者，皆死，不治也"。

为什么各脏的真藏脉是这样的呢？这仍与五脏藏精、应天、起亟、生神的功能特点有关。《平人气象论》谓"藏真散于肝""藏真通于心""藏真濡于脾""藏真高于肺""藏真下于肾"，"真"即天真，乃先天精神之真用，所以五脏"藏形"见于脉者，肝形如弦之长，心形如珠之滑，肺形如毛之浮，肾形如石之沉，分别应四时之生长收藏。"藏真濡于脾"，"濡"即软，就是前述"脾脉缓"的道理。真脾脉的产生原理，仍然要从胃气欲绝来理解。"真脾脉至，弱而乍数乍疏"，这个"弱"，并非"脉弱以滑"的和缓之"弱"，而是衰弱之"弱"，弱而艰涩，即脉内气血欲绝，脉形不充，脉搏无力；脉外卫气津液的流通敷布亦行将断绝，时有时无，故指下微弱之脉搏忽隐忽现，仿佛乍数乍疏。

《根结》云："所谓五十营者，五藏皆受气。持其脉口，数其至也，五十动而不一代者，五藏皆受气；四十动一代者，一藏无气；三十动一代者，二藏无气；二十动一代者，三藏无气；十动一代者，四藏无气；不满十动一代者，五藏无气。予之短期，要在终始。所谓五十动而不一代者，以为常也，以知五藏之期。予之短期者，乍数乍疏也。"这里"乍数乍疏"的描述透露了"代"脉的真相，即：如果胃气流行正常，则五脏之精气皆得随胃气而至于寸口，有藏形且和缓。若胃气衰，且不能连贯而至，间断时即不见胃气之滑而弱也，代之而现者即真藏也。一藏之形不受胃气，则脉四十动见一代；胃气再衰，则两藏不得胃气，三十动一代；衰极则不满十动而一代，四藏不得与胃气同至寸口。因此，代脉就是胃气不得与阴藏之气同至寸口的征象。代，就是代替，就是以阴代阳也，为真藏脉乍显，移时胃气尚可来至的情形。

代脉可以是任何一种真藏来代，由于代脉是脾胃后天之气血衰微而不能持续的结果，所以也可以说它就是脾土的真藏脉。《平人气象论》曰："长夏胃微软弱曰平，弱多胃少曰脾病，但代无胃曰死，软弱有石曰冬病，弱甚曰今病。藏真濡于脾，脾藏肌肉之气也。"更清楚地表明代脉就是无胃气的表现。此处所论的代脉表现为极度濡弱，也就是脾的真藏脉"濡"，所谓"如颓土""如散叶"，但又是非持续性的，即胃气时至时无。有胃气时，脉来尚能应手，随息而至，无胃气时则颓散软弱难以应指，所以叫"乍数乍疏"。这是胃气完全衰竭之前的一个渐趋危重的过程，所以要"予之短期"。《宣明五气》说："肝脉弦，心脉钩，脾脉代，肺脉毛，肾脉石，是谓五藏之脉。"《邪气藏府病形》论色脉合参则说："（色）黄者，其脉代也。"《阴阳类论》亦云："一阴一阳代绝，此阴气至心，上下无常，出入不知，喉咽干燥，病在土脾。"都表明代脉是脾的真藏脉。《热病》说："脉代者，一日死。"即是指胃气衰竭严重，马上就要完绝的情况。所以"真脾脉至，弱而乍数乍疏"，就是代脉，是胃气欲绝的征兆。

需要说明的是，《禁服》"代则乍甚乍间""代则取血络"，以及《三部九候论》"其脉代而钩者，病在络脉"，为卫气时至时乏，病状忽重忽轻的情形。此并非死证，而是因为在四末交通营卫的络脉发生了瘀阻，导致气机不畅，故时见一代，属于阳证。《脉要精微论》说"代则气衰""数动一代者，病在阳之脉也"。《五色》所谓"其脉滑大以代而长者，病从外来"，都是在讨论这类情况。"其脉滑大以代而长"即"其脉代而钩"，表明营气流行无碍，与"弱而乍数乍疏"的真藏脉有所不同，应予分辨，不可误判为绝症。

真藏脉出现，就说明疾病到了不治的阶段，并可具体预测死亡时间："肝见，庚辛死；心见，壬癸死；脾见，甲乙死；肺见，丙丁死；肾见，戊己死；是谓真藏见，皆死。"（《平人气象论》）道理很简单，例如脉来紧硬如刀刃，为卫气津液已竭，胃气不至，无缓冲及柔缓之象，叫作真肝脉现，为肝之真精外泄。肝属木，木气欲绝，遇庚辛时节金气旺，木气衰且受克，正所谓雪上加霜，故预判死于庚辛时节。这里的天干不是指日干，而是指年周期的时节，春甲乙、夏丙丁、秋庚辛之类，以及一昼夜五分五行所主，前面脏气法时一节已经有所说明。这就是"持脉之大法"的"分之有期，故知死时"。

《阴阳别论》则说："所谓生阳死阴者，肝之心，谓之生阳。心之肺，谓之死阴。肺之肾，谓之重阴。肾之脾，谓之辟阴，死不治。""肝之心"，"之"在这里是动词，是"去"的意思，中医的术语就是"传变"。这里的"死阴"就是前面讲过的"不间藏"，传所克；"生阳"就是"间二藏"，传所生。若以五行分阴阳而论，生阳是腑传腑，为阳生，母子相传，传所生；"死阴"是藏传藏，为阴克，夫妻相传，传所克。前者脉有胃气，见阳，故知病处；后者真脏现，无阳，故知死期。此乃从疾病传变和四时五行旺相死因的角度来判断重病的预后，用脏腑阴阳和五行生克的道理思考就会明白。

根据脉象成功判断病人预后的案例很多。李延是记录一则脉案说："维扬孝廉王伟然，喜读书，不以寒暑废，忽呕血碗许，不药而愈。偶坐谈次，乞余诊视。余曰：'尊恙虽愈，元本日亏，须兢兢保任，过长夏乃安耳。'伟然不以余言为意。余谓其弟张甫曰：'今长公神门欲脱，水不胜火，炎赫之令，将不禄矣。'张甫曰：'尚可图否？'余曰：'阳躁而不鼓，阴衰而欲绝，虽有智者，靡所适从。'果至六月十九日呕血而绝。"夏时火盛，脉当大而有根，见水亏无根之脉，即反夏时，为逆。《脉经》载《脉法赞》说："神门决断，两在关后。人无二脉，病死不愈。"关后为神门，一般认为就是尺部，为脉之根。不禄是委婉说法，就是吃不着粮了，桑田巫给晋侯解梦说"不食新矣"，即吃不到新收的麦子了，是一个意思。

利用五行生克的理论，不仅仅可以预测死期，而且可以推测整个病程，我们再看《藏气法时论》的论述，就更明白了："夫邪气之客于身也，以胜相加，至其所生而愈，至其所不胜而甚，至于所生而持，自得其位而起。必先定五藏之脉，乃可言间甚之时，死生之期也。""间甚"的"间（jiàn）"是好转的意思，就是说有不作病的间隙。讲疾病的变化和时间的五行生克节律有密切关系。比如肝病，逢冬肾水旺，为"至其所生"，则易愈；逢秋肺金旺，为"至其所不胜"，就会加重；逢夏心火旺，为"至于所生"，则相持，不轻不重；逢春木旺，"自得其位"，则好转。"先定五藏之脉"，就是"五决为纪"

"先建其母"；"乃可言间甚之时"，也就是"分之有期"。我们如果能把握"时机"，治疗就可以取得事半功倍的效果。

《三部九候论》还论述了根据阴阳盛衰的日节律来推测死亡时间："九候之脉，皆沉细悬绝者为阴，主冬，故以夜半死。盛躁喘数者为阳，主夏，故以日中死。是故寒热病者，以平旦死。热中及热病者，以日中死。病风者，以日夕死。病水者，以夜半死。其脉乍疏乍数乍迟乍疾者，日乘四季死。"其中的道理是，阴阳达到极端的状态容易出现平衡的完全丧失，时空因素在这里往往发挥协同作用，所以水火之病往往在阴阳极变之时死，而金木之病则以逢休且对冲之时死。

脉要结合病症

前面讲脉要合四时，但人身各有差异，人的病症千变万化，单纯从四时脉来判断有点太简单了，容易犯教条主义。我们说四时脉是个原则，要灵活掌握，具体情况具体分析。《内经》谈脉象就很注意结合具体病症，例如《论疾诊尺》说："诊龋齿痛，按其阳之来，有过者独热，在左左热，在右右热，在上上热，在下下热。"就是针对龋齿牙痛这个具体病来寻找病因，判断哪里的经络有郁火。

我们再看《素问·平人气象论》里的一段话："风热而脉静，泄而脱血脉实，病在中脉虚，病在外脉涩坚者，皆难治，命曰反四时也。"此论把逆四时的概念加以拓宽，把脉和病的部位性质相违背者均视为逆四时，难治。人身一小天地，人身自己就有小气候，满身大汗又发热，正是夏天的气象，脉也应浮大而数才相应，反而缓慢安静，当然是逆象，所以"命曰反四时"。脉见逆象是不好的表现，是违背自然规律的表现，当医生的要心里有数，治疗起来会费周折。

当没有脉象和疾病相逆的情况时，则表明：第一，是病症尚轻，没有生变，相对容易治疗；第二，脉象反映的就是身体的真实状况，从脉象就可以推断人体阴阳气血的问题所在。脉象和症状相逆，如上述之例，则有真假之情，需要辨析。古人所总结的"大实有羸状""真寒假热""真热假寒""脉暴出欲脱"等等就是这类情况，需要认真辨析，决定舍症从脉还是舍脉从症，不能潦草误治。

三 部 九 候

前面我们讨论的脉法基本上都是独取寸口的脉法，《内经》时代的脉法不限于此，除了寸口脉法，还有三部九候脉法和人迎寸口阴阳脉法。《素问·三部九候论》就是专门讨论三部九候脉法的。我们来看原文：

"帝曰：何谓三部。岐伯曰：有下部，有中部，有上部，部各有三候。三候者，有天有地有人也。必指而导之，乃以为真。上部天，两额之动脉；上部地，两颊之动脉；上部人，耳前之动脉。中部天，手太阴也；中部地，手阳明也；中部人，手少阴也。下部天，足厥阴也；下部地，足少阴也；下部人，足太阴也。故下部之天以候肝，地以候肾，人以候脾胃之气。

帝曰：中部之候奈何？岐伯曰：亦有天，亦有地，亦有人。天以候肺，地以候胸中之气，人以候心。

帝曰：上部以何候之。岐伯曰：亦有天，亦有地，亦有人，天以候头角之气，地以候口齿之气，人以候耳目之气。三部者，各有天，各有地，各有人。三而成天，三而成地，三而成人，三而三之，合则为九。九分为九野，九野为九藏。故神藏五，形藏四，合为九藏。"

上述内容列表如下（表10-2）：

表10-2　三部九候脉法

三部	九候	动脉所在	所候	九藏（脏）
上部	天	两额之动脉（曲鬓，颞浅动脉）	候头角之气	形藏四
	人	耳前之动脉（听宫，耳前动脉）	候耳目之气	形藏四
	地	两颊之动脉（颊车，面动脉）	候口齿之气	形藏四
中部	天	手太阴（寸口，桡动脉）	候肺	神藏五
	人	手少阴（神门，尺动脉）	候心	神藏五
	地	手阳明（扶突，颈动脉）	候胸中之气	形藏四
下部	天	足厥阴（气冲，股动脉）	候肝	神藏五
	人	足太阴（跗阳，足背动脉）	候脾	神藏五
	地	足少阴（太溪，胫后动脉）	候肾	神藏五

三部九候脉法就是根据局部的动脉搏动来判断局部情况的。"候",就是伺察的意思,"九候"就是通过九个部位的脉来伺察身体各部气血和正邪的情况。那么如何伺察呢?

"帝曰:何以知病之所在。岐伯曰:察九候,独小者病,独大者病,独疾者病,独迟者病,独热者病,独寒者病,独陷下者病。"这就是后世所谓"七诊",所谓"独处藏奸",独见不同之脉,即为病处,其病之性质则根据脉象之阴阳来判断,分别正邪虚实寒热。

"七诊虽见,九候皆从者不死。"虽独见为病,但预后死生还要看九候的情况。"九候之相应也,上下若一,不得相失。一候后则病,二候后则病甚,三候后则病危。所谓后者,应不俱也。察其府藏,以知死生之期。"就是说,比较各部脉动,出现异动者就是有问题了,一处迟动不调就是病,两处迟动不调就是病重,三处乃至多处不往来应动就病危了,"其脉疾者不病,其脉迟者病,脉不往来者死",就是这个意思,这个"疾"相对于"后"和"迟"而言,并非指"数"。异常者,根据脏腑五行,可以判断时间节律对疾病的影响。

九候脉,除寸口以外,其他八候脉诊断的具体内容,《内经》也时有提及,《平人气象论》讲手少阴脉可以判断女子妊娠:"妇人手少阴脉动甚者,妊子也。"《灵枢·动输》则提到了手太阴肺脉、足阳明胃脉和足少阴肾脉:

黄帝曰:经脉十二,而手太阴、足少阴、阳明独动不休,何也?岐伯曰:足阳明,胃脉也。胃为五藏六府之海,其清气上注于肺,肺气从太阴而行之,其行也,以息往来,故人一呼脉再动,一吸脉亦再动,呼吸不已,故动而不止。

黄帝曰:足之阳明何因而动?岐伯曰:胃气上注于肺,其悍气上冲头者,循咽,上走空窍,循眼系,入络脑,出颛(kǎn,颧骨),下客主人,循牙车,合阳明,并下人迎,此胃气别走于阳明者也。故阴阳上下,其动也若一。故阳病而阳脉小者为逆,阴病而阴脉大者为逆。故阴阳俱静俱动若引绳,相倾者病。

黄帝曰:足少阴何因而动?岐伯曰:冲脉者,十二经之海也,与少阴之大络,起于肾下,出于气街,循阴股内廉,邪入腘中,循胫骨内廉,并少阴之经,下入内踝之后,入足下。其别者,邪(斜)入踝,出属跗上,入大指之间，注诸络，以温足胫，此脉之常动者也。

手太阴脉就是寸口，即桡动脉；足阳明脉就是人迎，即颈动脉及面动脉分支颊车；足少阴脉就是股动脉、腘动脉及分支胫后动脉，和胫前动脉分支足背动脉，即趺阳脉。这三部脉，成为后来脉学的重要内容。张仲景在《伤寒杂病论》序里，批评当时医生的作风时说："相对斯须，便处汤药，按寸不及尺，握手不及足，人迎趺阳，三部不参，动数发息，不满五十。短期未知决诊，九候曾无仿佛，明堂阙庭，尽不见察，所谓窥管而已。夫欲视死别生，实为难矣。"认为三部脉合参是很重要的，只诊寸口脉是不全面的，好比是管中窥豹，盲人摸象，他在著作正文中也多次示例运用趺阳脉与寸口脉合参来判断病证。医圣的批评在当今仍然有现实意义，我们继承中医学术，是否应该对此加以留心呢？

气 口 人 迎

三部九候的各部脉中，《内经》对人迎和寸口两候脉的合看有特别的论述和运用。

《四时气》说："一其形，听其动静者，持气口、人迎以视其脉……气口候阴，人迎候阳也。"这个气口或脉口就是寸口脉，人迎就是三部九候里的人迎脉。《寒热病》说得非常明白："颈侧之动脉人迎。人迎，足阳明也，在婴筋之前。"婴筋就是胸锁乳突肌，人迎就是颈动脉。婴字就是远古人类女子颈部挂上贝壳作为装饰品的会意。后来把颈前这个部位也用婴来表示，除了婴筋，还有中医病名如瘿瘤，就是甲状腺增大或肿瘤。

人迎是足阳明胃经的动脉，寸口是手太阴肺经的动脉，而太阴阳明为十二脉之主。所以人迎和寸口，一个主阳，一个主阴。气口候阴，人迎候阳，就成为了三部九候和独取寸口之外的另一种脉法。《五色》说："人迎盛坚者，伤于寒；气口盛坚者，伤于食。"举例说明了人迎主外、气口主里的诊断思维。

《内经》的寸口人迎分别主候阴阳内外的原则还可以参考《终始》《禁服》及《五色》的论述。《禁服》说："寸口主中，人迎主外，两者相应，俱往俱来，若引绳大小齐等，春夏人迎微大，秋冬寸口微大，如是者名曰平人。"《终始》说："持其脉口人迎，以知阴阳有余不足，平与不平，天道毕矣。所谓平人者不病，不病者，脉口人迎应四时也，上下相应而俱往来也，六经之脉不结动也……人迎一盛，病在足少阳，一盛而躁，病在手少阳。人迎二盛，病在足太阳，二盛而躁，病在手太阳。人迎三盛，病在足阳明，三盛而躁，病在手阳明。人迎四盛，且大且数，名曰溢阳，溢阳为外格。脉口一盛，病在足厥阴，厥阴一盛而躁，在手心主。脉口二盛，病在足少阴，二盛而躁，在手少阴。脉口三盛，病在足太阴，三盛而躁，在手太阴。脉口四盛，且大且数者，名曰溢阴，溢阴为内关，内关不通，死不治。人迎与太阴脉口俱盛四倍以上，命曰关格。关格者，与之短期。"《六节藏象论》说："关格之脉赢（当作'赢'），不能极（亟）于天地之精气，则死矣。"盛极而衰，阴阳平衡就崩溃了，所谓"阴阳离决，精气乃绝"。

《五色》则论述了脉口和人迎脉对内外之病的预后意义："切其脉口滑小紧以沉者，病益甚，在中；人迎气大紧以浮者，其病益甚，在外。其脉口浮滑者，病日进；人迎沉而滑者，病日损。其脉口滑以沉者，病日进，在内；其人迎脉滑盛以浮者，其病日进，在外。脉之浮沉及人迎与寸口气小大等者，病难已。病之在藏，沉而大者，易已，小为逆；病在府，浮而大者，其病易已。"

气口人迎脉法也可以看作独取寸口基础上的扩展，加诊人迎脉可以帮助我们判断单靠寸口难以断定的一些病状，特别是外感内伤病症的鉴别和涉及头部的一些病症。后世脉法在独取寸口基础上，将左手关前认定为人迎，主阳主表，外感病从人迎候之；右手关前为气口，主阴主里，内伤病从气口候之。比如晋代王叔和的《脉经》和宋代的《三因极一病证方论》，都是这样的。我们在读这类文献时要注意，这个人迎脉所指是与《内经》不同的，不可混淆。

《至真要大论》还论述了运气对寸口和人迎的影响，虽然这部分运气理论目前还缺乏原理解释和运用，我们还是把原文照引如下，以使大家得到一个比较完整的印象。

"帝曰：夫子言察阴阳所在而调之，论言人迎与寸口相应，若引绳小大齐等，命曰平，阴之所在寸口何如？岐伯曰：视岁南北，可知之矣。帝曰：愿卒闻之。岐伯曰：北政之岁，少阴在泉，则寸口不应；厥阴在泉，则右不应；太阴在泉，则左不应。南政之岁，少阴司天，则寸口不应；厥阴司天，则右不应；太阴司天，则左不应。诸不应者，反其诊则见矣。帝曰：尺候何如？岐伯曰：北政之岁，三阴在下，则寸不应；三阴在上，则尺不应。南政之岁，三阴在天，则寸不应；三阴在泉，则尺不应，左右同。故曰：知其要者，一言而终，不知其要，流散无穷，此之谓也。"我们认为南政北政应该取决于木星在天赤道南北半周的分位，即"视岁南北"也，而尺寸应与不应则与月球轨道的周期性变化有关。

尺 肤 诊

切诊，除了切脉之外，还有切尺肤。切尺肤，就是感触前臂的皮肤来协助诊断疾病。

《灵枢·论疾诊尺》说："黄帝问于岐伯曰：余欲无视色持脉，独调其尺，以言其病，从外知内，为之奈何？岐伯曰：审其尺之缓急、小大、滑涩，肉之坚脆，而病形定矣。""尺肤滑，其淖泽者，风也。尺肉弱者，解㑊（yì，倦怠），安卧脱肉者，寒热，不治。尺肤滑而泽脂者，风也。尺肤涩者，风痹也。尺肤粗如枯鱼之鳞者，水泆饮也。尺肤热甚，脉盛躁者，病温也。其脉盛而滑者，病且出也。尺肤寒，其脉小者，泄、少气。尺肤炬然，先热后寒者，寒热也。尺肤先寒，久大之而热者，亦寒热也。肘所独热者，腰以上热；手所独热者，腰以下热。肘前独热者，膺前热；肘后独热者，肩背热。臂中独热者，腰腹热。肘后粗以下三四寸热者，肠中有虫。掌中热者，腹中热；掌中寒者，腹中寒。"

为什么要特别诊尺部皮肤呢？因为尺肤是寸口相近的部位，也是方便显露的部位，便于在诊脉时一起诊看。尺肤的"缓急、小大、滑涩，肉之坚脆"和寒热燥湿可以反映卫气、津液、营血和形体的充实程度及功能状态，而且前臂和手掌可以作为一个全息单元来判断全身状况，所以可以把尺肤诊作为一种诊法。

尺肤诊是对脉诊的有益补充，学习中医者也应当通晓，"按寸不及尺"就是张仲景对忽视尺肤诊法的批评，尺肤与寸口脉合参是《内经》诊法又一个法门。

第十一章

望而知之谓之神

《难经·六十一难》曰："经言：望而知之谓之神，闻而知之谓之圣，问而知之谓之工，切脉而知之谓之巧。""望而知之者，望见其五色，以知其病；闻而知之者，闻其五音，以别其病；问而知之者，问其所欲五味，以知其病所起所在也；切脉而知之者，诊其寸口，视其虚实，以知其病，病在何藏府也。经言：以外知之曰圣，以内知之曰神。此之谓也。"这一段话，把中医望、闻、问、切四种诊病方法做了一个简明的概括。这四种技术是有高低层次的，望诊最高明，闻诊次之，切诊又次之，问诊最一般。这样说是不是言过其实呢？等我们对四诊真正的内涵都有所了解，自然有个判断。

五色见于明堂

望而知之谓之神，一看即知病的根结所在，如扁鹊望齐侯之诊，扁鹊只是和齐侯打个照面，便诊断出他的病证，神乎其技。那么这是怎样一种技术呢？我们来看《内经》是怎么讨论望诊的。

《灵枢·五阅五使》说："五气者，五藏之使也，五时之副也……五官者，五藏之阅也……脉出于气口，色见于明堂，五色更出，以应五时，各如其常。"

"脉出于气口"我们已经讨论过了，单说"色见于明堂"，这明堂是哪里呀？《内经》里提到的明堂基本上有两个意思，一个是建筑概念，如《著至教论》篇开头："黄帝坐明堂，召雷公而问之曰：子知医之道乎？"这个明堂就是建筑的概念。在我国古代，明堂是很重要的场所，关系到礼法宗庙制度。《大戴礼记·明堂》说："明堂者，古有之也。凡九室，一室而有四户八牖

（yǒu，窗也），三十六户七十二牖。以茅盖屋，上圆下方。"相传为六朝人撰写的《三辅黄图》则说："明堂，所以正四时，出教化，天子布政之宫也。"显然，"色见于明堂"的明堂不是这个布政之宫，而是《灵枢·五色》所明示的："明堂者，鼻也。"古人云："夫气色发脉于准头，聚会于印堂，然后通于诸部。"准头就是鼻子，印堂就是两眉之间。头部的朝向以鼻子所指为准，鼻子就是头之准，所以叫准头。鼻端乃至鼻根印堂一带是面部气色的根本，再结合其他论述，我们可以认为明堂指以鼻子为中心的面部中央一带，有时泛指整个面部。

"五气者，五藏之使也，五时之副也……五官者，五藏之阅也"，就是说五官和气色是五脏的代表，可以反映五脏的功能状态，并且符合四时节律性。"五色更出"，就是春木之青色，夏火之赤色，秋金之白色，冬水之黑色，四季土之黄色，五脏各以乘旺之时以气色外显于颜面。正如古籍所论："气色者，内有五脏，郁为五气，发为五色。青发于肝，黄发于脾，赤发于心，白发于肺，黑发于肾。""春三月，东方甲乙木，左颧是也，青属木，乃肝神所发，显青色，旺相也……夏三月，南方丙丁火，额是也，红属火，乃心神所发，显赤色，旺相也……秋三月，西方庚辛金，右颧是也，白属金，乃肺神所发，显白色，旺相也……冬三月，北方壬癸水，地阁是也，黑属水，乃肾神所发，显黑色，旺相也。"这里，额居上部、颧分左右、地阁即下颏居下部，再加上鼻子在中央，所谓五岳，分属五行，如图11-1。

对此，我们可能会有疑问，我们没有看到谁的鼻子会青黄赤白黑地随着季节变颜色呀，古人的话可信吗？其实，《内经》讨论的是气色，并非形色或肤色，一个形而上，一个形而下。

《说文解字》说："色，颜气也。"《灵枢·五阅五使》讲："五色之见于明堂，以观五藏之气。"《素问·五藏生成》篇则讲得很具体："五藏之气……生于心，如以缟裹朱；生于肺，如以缟裹红；生于肝，如以缟裹绀；生于脾，如以缟裹栝楼实；生于肾，如以缟裹紫。此五藏所生之外荣也。"缟就是细白的生绢，心的气色如以缟裹朱。隔着薄薄的光莹的白丝绢看里面裹着的朱砂，就是隐隐的白里透红，似有似无，柔和明润。古人的语言简洁形象，很优美，"以缟裹朱"四个字，表达了那么丰富的内涵。同样，肺的气色是隐约的白里透粉，《说文》对"红"的解释为"帛赤白色也"，段玉裁注云："此今人所

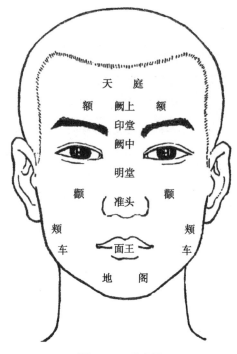

图 11-1　明堂图

谓粉红、桃红也。"肝脏气色为白里透青，《广雅》说："绀，青色。"青，就是草的颜色。脾脏气色为白里透黄，栝楼实是一种中药，成熟的栝楼实是明润的黄色。最后，肾脏气色为白里透紫。不是说黑色属北方肾水嘛，怎么是紫呢？不错，是紫色，肾是水火之脏，藏先天真水真火，兼有水之黑色和火之赤色，所以肾气是紫色的。

这就是气色。虽然现今我们仍在用气色这个词，但已经失去其本来的意思了，只是笼统指人的面色和光彩。中医诊断学的气色就不能这么笼统理解了，就要较真儿，就是指气的颜色。《五色》中还说："明堂，骨高以起，平以直。五藏次于中央，六府挟其两侧。首面上于阙庭，王宫在于下极。五藏安于胸中，真色以致，病色不见，明堂润泽以清。"这里是说正常的气色规律。欲知其变，先晓其常，这是中医诊病的重要逻辑之一，借用现代医学的话来说，就是要先了解生理，才能明白什么是病理。

古人论气和色的辩证关系说："气乃色之根本，最要安藏，宜壮实。先来面部之间，次到四肢之内。气足一月，方发为色……气无色不验，色无气不灵。有色无气为散光，终需不足；有气无色为隐藏，待发方通。宁可有气无色，不可有色无气。"[1]气色的变化最先显现于明堂，气色变化久了才可能反映到肤色上，但气色初现时在肤色上是反映不出来的。更具有诊断学意义的是，气色是可以在症状出现之前反映出疾病来的，《灵枢·邪气藏府病形》说："虚邪之中身也，洒淅动形。正邪之中人也微，先见于色，不知于身，若有若无，若亡若存，有形无形，莫知其情。" 也就是说，气病而形未病之时，是可以从气色上看出来的，这就是中医能够治未病的重要原因。说是未病，其实已病，只是病人还没有出现症状，尚未觉察。善察气色，就可以见微知著，在发病之前诊断疾病并治疗疾病。《灵枢·官能》说："是故上工之取气，乃救其萌芽；下工守其已成，因败其形。"高明的医生从气着眼，能在疾病萌芽时解救病人，扁鹊望齐桓侯之诊就是这样。如不能了解气的微妙变化，只着眼于形质的医疗，已落后手，往往导致失败，属于低层次。显然，这里的治未病，与现代预防医学的概念是有区别的。

气色诊法，是中国传统医学的高级技能，除了特殊的自然禀赋之外，只有训练有素的人才可以看到，我们看《灵枢·官能》篇，黄帝和岐伯探讨医学技术的传承说："各得其人，任之其能，故能明其事……明目者，可使视色。聪耳者，可使听音。捷疾辞语者，可使传论语。徐而安静，手巧而心审谛者，可使行针艾，理血气而调诸逆顺，察阴阳而兼诸方。缓节柔筋而心和调者，可使导引行气。疾毒言语轻人者，可使唾痈呪病。爪苦手毒，为事善伤者，可使按积抑痹。各得其能，方乃可行，其名乃彰。不得其人，其功不成，其师无名。故曰：得其人乃言，非其人勿传，此之谓也。"意思很明白，就是说要根据学生的禀赋特长选择他的专业，眼力好才可以学习望诊，听力好才可以学习闻诊，手巧心细才能学习针灸。人尽其才方能成功，才会名声显赫。否则，什么人都收下做徒弟，师父的名声就要被败坏了。按大众的思维，弟子无能，师父也高明不到哪里去，就是这个道理。

《内经》对五脏气色的描述十分细致，也表明五脏应象不是古人牵强附会闭门造车出来的抽象体系，而是实际观察的生动记录和规律的总结。古人介绍观察明堂的方法说："凡看人气色，贵在乎天之方晓，鸡鸣之后，平旦之前。气血未乱，饮食未进，神色未离，人事未接，才卧起时，就帷帐中以纸烛照之，辨念吉凶无失。若就檐前光处见之，皆非本分气色。最不得洗面盥口，饮食汤药后见之，亦难念矣。""其有不拘早晚看者，当令颐神静坐良久看之，庶几有微焉。"这和《脉要精微论》对于诊脉时机的要求基本相同，道理都在于要气血平定，五脏安宁，诊断才准确无误。

精明和经络

《四时气》说："睹其色，察其目，知其散复者，视其目色，以知病之存亡也。"表明色诊除了望明堂气色，还有望目色法。《脉要精微论》说："夫精明五色者，气之华也。赤欲如白裹朱，不欲如赭；白欲如鹅羽，不欲如盐；青欲如苍璧之泽，不欲如蓝；黄欲如罗裹雄黄，不欲如黄土；黑欲如重漆色，不欲如地苍。"又讲："夫精明者，所以视万物，别白黑，审短长。以长为短，以白为黑，如是则精衰矣。"道家讲人的眼睛左为日、右为月，日月当空，就是个明字，眼睛又是脏腑精气所聚，所以精明就是眼睛，精明五色是气色诊法的特殊一门。篇中用对比的方法，说明了精明之气色要明润含蓄才好，不可重滞暴露。明润含蓄之气色是健康的，重滞暴露之色是病态的。《九针十二原》说："神在秋毫，属意病者……方刺之时，必在悬阳，及于两卫，神属勿去，知病存亡。"强调高明的医工在针刺治疗时，也要密切观察病人的明堂和精明气色来判断治疗的即时效应。

《大惑论》说："五藏六府之精气，皆上注于目而为之精……目者，五藏六府之精也，营卫魂魄之所常营也，神气之所生也。"《解精微论》云："夫心者，五藏之专精也，目者其窍也，华色者其荣也。是以人有德也，则气和于目；有亡忧，知于色。"解释了为什么五脏精气之色亦出显于目的道理。由于《解精微论》讨论了五脏之专精在于目，所以精微和眼睛就发生了关系，《银海精微》的"精微"二字就是从这里来的，银海的典故我们前面已经讲过了。银海本无眼睛的意思，只不过是在苏东坡的诗句里同眼睛发生了关联，诗因人传，词因诗传，银海就转而被当作眼睛的代名词了。

《素问·五藏生成》篇则说："凡相五色之奇脉，面黄目青，面黄目赤，面黄目白，面黄目黑者，皆不死也；面青目赤，面赤目白，面青目黑，面黑目白，面赤目青，皆死也。"介绍了以目色和面色参较，判断预后的规律。

明代大医家李时珍治学十分严谨，除了巨著《本草纲目》，还著有多部医学著作。他在《奇经八脉考》序言中讲："'内景隧道，唯返观者能照察之'，此言必不谬也。"因此，现在有人认为这是古人发现经络的真正途径。《内经》也提到望经脉和络脉之色，但不是返观诸己，而是旁观诸人。《经络论》篇曰："经有常色而络无常变也……心赤、肺白、肝青、脾黄、肾黑，皆亦应其经脉之色也……阴络之色应其经，阳络之色变无常，随四时而行也。寒多则凝泣（泆），凝泣（泆）则青黑；热多则淖泽，淖泽则黄赤。此皆常色，谓之无病。"这是经和络的正常五色。我们说，这里讨论的经脉之色乃是气色，络脉之色乃是形色。

察 颜 观 色

观察明堂气色可以判断病位，也可以判断病性，还可以了解预后，决断生死。《灵枢·五色》是专门论述望面部气色诊病的篇章，我们择其重点来了解望诊的基本方法。

"五色之见也，各出其色部。"

"庭者，首面也。阙上者，咽喉也。阙中者，肺也。下极者，心也。直下者，肝也；肝左者，胆也；下者，脾也；方上者，胃也；中央者，大肠也；挟大肠者，肾也；当肾者，脐也。面王以上者，小肠也；面王以下者，膀胱子处也。颧者，肩也；颧后者，臂也；臂下者，手也。目内眦上者，膺乳也。挟绳而上者，背也。循牙车以下者，股也。中央者，膝也。膝以下者，胫也。当胫以下者，足也。巨分者，股里也；巨屈者，膝膑也。此五藏六府肢节之部也，各有部分。"

"男子色在于面王，为小腹痛，下为卵痛，其圜直为茎痛，高为本，下为首，狐疝癀（tuí）阴之属也。女子在于面王，为膀胱子处之病。"

以上是颜面分部以定病位，图示如 11-2。

"黄赤为风，青黑为痛，白为寒，黄而膏润为脓，赤甚者为血，痛甚为挛，寒甚为皮不仁。""青黑为痛，黄赤为热，白为寒，是谓五官。"这是根据气色判断病邪性质。《素问·举痛论》说："五藏六府，固尽有部，视其五色，黄赤为热，白为寒，青黑为痛，此所谓视而可见者也。"也是对脏腑病色规律的总结。

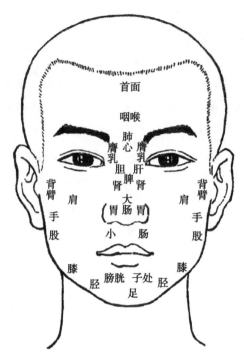

图 11-2 面部望诊分部图

"沉浊为内，浮泽为外。""五色各见其部，察其浮沉，以知浅深。察其泽夭，以观成败。察其散抟，以知远近。视色上下，以知病处。积神于心，以知往今。故相气不微，不知是非，属意勿去，乃知新故。色明不粗，沉夭为甚；不明不泽，其病不甚。其色散，驹驹然未有聚，其病散而气痛，聚未成也。"这是判断病的深浅、聚散、轻重。清代医家汪宏著有《望诊遵经》一书，以《内经》理论为基础，对望气色诊法阐发详尽，可资参考。

"以五色命藏，青为肝，赤为心，白为肺，黄为脾，黑为肾。肝合筋，心合脉，肺合皮，脾合肉，肾合骨也。"这是讲五色和五脏五体的对应关联。《痿论》说："肺热者色白而毛败，心热者色赤而络脉溢，肝热者色苍而爪枯，脾热者色黄而肉蠕动；肾热者色黑而齿槁。"就是这种对应的应用。

"肾乘心，心先病，肾为应，色皆如是。"这是讲气色五行生克和五脏间关系。肾乘心，就是黑色侵现额头心部，在五行是水克火，所以心必先病，虽心先病，但水盛泛滥才是病的根本，所以终究病证会表现于肾，治肾才会获得响应。否则，单独治心则难以取效，谓之不应。其余可以类推。

雷公曰："以色言病之间甚奈何？"黄帝曰："其色粗以明，沉夭者为甚。其色上行者，病益甚；其色下行，如云彻散者，病方已。五色各有藏部，有外部，有内部也。色从外部走内部者，其病从外走内；其色从内走外者，其病从内走外。病生于内者，先治其阴，后治其阳，反者益甚；其病生于阳者，先治其外，后治其内，反者益甚。""间甚"就是轻重，向愈为间。这段是说观察气色来判断病情发展的方法，并指出了治疗的次序原则。

《玉版论要》讲："容色见上下左右，各在其要。其色见浅者，汤液主治，十日已。其见深者，必齐主治，二十一日已。其见大深者，醪酒主治，百日已。色夭面脱，不治。"介绍了根据病色深浅选择治疗方法的指导意见。汤液和必齐是什么疗法，我们后面会有讨论。

通过气色决断死生，以《素问·五藏生成》篇的论述最明了："五藏之气。故色见青如草兹（当作'兹'，草席）者死，黄如枳实者死，黑如炱（tái，烟尘）者死，赤如衃（pēi，凝血）血者死，白如枯骨者死，此五色之见死也。青如翠羽者生，赤如鸡冠者生，黄如蟹腹者生，白如豕膏者生，黑如乌羽者生，此五色之见生也。"这一段，很生动地用人们日常容易理解的形象对难以体察的气色加以说明，简要地说，就是气色光润生动者吉，气色晦暗呆滞者凶。

《灵枢·五色》说："大气入于藏府者，不病而卒死矣。雷公曰：病小愈而卒死者，何以知之？黄帝曰：赤色出两颧，大如拇指者，病虽小愈，必卒死。黑色出于庭，大如拇指，必不病而卒死。雷公再拜曰：善哉！其死有期乎？黄帝曰：察色以言其时。"这是讲特殊气色的判读。这里"大气"是指风邪，我们前面解读过了。赤色现于颧部是火克金，黑色现于阙庭是水克火，察色言时，判断预后应期，要根据四时五行生克判断，其思路与脉法是一样的。

总之，气色诊法非常重要，掌握了这一技术，可以一望而知病位、病性、疾病进退，判断生死预后，就有条件成为扁鹊那样高明的医生了。

气 色 逆 从

前面讲阴阳时提到过"左右者，阴阳之道路"，这除了跟天地运动左旋右旋相关外，和人体气机运行也有关系。《内经》中对男女左右阴阳的原则有所讨论，这种左右阴阳的规律在气色方面也有体现。

《素问·玉版论要》说："容色见上下左右，各在其要……上为逆，下为从。女子右为逆，左为从；男子左为逆，右为从。易，重阳死，重阴死。"什么道理呢？男子属阳，以阳为根本，病色见于右侧属阴，没有危及要害，就是从，就是顺，就是吉，预后好，容易治。病色发展到左侧，危及男子性命的根本，左侧为阳，叫作重阳，难治而危险。女子属阴，以阴为根本，病色见于左侧属阳，没有危及要害，就是从。病色发展到右侧，危及女子性命的根本，右侧为阴，所以叫作重阴，预后不佳。《灵枢·五色》说："能别左右，是谓大道。男女异位，故曰阴阳。"所以在中医的理论和实践上，"男左女右"绝不是一句封建礼教就可以完结的，它包含着切实的自然规律，是医学的大原则，大道理。

除了左右，上文还提到了上下，"上为逆，下为从"，就是说人面的上部较之下部重要，印堂额头是反映心脏和神气的部位，病气一旦由下侵入上部，表明君主之官受病，好比司令部被敌人攻击，伤及要害，所谓病入膏肓，形势就严峻而危险了。

《灵枢·五色》曰："色者，青黑赤白黄，皆端满有别乡（通'向'）。别乡赤者，其色亦大如榆荚，在面王为不月。其色上锐，首空上向，下锐下向，在左右如法。"简单翻译一下，就是说病气往往会形成一端饱满一端尖锐的形状，尖锐的一端指向其他部位，代表了疾病发展的方向。例如，额头心脏部位的赤色之气，假如指向口唇部位，而口唇部位出现赤色如榆钱大小，女子就会患停经的疾病。

这里提到了气的形状，可能我们又会感到困惑，气不是如雾露之状吗？雾露哪有什么固定形状呢？不错，较多的气聚集在一起是如雾气缥缈的，但根据古人的观察，面部气色是有形状的。《灵枢·五色》说："散为痛，抟为聚。方圆左右，各如其色形。"就是讲气色有聚散的变化趋势，有分布部位，还有形状。我们可以理解这是五脏精华之气外露的端倪，或者是病气聚散的表现。

关于气色的聚散过程，古人也有详细论述："青色初起，如铜青。将盛之时，如草木初生。欲去之时，如碧云之色，霏霏然落散也。""白色初起，白如尘拂。将盛之时，如腻粉（细脂粉）散点，或如白纸。欲去之时，如灰垢之散。""黑色初起，如乌马尾。将盛之时，如发和膏。欲去之时，如落垢沫水。""黄色出没，如蚕吐丝。将盈之时，来之未结，或如马尾。欲去之时，如柳华之色，抟聚斑驳然。""紫色初出，如兔毫。将盛之时，如紫草。欲去之时，如淡烟笼枯木，隐隐然。""赤色出没，如火始然。将盛之时，灸交如绛（大红色）缯（帛也）。欲去之时，如连珠累累而去。"

古人还总结了二十四种气色形状，有水波纹形、圆珠形、枣核形、草根形、草根向上形、云形、双鱼形、粟米形、散玉丝、蚕丝形、笔锋形、角弓形、乱发形、连珠形、龙形、梅花形、龙鳞形、凤尾形、玉印形、火焰形、圆月形、半月形、蚕形、剑刃形。并说："以上气形，共二十四形，各更用目力精别，看首尾上下在何部位，何方隅，何时日，是何色及形部上，及年运如何。须内外推究，方有应验。"观察描述可谓细致入微。气色的形状与病的轻重、缓急、性质有什么关系，五运六气对此有何影响，我们还没有看到相关的资料，姑且存疑，留待高明之人将来的发现。这里，把有价值的材料奉献给大家，抛砖引玉，希望能引起注意，达到促进研究的目的。

《内经》的作者和中华睿智的先哲对于生命现象的观察和医疗实践的记录总结非常客观细致，细读《内经》，我们常常感慨现代人对于它的误解。阴阳五行在中医学里是活泼生动的观察和总结，而不是古人无事生非的臆想，反倒是现代人，把中医的道理束之抽象符号和哲学思想的空中楼阁，尽失趣味。有些人根本就没有认真加以了解，就根据对几个名词的印象，自信地判定这些概念是原始和粗陋的，指摘其不科学，认为应当坚决抛弃，殊不知是在制造指鹿为马的冤狱。

望形体察动态

《内经》固然重视深奥的气色诊，但并未忽视相对浅显的形体望诊，论述亦颇详细，望形体就是从外形举止判断脏腑的禀赋、性格的倾向性及疾病发生的倾向性，当代已经有学者把这一内容加以发展，成为中医体质学的一门学问。该部分内容相对较好理解，这里不做赘述，谨摘录部分段落以做举一反三之谈。

《灵枢·五阅五使》说："鼻者，肺之官也；目者，肝之官也；口唇者，脾之官也；舌者，心之官也；耳者，肾之官也。"

除了可以通过五官了解五脏情况之外，身形体格也是可以帮助推断脏腑禀赋的。我们先看《灵枢·本藏》里的论述，以肾为例：

"黑色小理者肾小，粗理者肾大。高耳者肾高，耳后陷者肾下。耳坚者肾坚，耳薄不坚者肾脆。耳好前居牙车者肾端正，耳偏高者肾偏倾也。"

"肾小则藏安难伤；肾大则善病腰痛，不可以俯仰，易伤以邪。肾高则苦背膂痛，不可以俯仰；肾下则腰尻痛，不可以俯仰，为狐疝。肾坚则不病腰背痛；肾脆则善病消瘅易伤。肾端正则和利难伤；肾偏倾则苦腰尻痛也。"

这里，论述了从皮肤纹理的粗细判断肾脏大小，从耳朵的情况判断肾脏的高低、坚脆、偏正，以及各种情况对于健康的影响。同样，对于从胸部剑突骨看心，从肩和胸背看肺，从胁肋看肝，从唇看脾，以及各自利弊亦有分别论述。

"五藏皆小者，少病，苦燋心，大愁忧；五藏皆大者，缓于事，难使以忧。五藏皆高者，好高举措；五藏皆下者，好出人下。五藏皆坚者，无病；五藏皆脆者，不离于病。五藏皆端正者，和利得人心；五藏皆偏倾者，邪心而善盗，不可以为人平，反复言语也。"这是论述五脏禀赋对于性格的影响。

还说："五藏者，固有小大、高下、坚脆、端正、偏倾者；六府亦有小大、长短、厚薄、结直、缓急。"例如："密理厚皮者三焦膀胱厚，粗理薄皮者三焦膀胱薄。疏腠理者三焦膀胱缓，皮急而无毫毛者三焦膀胱急。毫毛美而粗者三焦膀胱直，稀毫毛者三焦膀胱结也。"叙述了根据皮肤和皮肤纹理判断三焦膀胱的方法。其他的，从皮肤厚薄看大肠，从脉管看小肠，从肌肉看胃，从爪甲看胆，都一一讲到。

形体望诊，除了观形，察态也很重要，形是静态的，态即动态的。《晋书》记载曹操看司马懿有雄豪之志，听别人讲他有狼顾之相，就在司马懿走路时忽然从后面唤他，司马懿闻声回头，果然脸转向后而上身不动。狼顾之态被解释为心性狠毒如狼，完全是贬义，然而据说这也叫狮子回头，就比狼顾好听些，是褒义的，是武将之态。我们不时插入一些"题外话"，除了给枯燥的医理增加些趣味性之外，有时是为了旁证一个道理，有时是为了引出下一个话题，所谓醉翁之意不在酒也。这里讲司马懿，是要说明望诊不仅要重视形貌，也要重视动态。下面，我们就来看看《内经》论如何望体态。

《灵枢·阴阳二十五人》讲五行人五类形体的同时，也讲其常态和偏态，一形分五态，就是二十五类禀赋的人。比如对于土形之人的形体描述是："其为人，黄色，员（圆）面，大头，美肩背，大腹，美股胫，小手足，多肉，上下相称。"动态性格为"行安地，举足浮，安心，好利人，不喜权势，善附人也。能秋冬，不能春夏，春夏感而病生，足太阴敦敦然。"就是行动很稳当的样子，独立可靠，"敦敦然"就是忠厚的样子。而土气偏颇的人有"大宫之人，比于左足阳明，阳明之上婉婉然"，为土之阳中阳，土太过，人太老实，顺从而不会违逆。"加宫之人，比于左足阳明，阳明之下坎坎然"，土之阳中阴，土气下沉，有险陷之象。"少宫之人，比于右足阳明，阳明之上枢枢然"，土之阴中阳，有善于变通的倾向。"左宫之人，比于右足阳明，阳明之下兀兀然"，土之阴中阴，有突兀不协和之势，难以合作。

细分人体形态和性格有助于根据个人禀赋来确立阴阳五行的平调原则。《阴阳二十五人》分别讨论了木、火、土、金、水五行人和各自阴阳五变的形貌、体态、性格特点，以及形色得失的流年宜忌，并且介绍了手足六阳经的上下气血盛衰的观察方法及对针刺的指导意义，我们不一一列举了。

《灵枢·通天》则讲述了根据性格特点区分太阳、太阴、少阳、少阴、阴阳和平五类人的要点，并进一步讨论了根据此判断阴阳气血盛衰的方法。

另外，在《灵枢·五变》一篇里，黄帝和少俞讨论了根据形体判断什么样的人容易患风病、消瘅、寒热、痹证、肠中积聚。欲知详情，取《内经》来读便知。我们取舍材料以说明问题为准，本书目的并不是要做《内经》的又一个白话注释本，重点在思想和方法。

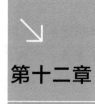

第十二章

聆音和口问

　　中医的望闻问切四诊法确立于《内》《难》时代，而传承到如今，除了望诊已失其全貌外，闻诊也近乎绝迹，应用甚少。究竟什么是经典所定义的闻诊呢？《难经》说"闻而知之者，闻其五音，以别其病"，听五音判断疾病就是闻诊。我们前面在讨论"意"时，曾提及"五藏相音"，现在就专门聊一聊这个五音诊病。

　　除了五音之外，《内经》还有另一个闻诊概念，五声，即呼、笑、歌、哭、呻五种病声，是五脏病态产生的发声症状。应当明确的是，五音不同于五声。明代喻嘉言《医门法律·闻声论》说："《内经》本宫商角徵羽五音，呼笑歌哭呻五声，以参求五脏表里虚实之病。五气之邪，其谓肝木在音为角，在声为呼，在变动为握。心火在音为徵，在声为笑，在变动为忧。脾土在音为宫，在声为歌，在变动为哕。肺金在音为商，在声为哭，在变动为咳。肾水在音为羽，在声为呻，在变动为栗。变动者，迁改其常志也，以一声之微，分别五脏，并及五脏变动，以求病之善恶，法非不详，然人之所以主持一身者，尤在于气与神焉。"这段论述有助于我们确认五声和五音是两回事。现在的教材认为闻诊是听病人的语音强弱、气息缓急及病声，如喘鸣、咳嗽、呻吟、谵语、郑声、乱语等等，虽均属闻诊范畴，但并不属于"闻其五音"，而是在分辨"五声"和"变动"，所以不符合《内》《难》讨论的"闻其五音，以别其病"的闻诊基本概念。

宫商角徵羽

　　那什么是五音呢？五音就是宫、商、角（jué）、徵（zhǐ）、羽，是中国古代音乐调式和音高的概念。白居易有诗句"清商一部管弦秋",刘禹锡也吟诵过"清商一来秋日晓",其中的"清商"就是指商调,商调乐曲给人清冷悲切的感觉,因而又叫清商。《灵枢·邪客》说:"天有五音,人有五藏。天有六律,人有六府。"前面我们讨论五脏五行时讲过,商音和秋令都归属于肺金的分类,所以诗人往往借清商来描写秋天清肃的氛围和表达凄切的心情。既然五音对应于五行五脏,那么五音的变化就反映了五脏的变化,如果能聆察五音,就能了解五脏状态。

《灵枢·脉度》说:"肾气通于耳,肾和则耳能闻五音矣。"是说人的听觉有赖于肾气充和。听觉正常的人都能听到声音,当然也都可以听到音乐,但我们怎么分别五音乃至五音微妙的变化呢?我们理解,闻五音是根据"语音"本身的声音学特征来诊查疾病。但闻五音诊病的方法已经失传了,春秋以降的医学文献,几乎没有这方面的记载。所以,我们要找出合理的解释是有困难的。穷则思变,从中医以外的文献或许可以发现些端倪,我们把搜集到的资料介绍出来,大家可以参考,看是不是有些道理。

古人"论宫商角徵羽五音"说:"宫音之善者,韵咙咙以和平;不善者,浊纷纷而痿弊。商音之善者,韵锵锵以欸鸣;不善者,碎嗷嗷而无绪。角音之善者,韵敦敦而调直;不善者,动札札而寥落。徵音之善者,韵遥遥而流烈;不善者,干拂拂而散漫。羽音之善者,响嘤嘤而远彻;不善者,浅屑屑而稍折。"这是对五音特点的明确总结,但由于是用象声词来形容,我们仍摸不着头脑,韵咙咙是个什么样子?浊纷纷又是个什么样子呢?不得要领。

《正声歌》说:"木声多远实,鸣亮其喉间……火声焦且散,完响望中闻……土声沉重远,一响众人惊……金声完远妙,焦破不堪闻……水声无散乱,清净成群伦。"这里,木声应该就是角音,火声是徵音,土声是宫音,金声是商音,水声是羽音,我们依稀可以看到五音的眉目了。而下面这段古论说得更明白:"木声高唱火声焦,和润金声最富饶,土语却如深瓮里,水声圆急韵飘飘。盖角声属木,圆长通彻;徵声属火,焦烈嘹亮;商声属金,坚劲和润;宫声属土,重大深厚;羽声属水,圆急嘹蔼。"归纳一下,角音的特点就是清亮悠畅,徵音的特点就是干脆激越,宫音的特点就是浑厚深沉,商音的特点就是响亮圆润,羽音的特点就是高亢清细。据此,我们可以大体把握五音的判别标准。

意 识 相 音

《素问·五藏生成》说："夫脉之小大滑涩浮沉，可以指别；五藏之象，可以类推；五藏相音，可以意识；五色微诊，可以目察。能合脉色，可以万全。"杨上善《太素》作"上医相音，可以意识"。"相"之义本为目视，此处转义为听闻。我们说，人的语言难以把捉，不像脉有形可以触摸，气有色可以命名，若抛开语言所表达的语义，单独探讨语音的话，它是流转不定，难以名状的。不像器物被动发出的声音，如金、木、丝、竹各类乐器发声之特点显然可辨，也不似人声、鸟鸣或牛马等不同的动物叫声易于区别，人的语言所发出的声音，是难以用言辞来形容和表述的，故属于意会的范畴。意会，就是虽能感知而不能表达。正由于音是难于命名和表述的，所以古人多用形容类比之辞来描述五音印象。因为音的定义和特征难凭文字记载，其方法也就难以流传，古人又没有现代的录音技术，不可能记录五音实例，所以相音之术失传就在情理之中了。

我们前面讨论过意的功能，人有五音，是五藏的特质所决定的，通过闻音而了解其相应的五藏的状态，也是意的一种功能，所以说"可以意识"。有人把音乐定义为时间艺术，表明声音的时间性是其突出特点，而意的前后相续性是时间认知产生的基础，只有意念相续不断才能跟从并感知五音的起伏流韵，所以"五藏相音，可以意识"有其深刻的认知科学内涵。

声音的位置

我们说了，五音是古代音乐声律的概念，我们不妨再顺着这个思路看一看。"宫、商、角、徵、羽"是我国五声音阶中五个不同音的名称，相当于现在简谱中的1、2、3、5、6。即宫等于1（Do），商等于2（Re），角等于3（Mi），徵等于5（Sol），羽等于6（La）。古代称宫、商、角、徵、羽为五声，其中以任何一声为音阶的起点，均可构成一种调式。凡以宫声为音阶的起点的调式称宫调式，而以其他各声为主者则称商调、角调等。古代音阶没有半音4（Fa）和7（Si），如：

```
1   2   3   5   6
宫  商  角  徵  羽
```

现在把这种调式叫五声调式，以区别于西方由七音音阶组成的调式。我们很容易发现，根据音阶的排列，五音是有高低之分的，即宫音最低，羽音最高，这正和前面讨论的五音的特点吻合，即宫音低沉，羽音高亢。每个人的声音是有高低之分的，所谓嗓门高嗓门低，而且往往和人的性格有平行的关系，如憨厚的人声音往往也憨厚，急躁的人往往声音也火躁急切，这一点大家都有亲身体会，稍微注意一下自己周围的人，就能了解。

假如我们并不满足于此，那就来探究一下人发声的科学，我说的这个科学不是指气流引起声带震动的声学原理，而是歌唱家训练发声的道理。在西方的美声唱法体系里，声音的训练除了气息和咬字外，很重要的是发声的位置，即共鸣的位置。胸腔共鸣是浑厚的，适合低音区域；头腔共鸣是高亢的，适合高音区域；口腔共鸣介于前两者之间，适合中音区域，又是高低音都要结合的区域。我们想象一下，头腔共鸣的感觉要在额部或后脑顶盖的位置，其真正的共鸣腔是额窦和鼻咽腔，用假声歌唱或说话时可以感觉到这个位置，试一试就知道。假声的特点就是尖细，音调比较高，就是"响嘤嘤而远彻"，而这正好符合羽音的特点。胸腔共鸣也好体会，深吸一口气，发出"宫——"的声音，体会胸腔的震动，轰隆隆的感觉，正是"韵咙咙以和平"，这就是宫音的特点，宫这个字的发声很自然就是胸腔共鸣，是不是也很巧合？我们把最高的羽音和最低的宫音拿出来举例，是因为这两个音比较极端，容易体会，中间的三个音商、角、徵就不那么鲜明了。大家可以试试用自然发声的方式把宫、商、角、徵、羽声音拉长，反复念一念，体会一下韵尾发音位置的变化，是不是宫在喉咙里，商在口腔后方，角在口腔中央，徵在硬腭和齿舌之间，羽有往上的趋势呢？

既然发音位置与所说的字有关，那每个人不是一样的吗？怎么会有五音之分呢？大家可以仔细回忆一下说话声音给自己留下比较深刻印象的人，其习惯性的发音位置是不是有特点呢？有的人发声似乎总是在喉咙里，靠后靠下。有些人发声靠前，在舌尖嘴皮上。有些人则发声靠上，比较高亢。但实际上，大多数人的声音都比较中庸，不太偏颇，缺乏特点，所以欲分辨其五音是有相当难度的，闻诊要"耳聪"才行。

聆 音 辨 病

上面论述的是正常的五音，声音的病态大概可以从以下几个方面来考察。

首先，声音要有根基。神气足者根基厚，神气衰者根基浅。气实则声实，气弱则声弱。古论曰："声根于气之深浅，紧乎神之长短，知声则知精神气血聚散……盖气深则声远，气浅则声弱，气清则声响，气暴则声粗。""夫声之好者在亮，亮非声大之谓，唯发声有韵，斯谓之亮，声大而破，虽大无成。声小而亮，虽小亦吉。贵人之声，出于丹田……丹田者，声之根也。舌端者，声之表也。然又有宰民之官，问案高声大语，及优人之唱老生者，亦声大而韵，特故意提起喉咙，其音出于喉，非若大贵之人，语皆自然而出于丹田耳。"就是讲的这个意思。

第二，五声要齐全。五音全就是五脏神气全，五脏神气不全就是五行偏虚。"故声无宫则清，无商则干，无角则浊，无徵则缓，无羽则低。"五声齐者为全，否则，缺乏角音则声音含混不清，缺乏徵音则声音迟缓踌躇，缺乏宫音则声音轻薄飘散，缺乏商音则声音干涩不润，缺乏羽音则声音低暗不扬。中医诊法讲"有者求之，无者求之"，就是不仅要注意阳性的症状和体征，也要注意该有而没有的表现和征象，这里对五音缺失的讨论就属于"无者求之"。

第三，五音要中和。中和就是无太过不及，五音的太过不及是阴阳五行失调的体现。古人说："金声韵长，清响远闻，金圆润则成，金破则败；土声韵重，响亮远闻则成，近薄则败也；火声清烈，调畅不懦，完润而慢则成，焦破则败；木声韵条达，初全终散，沉重则成，如轻则败也；水声韵清细响急，长细则成，如轻则败也。"

第四，五音要与身体禀赋相应。五音"与形相养相生者吉，与形相克相犯者凶"，就是说一个人声音特点的五音五行，要与形体的五行相应，如果两者的五行相克，就有问题了。《灵枢》有论五行二十五形人，例如："金形之人，比于上商，似于白帝。其为人方面，白色，小头，小肩背，小腹，小手足，如骨发踵外，骨轻，身清廉，急心静悍，善为吏。"假使一个人是金形人，说话反是火声徵音，那么火克金，就是相犯。

第五，辨别声音变化。假如一个人声音平素的特点是圆润的商音，但忽然出现干烈的徵音，就要考虑是不是心火太盛了。这和五脉二十五变的逻辑是一样的。再结合其他的临床资料，如脉象、症状，就可以具体判断是哪里出了问题。

听音诊病在经典里有零星的描述，我们不妨来分析一下。《素问·脉要精微论》说"声如从室中言，是中气之湿也"，音声如在室中言，不难理解，即瓮声瓮气的，乃是宫音、土音，属脾，脾病湿，所以断为"中气之湿"，即病位在中央土脏，性质为湿邪。张仲景《金匮要略》里说："语声寂然喜惊呼者，骨节间病；语声喑喑然不彻者，心膈间病；语声啾啾然细而长者，头中病。"则"喑喑然不彻"为喑哑不清亮，乃金音不足，肺病，故断为胸腔心膈间病。"寂然"和"啾啾然"差不多，乃尖细音调，符合羽音特点，当断为肾病，肾主骨，肾主髓，而脑为髓海，结合具体病症和其他临床所见，可以进一步判定是"骨节间病"还是"头中病"。

这个道理还可以借鉴运气学的论述。《素问·五常政大论》说：

"委和之纪，是谓胜生。生气不政，化气乃扬，长气自平，收令乃早……其声角商，其病摇动注恐，从金化也。"

"伏明之纪，是谓胜长。长气不宣，藏气反布，收气自政，化令乃衡，寒清数举，暑令乃薄……其声徵羽，其病昏惑悲忘，从水化也。"

"卑监之纪，是谓减化。化气不令，生政独彰，长气整，雨乃愆，收气平……其声宫角，其病留满否塞，从木化也。"

"从革之纪，是谓折收。收气乃后，生气乃扬，长化合德，火政乃宣，庶类以蕃……其声商徵，其病嚏咳鼽衄，从火化也。"

"涸流之纪，是谓反阳，藏令不举，化气乃昌，长气宣布，蛰虫不藏……其声羽宫，其病痿厥坚下，从土化也。"

论述五运不及，反兼胜己之化的情况，其当运之五音兼见胜己之音。根据这个道理，如果我们打破运气的局限，是不是可以用来类推个体状况呢？一个病人有角音兼见商音的情况，是不是可以理解为五行木气不足，反受金气之化呢？

运气里还有正角、太角、少角、正徵、太徵、少徵、正宫、太宫、少宫、正商、太商、少商、正羽、太羽、少羽等名词，其实就是平气、太过、不及的概念，可以借来作为五音诊断用语。

五音治病

既然五音有五行性质，那么五行的偏颇是不是可以用音乐来调节呢？这在逻辑上是通达可行的。我国已经有人在实践用五声调式的乐曲来实施音乐疗法，比如养生保健，春季养生多听角调，夏季养长多听徵调，长夏养化多听宫调，秋季养收多听商调，冬季养藏多听羽调，等等，正是人与阴阳四时相应的道理，与万物沉浮于生长之门。音乐还可以潜移默化地影响人情绪，调节心理状态，五声调式音乐在这一点上应该比西方音乐有更大的优势，非常值得研究。

中国古代先哲早就意识到了音乐对于人性情的影响，《礼记·乐记》说："凡音之起，由人心生也。人心之动，物使之然也。感于物而动，故形于声。声相应，故生变；变成方，谓之音。比音而乐之，及干戚羽旄，谓之乐。乐者，音之所由生也，其本在人心之感于物也。是故其哀心感者，其声噍（jiào）以杀；其乐心感者，其声啴（tān）以缓；其喜心感者，其声发以散；其怒心感者，其声粗以厉；其敬心感者，其声直以廉；其爱心感者，其声和以柔。六者非性也，感于物而后动，是故先王慎所以感之者。故礼以道其志，乐以和其声，政以一其行，刑以防其奸。礼乐刑政，其极一也，所以同民心而出治道也。"把音乐提高到教化民众的高度加以重视，认为音乐同礼法、政治、法律一样，具有同等的地位，可见，这小小的五音不仅有医病的道理，还有治国的功用，不可忽视啊。我们说，礼乐本身也是一种治神之道，这个话题在最后一章我们还要加以探讨。

问而知之谓之工

古人云："善察者不言察，只称善声色。色辨一时之吉凶，声定一世之得失，以法在声也。"又说："夫见唯知外五岳，声能知内五行。以见取人，十得其五；以声取人，百不一失。盖声中有知色之音，色中无知声之理。"这段议论的启发就是，望形体容易误诊，望气闻声绝少被假象蒙蔽，可以说百发百中，因为它们能反映内在五行精气的真实情况。望色固然高明，但只可以了解短期的变化，闻声则可了解一个人天生的禀赋和长期的状态。望色和闻声知病的方法失传，难以测度，实在是因为一般人没有了解这种诊法的基本条件，没有条件学习高明的技术，只好退而求其次了。切而知之谓之巧，问而知之谓之工，工巧之诊也是不可缺少的法门，尤其对于我们不够"耳聪目明"的凡人中医师，这两个法门就成了诊病主要的依靠。

问五味所欲

"问而知之者，问其所欲五味，以知其病所起所在也。"问问病人喜欢吃哪种口味，了解五行的得失，该是做得到。

但为什么《内经》强调问五味呢？因为五味和五脏五行密切关系，与人的生理病理有密切关系。我们注意一下就会发现，中医的四种诊法都是紧密联系阴阳五行来的，这和其基础理论一脉相承。《素问·六节藏象论》说"五味入口，藏于肠胃，味有所藏，以养五气"，指出人的五脏之气要靠五味来供养，是人正常生理功能物质保证的重要方面。而且五味分养五脏，即"五味各走其所喜，谷味酸，先走肝，谷味苦，先走心，谷味甘，先走脾，谷味辛，先走肺，谷味咸，先走肾"（《灵枢·五味》），"酸入肝，辛入肺，苦入心，咸入肾，甘入脾，是谓五入"（《素问·宣明五气》）。喜欢吃某种味道可能是人体需要其充养，而某种味道吃多了就会出现过盛。了解病人的五味嗜好，对于判断其五行偏颇和五行偏需是有帮助的。

五味偏颇会导致五行关系的紊乱，导致疾病。《素问·生气通天论》说："阴之所生，本在五味，阴之五宫，伤在五味。是故味过于酸，肝气以津，脾气乃绝。味过于咸，大骨气劳，短肌，心气抑。味过于甘，心气喘满，色黑，肾气不衡。味过于苦，脾气不濡，胃气乃厚。味过于辛，筋脉沮弛，精神乃央。是故谨和五味，骨正筋柔，气血以流，腠理以密，如是则骨气以精，谨道如法，长有天命。"《五藏生成》篇则说："多食咸，则脉凝泣（泣）而变色；多食苦，则皮槁而毛拔；多食辛，则筋急而爪枯；多食酸，则肉胝（zhī，起茧）䐃而唇揭；多食甘，则骨痛而发落。此五味之所伤也。故心欲苦，肺欲辛，肝欲酸，脾欲甘，肾欲咸，此五味之所合也。"

既然五味摄入不平衡会导致相应的疾病，我们就可以顺理成章地理解如下的饮食建议了。《宣明五气》篇说："五味所禁：辛走气，气病无多食辛；咸走血，血病无多食咸；苦走骨，骨病无多食苦；甘走肉，肉病无多食甘；酸走筋，筋病无多食酸；是谓五禁，无令多食。"

《藏气法时论》说："肝色青，宜食甘，粳米牛肉枣葵皆甘。心色赤，宜食酸，小豆犬肉李韭皆酸。肺色白，宜食苦，麦羊肉杏薤皆苦。脾色黄，宜食咸，大豆豕肉栗藿皆咸。肾色黑，宜食辛，黄黍鸡肉桃葱皆辛。辛散，酸收，甘缓，苦坚，咸软。毒药攻邪，五谷为养，五果为助，五畜为益，五菜为充，气味合而服之，以补精益气。此五者，有辛酸甘苦咸，各有所利，或散，或收，或缓，或急，或坚，或软，四时五藏，病随五味所宜也。"这些原则可以作为中医营养学的基础，现在人们讲究保健和食疗，这一段也是很好的参考。唐代孟诜（shēn）撰《食疗本草》，专门讲人们日常饮食的中药特性，记述可供食用、又能疗病的本草二百二十七种，更细致了。

除了口味所欲，医生还要了解异常味觉的医学意义。《奇病论》就论述了口甘、口苦两种异常口味的病理：

"帝曰：有病口甘者，病名为何？何以得之？岐伯曰：此五气之溢也，名曰脾瘅（dān）。夫五味入口，藏于胃，脾为之行其精气，津液在脾，故令人口甘也；此肥美之所发也，此人必数食甘美而多肥也，肥者令人内热，甘者令人中满，故其气上溢，转为消渴。治之以兰，除陈气也。

帝曰：有病口苦，取阳陵泉，口苦者病名为何？何以得之？岐伯曰：病名曰胆瘅。夫肝者，中之将也，取决于胆，咽为之使。此人者，数谋虑不决，故胆虚气上溢，而口为之苦。"

这里的口甘归于脾，合于五藏类属，而胆病口苦者，似与五行之味矛盾，我们说五味为阴精之味，归五藏是对的，但阴精不归于腑，所以五味和六腑五行并不对应。腑以六气论，胆为少阳火，凡火之味皆为苦，此为阴阳之别，脏腑之别，所以不应当根据胆属五行之木而以酸味与之对应。

数 问 其 情

《素问·移精变气论》描述了问诊的方法，说："闭户塞牖，系之病者，数问其情，以从其意。"关起门窗来说话，一方面体现了保密的原则，一方面排除干扰，以保证医生和病人的精神专注。而且要求医生要反复询问，达到有效沟通，以得到可靠的资料，把握病人心理。现在看来，这些原则仍是先进的，《内经》的作者可说是深谙医道的精髓。

《素问·解精微论》说："先言悲哀喜怒，燥湿寒暑，阴阳妇女，请问其所以然者"。《素问·征四失论》说："诊病不问其始，忧患饮食之失节，起居之过度，或伤于毒，不先言此，卒持寸口，何病能中？"把问诊的其他内容做了概括，涵盖了饮食、情绪、起居、外界因素等致病原因。

望诊和闻诊难度较大，不是普通医生所能学习和掌握的，而在问诊这个领域大家都可以施展才华，所以问诊发展得就比较充分。明代的大医家张景岳比较全面地总结了问诊的内容，叫作《十问篇》，歌诀如下：

> 一问寒热二问汗，三问头身四问便，
>
> 五问饮食六问胸，七聋八渴俱当辨。
>
> 九因脉色察阴阳，十从气味章神见。
>
> 见定虽然事不难，也须明哲毋招怨。

正可谓"数问其情，以从其意"。后来有人觉得最后两句的明哲保身有圆滑之嫌，不合医生"行欲方"的要求，"脉色察阴阳"则超出了问诊内容，于是清代的陈修园就作了修改补充，曰：

> 一问寒热二问汗，三问头身四问便，
>
> 五问饮食六问胸，七聋八渴俱当辨，
>
> 九问旧病十问因，再兼服药参机变。
>
> 妇女尤必问经期，迟速闭崩皆可见。
>
> 再添片语告儿科，天花麻疹全占验。

其实，使患者顺意而乐于遵循医生的诊断和治疗是非常重要的临床原则，《素问·解精微论》曰："卑贱富贵，人之形体，所从群下，通使临事以适道术。"就是说对于病人的社会地位、体质状况、身边的人等，都要考虑到，使其顺应医疗的需要。

医生的自我保护意识也是现实的需要，现在的医生难道不是也要注意自我保护的吗？即使自己认为看准了病候，对疗效比较有信心，万一出现偏差而疗效不佳怎么办？治疗过程中许多因素都不是医生可以控制的，弓不可拉得太满，说话要留有余地，吹牛是容易吹破的。医生要通晓人情世故，才能既取得病家信任，顺利地完成诊疗，又合理地保全自己的名誉和安全。《素问·方盛衰论》就说："诊可十全，不失人情。"对此，明代的李中梓还专门写了一篇文章《不失人情论》来发表自己的感想，他在文论的最后感慨道："人情之详，尚多难尽。圣人以不失人情为戒，欲令学者思之慎之，勿为陋习所中耳。虽然，必期不失，未免迁就。但迁就既碍于病情，不迁就又碍于人情，有必不可迁就之病情，而复有不得不迁就之人情，且奈之何哉！"

张景岳自己的解释可谓经验之谈，苦口婆心："夫医患不明，明则治病何难哉？而所患者，在人情耳。人事之变，莫可名状。如我有独见，岂彼所知？使彼果知，当自为矣，何藉于我？而每有病临危剧，尚执浅见，从旁指示曰：某可用，某不可用，重之曰太过，轻之言不及，倘一不合意，将必有后言，是当见机之一也。有杂用不专者，朝王暮李，主见不定，即药已相投，而渠不之觉，忽惑人言，舍此慕彼。凡后至者，欲显己长，必谈前短，及其致败，反以嫁谤，是当见机之二也。有病入膏肓，势必难疗，而怜其苦求，勉为举手，当此之际，使非破格出奇，何以济急？倘出奇无功，徒骇人目，事后亦招浮议，是当见机之三也。其或有是非之场，争竞之所，幸灾乐祸，利害所居者，近之恐涉其患，是当见机之四也。有轻医重巫，可无可有，徒用医名，以尽人事。及尚有村鄙之夫，不以彼病为恩，反云为我作兴，吁！诚可叹也。此其相轻孰甚，是当见机之五也。有议论繁杂者，有亲识要功者，有内情不协者，有任性反复者，皆医中所最忌，是当见机之六也。凡此六者，俱当默识，而惟于缙绅之间，尤当加意，盖恐其不以为功而反以为罪，何从辩哉！此虽曰吾尽吾心，非不好生，然势有不我出者，不得不见机进止，此明哲之自治，所必不可少也。"（《景岳全书·传忠录》）我们做医生，应该好好体味一下这段话，相信会有很大教益。

第十三章

奇恒与比类从容

　　前面说到过医圣张仲景对中医诊病方法的意见，就是强调多种诊法综合运用，这个原则正是源自《内经》，《内经》强调最多的则是色脉合参。为什么四诊里要特别强调色脉呢？比较而言，五音闻诊难以描述，容易落于抽象，问诊易于受医患两方面的主观影响，且难于反映疾病本质，而色诊和脉诊这两种诊法是最能反映疾病真相的，比较客观，其内容也能够用文字描述，便于传承。

色 脉 合 参

　　《素问·五藏生成》说："夫脉之小大滑涩浮沉，可以指别；五藏之象，可以类推；五藏相音，可以意识；五色微诊，可以目察。能合脉色，可以万全。"《素问·脉要精微论》也说："切脉动静而视精明察五色，观五藏有余不足，六府强弱，形之盛衰，以此参伍，决死生之分。"均提出合参的原则。

　　《灵枢·邪气藏府病形》指出了色脉合参的具体方法，说："夫色脉与尺之相应也，如桴鼓影响之相应也，不得相失也……色青者，其脉弦也；赤者，其脉钩也；黄者，其脉代也；白者，其脉毛；黑者，其脉石。见其色而不得其脉，反得其相胜之脉，则死矣；得其相生之脉，则病已矣。"《素问·脉要精微论》则说："征其脉小色不夺者，新病也；征其脉不夺其色夺者，此久病也；征其脉与五色俱夺者，此久病也；征其脉与五色俱不夺者，新病也。"都表明色脉两种诊法的协同统一。

　　《玉机真藏论》还给出了色脉合参断死证的规律："真肝脉至，中外急，如循刀刃责责然，如按琴瑟弦，色青白不泽，毛折，乃死。真心脉至，坚而搏，如循薏苡子累累然，色赤黑不泽，毛折，乃死。真肺脉至，大而虚，如以毛羽中人肤，色白赤不泽，毛折，乃死。真肾脉至，搏而绝，如指弹石辟辟然，色黑黄不泽，毛折，乃死。真脾脉至，弱而乍数乍疏，色黄青不泽，毛折，乃死。"即真藏脉现必同时见色夭而得相克之色的规律。《内经》里关于色脉合参的内容很多，我们拣几个例子说明其梗概，其余的就不一一引述了，有了这个认识，再读《内经》，留心这方面的内容和规律，必定会有更多收获。

《邪气藏府病形》总结说："见其色，知其病，命曰明；按其脉，知其病，命曰神；问其病，知其处，命曰工。""故知一则为工，知二则为神，知三则神且明矣。""故善调尺者，不待于寸，善调脉者，不待于色。能参合而行之者，可以为上工，上工十全九；行二者，为中工，中工十全七；行一者，为下工，下工十全六。"指出能否参合运用各种诊法直接影响着医生的水平。精专一种方法固然优秀，但能贯通诸法的才是一流的医生。我们都企望做上工，但现在能十全六的医生都不多啊，诊法不精就是其中一个重要原因。

黄 帝 责 徒

关于四诊，我们都一一讨论过了，诊法介绍到这里似乎已经差不多完全了，可在《素问》一书的末尾，第七十五篇《著至教论》、第七十六篇《示从容论》、第七十七篇《疏五过论》、第七十八篇《征四失论》，乃至一直到最后一篇八十一篇，忽然连着数篇都或明或暗地谈到比类、奇恒、从容的概念，且都跟诊法有关，但又都没有系统明白的论述，搞得后世注家们也都莫名其妙，没法给出个清楚的解释，于是后学者读到这里也往往潦草带过。但黄帝把比类、奇恒和从容这几桩事说得很重要，我们要学习《内经》，不搞清楚恐怕不行。

《疏五过论》说："善为脉者，必以比类、奇恒、从容知之，为工而不知道，此诊之不足贵。"明白地讲不知道比类、奇恒、从容的话就不是值得珍惜的高明诊法。如果信奉经典的话，这句话可太严重了。为什么呢？我们前面苦心积虑地把《内经》的脉法解读了那么多，但如果不知道这三个词的含义，不弄懂它们是怎么回事儿，都还算不得高明，都白扯！先圣这不是在拿我们后学开心吧？您连篇累牍讲那么多，到最后来了一句说这些都不算高明，可谈起这几个高明的法子又遮遮掩掩，不把话说明白，这不是徒使人望洋兴叹嘛！不知道别人有什么感想，反正我读了这几句话真想哭呀，太绝望啦！至圣先师两千多年前留下这些半拉子谜题，如今又不见一个高明在世，您让后学找谁解惑啊！再说了，您言传身教的雷公大师好像都没整明白，为这一个题目就挨了好几顿批。批就批吧，还郑重其事地写在经典篇章里，让我们这些两千年之后的读者都看得心惊肉跳的，不知所措。就凭我们这样愚钝，还有机会一窥医道的真谛吗？真是想想都绝望！

黄帝都是怎么批评雷公的呢？《示从容论》里，黄帝教育雷公说："子所能治，知亦众多，与此病失矣。譬以鸿飞，亦冲于天。夫圣人之治病，循法守度，援物比类，化之冥冥，循上及下，何必守经？""是失，吾过矣。以子知之，故不告子。明引《比类》《从容》，是以名曰诊轻，是谓至道也。"这还算是客气的，说你能治的病也不算少了，好像也一飞冲天不得了的样子，俨然可以出师了呢，可对不起，从你这例的失手来看，就草包露馅了。圣人治病，虽说要循守法度，可还要会援物比类，看透无形无象的变化，真正通达天地上下的阴阳五行规律，不能死守经典章句哦。你医术没到家，都怪我这老师，高看你了，以为你都会了，因此就没有特别强调，敢情您还不知道呢！这道理都在《比类》《从容》里说得明明白白，再好好学学吧！搞懂了比类和从容，才算了解至道，前面那些诊法相对于至道而言，就都是次要的了。

可紧接着在《征四失论》里的训诫就没那么客气了："是以世人之语者，驰千里之外。不明尺寸之论，诊无人事，治数之道，从容之葆，坐持寸口，诊不中五脉，百病所起，始以自怨，遗师其咎。是故治不能循理，弃术于市，妄治时愈，愚心自得。呜呼！窈窈冥冥，熟知其道？道之大者，拟于天地，配于四海，汝不知道之谕，受以明为晦。"说你不懂"人事""治数"和"从容"的法门，诊法不精，道理不明，乱治一通，瞎猫碰到死耗子，偶尔治好个疑难病，就自鸣得意，治不好就先暗自怨悔：嘿，怎么就没治好呢！失手多了就该开始怀疑人生了，就会抱怨师父没把绝技都教给你。这可怎么得了！作为老师的黄帝真不留情面啊，连雷公将来可能会犯可现在还没犯的错误都批了。敢情还带这样批评人的呀，等于用信用卡预支了。可反躬自省，黄帝把我们一起都骂了！不是吗？谁有这个自信不受这一骂？

在《著至教论》里，黄帝还大打悲情牌："子若受传，不知合至道以惑师教，语子至道之要。病伤五藏，筋骨以消，子言不明不别，是世主学尽矣！肾且绝，悒悒日暮，从容不出，人事不殷。"说如果教你这样的学生当传人，虽告诉你最高明医道的要点，而你不能领受，说不明，辨不清，反而迷乱了传授给你的道理，唉！我的学问就要失传了呀！这可怎么好啊！可愁死人了。

连着四篇都开"批斗会"，把雷公狠加教训。说明这事项有多严重，有多么重要呀！我们不自量力，还是要硬着头皮来寻一寻答案，哪怕只是不完整的部分答案。起码是"吾有志于学"啊，不学只能无术，容易成为井底蛙，不知高山仰止之境。历代有很多聪明医生，挖了《内经》一星半点的东西就能发展起一个门派，难道我们对其整个学问架构竟可以视而不见，对黄帝如此在意的东西都不肯一探究竟么？

奇 恒 孤 虚

我们先从奇恒入手，仔细寻检的话，《素问》里散在各处谈奇恒的资料还是不少的。《病能论》说："《奇恒》者，言奇病也。所谓奇者，使奇病不得以四时死也；恒者，得以四时死也。"似乎奇恒的词义还比较好理解，从四时逆从的规律和法度可以诊脉预判生死预后的，就是常病，否则出乎"大方"法度之外，就是奇病。以现在的话讲，前者如果是常见病，后者就是疑难病。《玉版论要》说："请言道之至数，五色脉变，揆度奇恒，道在于一。"揆度我们前面已经了解了，就是持脉诊断的常法，就是诊察脉变之法。从互文的文法分析，揆度奇恒就是五色脉变，那这个奇恒，就应当指另一半，即五色诊法。脉法解决不了的疑难问题，就要靠合参望色诊法。《内经》论奇恒的本义是不是这样呢？《疏五过论》说："奇恒五中，决以明堂。"也透露了这个意思，五中就是五藏，明堂是五色诊的部位概念。

中之五脏，精微色见于明堂，属于阴见于阳。五色诊对于五行五脏的病位确定具有特别意义，当常规脉诊模棱两可，难以取舍，无法确定病位，也无法判断四时逆从时，就要用奇恒之法，参合明堂色诊来确定，可以说奇恒就是在继续讨论色脉合参。《示从容论》说："夫脾虚浮似肺，肾小浮似脾，肝急沉散似肾，此皆工之所时乱也，然从容得之。"也是这个意思。从容的含义我们稍后就要谈到，它既不离于色诊，又非单指色诊。奇恒、比类、从容各有含义，但又互相关联，难以分割，属于"切不断，理还乱"的关系。

气色之诊，微妙清净，变化杳冥，不易察觉，故常以"微诊"称之，《五脏生成论》就说："五色微诊，可以目察。能合脉色，可以万全。"《方盛衰论》论奇恒说："《奇恒》之势，乃六十首。诊合微之事，追阴阳之变，章五中之情，[疑脱字] 其中之论，取虚实之要，定五度之事，知此乃足以诊。"再次肯定了我们的理解，即奇恒是指五色微诊，能显露五脏的情况。五色应时，即是常态，一有不常，即是变怪，即是病象。并且色变的上下、左右、先后都有特定的诊断意义，所以论中接着说："是以切阴不得阳，[疑脱字] 诊消亡。得阳不得阴，守学不湛。知左不知右，知右不知左，知上不知下，知先不知后，故治不久。知丑知善，知病知不病，知高知下，知坐知起，知行知止，用之有纪，诊道乃具，万世不殆。"

在《玉版论要》一段论述里，奇恒所指就更加明确："容色见上下左右，各在其要……上为逆，下为从。女子右为逆，左为从；男子左为逆，右为从。易，重阳死，重阴死。阴阳反他，治在权衡相夺。奇恒事也，揆度事也。""权衡"就是揆度法，就是脉法，"色见上下左右"，论逆从及阴阳易，就是奇恒法，就是明堂色诊。

《玉版论要》还说："搏脉痹躄，寒热之交。脉孤为消气，虚泄为夺血。孤为逆，虚为从。行奇恒之法，以太阴始。行所不胜曰逆，逆则死；行所胜曰从，从则活。八风四时之胜，终而复始，逆行一过，不复可数，论要毕矣。"这里又牵入孤虚这一概念，孤虚是数术干支之法，与历法关系密切。一甲之内干支相配，十干所配有十支，剩下的二支谓之孤，其对冲二支则谓之虚。比如甲子旬中，从甲子开始，到癸酉，十天干配十个地支，最后剩下戌亥二支，戌亥就是孤，与戌亥对冲的地支辰巳就是虚。这个"孤"从形式上与另外一个干支学名词"旬空"是一样的。干为日，支为辰，所以《史记·龟策列传》云："日辰不全，故有孤虚。"虞翻说："六虚，六位也。日月周流，终则复始，故周流六虚。谓甲子之旬，辰巳虚，坎戊为月，离己为日，入在中宫，其处空虚，故称六虚。五甲如次者也。"表明孤虚的本质是日月往来周期之中的某两个特殊的位置关系。从形式上讲，六十甲子共含六甲六旬，每旬都有孤有虚，也可谓六孤六虚。

《吴越春秋》说："天地之气，物有死生。原阴阳者，物贵贱也；明孤虚者，知会际也；审存亡者，别真伪也。"又说："夫孤虚者，谓天门地户也。"我们前面已经了解，天门地户就是日月运动的门户，这个会际，就是日月之会。日月之会，以朔望为象，所以孤虚反映的主要是月亮的视运动规律。在《内经》医论中，孤虚是造成奇病的缘由。太阳的周年视运动是恒定的常态的，但由于月亮的轨道退行不定，其朔望月周期与太阳节气月建的周期多有参差，故往往会引起偏离恒常节律的变端。以太阴引起的五行变化与太阳的四时五行八风规律相较，论生克逆从，可定吉凶，所以说"行奇恒之法，以太阴始"。本来按照四时规律当死的，因得太阴之助则得生，故表现为"奇病不得以四时死"的变数。

"脉孤为消气"，太阴对气的影响较小，难有挽狂澜于既倒的力量，故"为逆"者终是逆，"行所不胜曰逆，逆则死"。"脉虚为夺血"，由于太阴对人体特别是对属阴的水液、血液、阴精的影响较大，得其时的话，月运助阴有力，则本来按四时规律预后不佳的阴血虚夺的病人，反能绝处逢生，故曰"为从"，"行所胜曰从，从则活"。而一旦度过此不利时段，由于"八风四时之胜，终而复始，逆行一过，不复可数"，也就是逆四时八风的时间一旦度过，时空并不会逆转，即"不复可数"，短时期内不会再遭遇相逆的气数，所以就安全了。

《玉版论要》还在"揆度奇恒，道在于一"之后紧接着说："神转不回，回则不转，乃失其机，至数之要，迫近以微，著之玉版，命曰合玉机。"乍读，跟隐语黑话差不多，令人不免怀疑此乃泛泛之虚言。可大言绝不是《内经》的语言风格，古之圣贤言简意赅，言不虚发，何况是点题之语呢！我们发现这段话在《玉机真藏论》篇里几乎原样重复了一遍，岂是寻常之论？

《天元纪大论》篇里，鬼臾区说："至数之机，迫迮以微，其来可见，其往可追，敬之者昌，慢之者亡。无道行私，必得天殃，谨奉天道，请言真要。"后面紧接着谈五运六气，都是天道，所以可以确定，奇恒这段文字也是指天道，"天下至数"就是天道气数，所以"道在于一"，还是指不二的天道。那么，"玉机"就是"玉玑"，就是"璇玑玉衡"，也就没有疑问了。迮（zé）与迫近义，都是逼仄的意思，《玉机真藏论》和《玉版论要》里作"迫近以微"，恐怕都有抄误。参《灵兰秘典论》之论："至道在微，变化无穷，孰知其原！窘乎哉，消者瞿瞿，孰知其要！闵闵之当，孰者为良！恍惚之数，生于毫氂（máo，牛尾），毫氂之数，起于度量，千之万之，可以益大，推之大之，其形乃制。"则"微"之义可晓。再看《六节藏象论》五行所胜之论："春胜长夏，长夏胜冬，冬胜夏，夏胜秋，秋胜春，所谓得五行时之胜，各以气命其藏。"以及论"何以知其胜"的部分："求其至也，皆归始春，未至而至，此谓太过，则薄所不胜，而乘所胜也，命曰气淫。""至而不至，此谓不及，则所胜妄行，而所生受病，所不胜薄之也，命曰气迫。所谓求其至者，气至之时也。谨候其时，气可与期，失时反候，五治不分，邪僻内生，工不能禁也。"则"迫迮"之义也明明白白了。

回头再看"神转不回，回则不转"一语，当与"八风四时之胜，终而复始，逆行一过，不复可数"之论庶几相似。那么《奇恒》六十首所谓"诊合微之事，追阴阳之变，章五中之情"也增加了一个更大的意义，"合微"固然是合参色诊，更是合天道毫氂之至数。四时五行影响色脉是常态，可太阴五运和朔望参差有变数，太过不及皆由天道之数决定。奇病生死不合"大方"，看似偶然，其实也是天道响应的必然。虽然"至数之机，迫迮以微"，但若能通达天地阴阳之道，就都是"其来可见，其往可追"，尽在观测掌握之中。《官能》说："言阴与阳，合于五行。五藏六府，亦有所藏。四时八风，尽有阴阳。各得其位，合于明堂。"也就是指五色明堂要合于四时八风五行阴阳，日月天道的运动状态都会投射反映到明堂色部，各得其位。揆度、奇恒都不能脱离天道响应，所以可以高企于道的层面，"道在于一"。

那么，这样的学问，是不是够得上"至道"呢？是不是能叫作"脉之大要，天下至数"（《玉机真藏论》）呢？当然，这是在"诊有大方"基础上更上一层楼的高级学问，是基于更精确复杂的天体运动规律而进行诊法推断的技术，是更彻底的天人之学。黄帝问道于天师岐伯、鬼臾区等，再传道于雷公，其中最最珍视的，反复强调的，著于玉版藏之金匮的，学生没有学通而老师最着急上火的就是这部分学问了。责徒之切，冷讥痛摘，皆是先圣殷殷崇道惠民之心啊！责徒还要留下记录，棒子不但打在雷公身上，也打在我们后来人的身上，怕我们不领悟还有个严重的东西在，浅尝辄止，终不得大道之理法。先圣晓得，不打痛了，我们就不会去求，不去探个究竟，难免不落得"世主学尽"

之叹！行文至此，不禁泪下。

比 类 从 容

发完感慨，我们再来看比类和从容。

回到刚才《示从容论》的那段话："夫脾虚浮似肺，肾小浮似脾，肝急沉散似肾，此皆工之所时乱也，然从容得之。"即是说，遇到复杂疑似的脉象，普通医师就很难鉴别，但如果知道"从容"的办法，就能得到真实的诊断。"从容"二字不好理解，我们还是求助于文字学，追寻其最本始的含义。《说文解字》释云："从，二人。"由甲骨文"从"字可见其状。"容"，有盛谷和仪容二义。看容字最早的其中一种写法（图13-1），的确如人面象形。《玉版论要》云："容色见上下左右，各在其要。"即取此义。诊断学上涉及人之面部，当然首先想到的是望气色之诊。

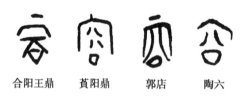

| 合阳王鼎 | 萭阳鼎 | 郭店 | 陶六 |

小篆，盛谷象形　　　小篆，人面象形

图13-1　"容"字古文

《著至教论》说："肾且绝，惋惋日暮，从容不出，人事不殷。"古注家不解，蒙哄混乱，无法让学习者服膺。我们若将从容作从气色来解，即通。肾绝则气之根本绝，如同日暮西山，失其光华，五脏之气不能出显于明堂，容色不见，所以人事诊法也就不得运用。人事就是看人的面色面相、形体、少长、性格、社会地位等各方面特征的诊法和治法规律，《灵枢》有《寿夭刚柔》《师传》《五阅五使》《逆顺肥瘦》《五变》《本脏》《五色》《论勇》《天年》《阴阳二十五人》《通天》等篇，皆论述相人之事，黄帝责徒数篇亦多强调人事之重要。

有趣的是，当我们再看"比类"的字义时，发现"从"和"比"关联密切，几乎可以互代。宋徽宗时期的丞相陆佃说："二人向阳为从，向阴为比。"

从甲骨文字形可见，二字均为二人之象，只是左右反向（图 13-2），圣人面南
而立，左为阳右为阴，故二人向左为从，向右为比。"从"为听从、跟从，
"比"为并立而比对，而"从"未尝无比较之义，"比"未尝无跟从之义。
《论勇》说"有人于此，并行并立，其年之长少等也，衣之厚薄均也，卒然遇
烈风暴雨，或病或不病，或皆病，或皆不病"，提出了个体体质与发病关系的
命题。"并"也是"从"和"比"的形近字，这个"有人于此，并行并立"，
不就是"从"字或"比"字的样子嘛。

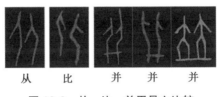

从　　比　　并　　并　　并

图 13-2　从、比、并甲骨文比较

诊断病证和分析病情时，不仅有"闭户塞牖，数问其情"的独自面对病
人的方式，还有把病人与他人相比较的法门。也就是说，这个容色和仪容，
不只可以单独看其一人，还可以跟旁人比较。这个办法不可谓不聪明，为什么
呢？因为这种比较具有即时性，大家都在同一时空和居处环境下，最具可比
性，一旦有异常，就能发现。最好找来做对比的人与病人的性别、年龄等自然
属性和身份地位等社会属性都差不多，可比性更强。思路再开阔一些的话，我
们说这个比较，除了可以把一个病人和一个常人对比，一望而知其气相仪态之
灾怪，也可以把本人平时健康时的情况跟患病时的情况比较，还可以把病患的
表现与医工以前所经验的病例相较。"从"还有跟从之义，"从容"可以指医
生为了得到有价值的第一手临床资料，跟随病人而密切观察其举止仪容，不放
过一切具有诊断意义的表现。

《示从容论》说："夫从容之谓也，夫年长则求之于府，年少则求之于经，
年壮则求之于藏。"《疏五过论》亦云："从容人事，以明经道，贵贱贫富，各
异品理，问年少长，勇怯之理，审于分部，知病本始，八正九候，诊必副
矣。"都是比较人事的内容，即使同为望明堂气色，也有年少年长之别裁。容
色见左右上下，分部可知本始，贵贱贫富各异品理，故亦可相而知之。或问：
少长勇怯岂待问耶？答曰：非问其少长勇怯也，问其齿龄则知流年得失矣。凡
此种种，正如《师传》《本藏》《阴阳二十五人》等篇所论，为相人相形测病

之理法，皆属人事也，得其法即可相察而明悉也。吴昆云："篇内论病情有难知者，帝示雷公从人之容貌而求合病情。其长其少其壮，容不类也。"又说："从人之容色而求病情，斯得之矣。"（《素问吴注》）在诸注家里独具只眼。《解精微论》说："从容形法，阴阳刺灸，汤药所滋，行治有贤不肖，未必能十全。若先言悲哀喜怒，燥湿寒暑，阴阳妇女，请问其所以然者，卑贱富贵，人之形体，所从群下，通使临事以适道术，谨闻命矣。"则是从治疗方面因人制宜的讨论。

雷公说："臣请诵《脉经·上下篇》，甚众多矣，别异比类，犹未能以十全。"（《示从容论》）还说"比类形名，虚引其经，心无所对"（《疏五过论》）。黄帝说："今夫脉浮大虚者，是脾气之外绝，去胃外归阳明也。夫二火不胜三水，是以脉乱而无常也。四支解墯，此脾精之不行也。喘咳者，是水气并阳明也。血泄者，脉急血无所行也。若夫以为伤肺者，由失以狂也。不引比类，是知不明也。"（《示从容论》）在"从容得之"的方法之外，又开示了引用比类的方法对"脾虚浮似肺"脉象和症状的分析。

《解精微论》则说："夫人厥则阳气并于上，阴气并于下。阳并于上，则火独光也；阴并于下则足寒，足寒则胀也。夫一水不胜五火，故目眦盲。是以冲风，泣下而不止。夫风之中目也，阳气内守于精，是火气燔目，故见风则泣下也。有以比之，夫火疾风生乃能雨，此之类也。"可见，比类是以脉法结合症状，喻物取类的思辨方法。比类脉法多从阴阳六经着眼，有心者可以仔细寻绎。

说　雌　雄

《阴阳类论》言"阴阳之类，经脉之道"，就是讨论三阴三阳脉法，由于篇幅较大，且细节仍有很多存疑待解之处，我们就不一一引论了，但要指出一个重点，就是雷公说的一句话："臣悉尽意，受传经脉，颂得从容之道，以合《从容》，不知阴阳，不知雌雄。"就是讲自己已经学习了解了"从容"的道理，可以根据《从容》这篇医论加以印证，但还不知道阴阳雌雄的道理，所以想向老师请教。我们说，这个阴阳雌雄也属于比类。

《金匮真言论》说："故善为脉者，谨察五藏六府，一逆一从，阴阳表里雌雄之纪，藏之心意，合心于精，非其人勿教，非其真勿授，是谓得道。"
《著至教论》则说："此皆阴阳表里上下雌雄相输应也，而道上知天文，下知
地理，中知人事，可以长久，以教众庶，亦不疑殆，医道论篇，可传后世，可
以为宝。"《疏五过论》也说"圣人之治病也，必知天地阴阳，四时经纪，五
藏六府，雌雄表里"，这个"阴阳表里雌雄"到底是什么呢，要如此珍视并再
三强调？

　　我们都知道雌雄的本义是指鸟类的性别，两字的形旁"隹"（zhuī）也表
明这两个字都是指鸟类，古文之本义，"隹"指短尾鸟，"鳥"指长尾鸟。《诗
经·邶风》有云"雉鸣求其牡"，《传》释说："飞曰雌雄，走曰牝牡。"就说
得很明白，飞禽的性别以雌雄称，走兽的性别以牝牡称。但由于语言在使用中
多因借代而广义化，分界逐渐变得模糊了。《内经》也用牝牡称五脏阴阳，如
《脉要精微论》就说"心为牡藏"，《水热穴论》则云"肾者，牝藏"，所以雌
雄有阴阳之义。

　　讲到雌雄，我们想到一个成语叫"一决雌雄"。《史记·项羽本纪》说项
羽想挑战刘邦，当面下战书："愿与汉王挑战决雌雄，毋徒苦天下之民父子为
也。"这个雌雄有胜负之义。决斗分个高下，这是普通意义上的雌雄胜负，
《淮南子·兵略训》则说："奇正之相应，若水火金木之代为雌雄也。"乃指五
行克胜，即五行的胜负，这个意思应该最切合于五脏关系的讨论。

　　我们知道，脏腑分阴阳，五脏为阴，六腑为阳。张志聪就解释说："雌
雄，脏腑也。"还说："五脏六腑，雌雄相合。"是不是这样的意思呢？我们读
一读就知道，《金匮真言论》并没有讨论六腑，只讨论了五脏，所以我们觉得
张志聪的解释是有问题的。吴昆《素问吴注》说："五行皆有雌雄。如甲为
雄，乙为雌。肝为雌，胆为雄也。"和张志聪一样，对这个问题的认识也不够
全面。五行的每一行的确可以分阴阳，甲乙为阴木阳木，肝胆属阴木阳木，但
以此解释雌雄，只看到了雌雄含义阴阳的一面，没有看到它存在制胜关系的
一面。

《金匮要略》和《温热论》的密钥

　　《金匮真言论》说："故背为阳，阳中之阳，心也；背为阳，阳中之阴，

肺也；腹为阴，阴中之阴，肾也；腹为阴，阴中之阳，肝也；腹为阴，阴中之至阴，脾也。此皆阴阳表里内外雌雄相输应也，故以应天之阴阳也。"单就此文内容而言，这里雌雄到底是指什么，还有点隔膜。看《顺气一日分为四时》一段总结，篇中以牝牡代雌雄而命五脏，就很明白："肝为牡藏，其色青，其时春，其音角，其味酸，其日甲乙。心为牡藏，其色赤，其时夏，其日丙丁，其音徵，其味苦。脾为牝藏，其色黄，其时长夏，其日戊己，其音宫，其味甘。肺为牝藏，其色白，其音商，其时秋，其日庚辛，其味辛。肾为牝藏，其色黑，其时冬，其日壬癸，其音羽，其味咸。是为五变。"那么由此再探究《金匮真言论》里雌雄的含义的话，就是：背为阳，阳中之二脏，心为雄，肺为雌；腹为阴，阴中之三脏，肝为雄，脾和肾为雌。相对于肝木为雄的，则对应的应该是脾土为雌。这里的雌雄，就是阳对阴，也是五行克胜关系决定的。心火克肺金、肝木克脾土是最重要的两对五脏克胜关系，一阳一阴，一上一下，一表一里，它们分别代表了外感病和内伤病最根本的生理基础和病理提纲。金元时期刘完素的火热论和李东垣脾胃论的产生绝不是偶然的，其最根本的理论背景就可以追溯到这个阴阳雌雄的思想。

医圣《金匮要略》开篇就说"见肝之病，知肝传脾"，正是从内伤病的根本关系出发；叶天士《温热论》第一句即云"温邪上受，首先犯肺"，则是从外感热病的根本着眼。如此来看，这个雌雄阴阳重不重要呢？雌雄是不是可有可无的概念呢？我们从两位医学大家的两部杰作的直揭天根的开头，就可以掂量出他们对中医基本理论沉浸之深，对经典思想理解之通透。回望历史上有所创建的大家，罕有不是在经典这棵大树的根本上分枝而散叶开花的，如果我们的中医教育忽略经典的学习，没有了深厚扎实的理论做根基，中医将沦落为小技小法的杂烩，人们又如何能够冀望在这样的学术土壤里生长出大师级的人物担荷继承发展的重任呢？

有人会问：医圣《伤寒论》也是外感专著，并且伤寒也属热病范畴，为什么不一上来就讲火克肺金，而是开篇就讨论太阳病呢？我们说这是仲景时代的自然背景和寒邪的病理特点所决定的，仲景行医和著述的时期，寒邪为第一大时运之邪，这是当时运气大周期的特定属性，而寒水之邪首先伤心火心阳，乃至戕害元阳命火，故以护心阳为治疗伤寒的第一要旨，因此《伤寒论》开篇太阳病用方最注重使用桂枝和甘草的配伍，即以温补心阳的桂枝甘草汤方为基础。太阳病篇所谓三大方系，桂枝汤系列，麻黄汤系列，青龙汤系列，哪个基本方不包含桂枝甘草汤呢？根据《金匮真言论》的阴阳划分，心脏也是太阳，即阳中之阳，《六节藏象论》就说心为"阳中之太阳"，所以太阳病篇从经脉讲是论足太阳膀胱和手太阳小肠的经腑之证，从五脏讲就是讨论心脏之病。

《伤寒论》第二要旨为顾护命火元阳，也就是少阴病的治疗策略，少阴病乃是心肾共法，仍不脱离保心之旨。寒水克火，这在五邪里属于贼邪，贼邪难治，容易害命，当然要特别重视。太阳篇为入手法，虽对于太阳在背、在表、在上之位来说，桂枝法已失治未病之机，但对于少阴心脏的胸中之里和少阴肾脏的在腹、在里、在下来说，却是治未病，故护心阳为第一要旨。若失防失治，病已入里，方才被动以四逆法治疗已病的少阴部分，即柯韵伯所谓太阳底面者，属于又落后手，所以只能算第二要旨了。

第三要旨即是应对火热伤金的法门，如果寒邪热化，就是以阳明病为代表的方证，包含了胃和大肠的阳明经腑病证，以及肺脏病证，它们五行都属金。正因为在法门上的一致性，阳明病篇的方与法都被温病派所采用，成为温病学的基础，明清的温病理论和方法都是在阳明病证治基础上发展起来的。

太阳病篇的第一重点虽不是肺金，但肺脏证也占了相当大的比例，初感寒尚未化热，本于《内经》"形寒寒饮则伤肺"的病理要旨，仲景用小青龙汤作为主治方，而麻黄汤和大青龙汤及其变方也都是治疗肺病的要方，这包括了寒热两类证候及错杂证。对照唐宋时期众多治疗肺系疾病的名方，我们发现它们与这几组方子的关系都非常密切，可以互为加减变通之方，这种关联也是治伤寒不舍治肺的有力佐证，毕竟伤寒是外感热病之一类。理用不二，明理是为了致用，我们把视野延伸到历史重要学派之间，目的就是举例说明雌雄概念之大用。

微 言 大 义

寒邪伤心火和热邪伤肺金，恰恰表明心和肺这一对雌雄属阳、在上、主表的特点决定了它们是外感病的主脏，而它们各自的阴阳属性则是阳邪和阴邪病理分途的原因。相对的，肝脾这一对雌雄，则具有属阴、在下、主里的特点，这上下两对五脏雌雄关系共同构成了外感和内伤两大病类和证治法门的重要纲领。所以"阴阳雌雄"这个概念可谓微言大义，它架起了阴阳五行理论和临床实践的要津桥梁。

我们可能都听说过，有的中医大夫一辈子行医，就靠一两个方子加减，也能得心应手，那么我们在这里不妨大胆下一句断言，如果是治疗内伤杂病，不管用什么方子做基本方，一定离不开肝脾这对关系。是不是呢？一辈子用一两个方加减的，我们听到过的、书里读到过的，最多的是什么方子呢？是不是小柴胡汤、逍遥散、四逆散这样的方子呢？还有半夏泻心汤、保和丸这样的方子呢？这类方子基本上都是属于和剂的范畴，和剂和什么呢？就是调和肝脾，调和表里，调和寒热，是吧？小柴胡、逍遥散、半夏泻心汤都是这种调和肝脾、表里兼顾、寒热并治的方子，最主要就是调和肝脾，调脾的往往都用党参、白术、甘草、茯苓、半夏、生姜、芍药这些药，调肝的常用柴胡、川芎、薄荷、香附之类的药，内伤饮食会伤脾胃，内伤情志最易伤肝，所以调和肝脾的方子治疗肠胃病、情志病都好用，再加上一两味羌防银翘之类的表药，调整一下配比，就能兼治外感，我们都知道外感多夹杂内伤，治疗这种夹杂症的话，这些方子就更有优势。有一个英国的中药批发公司统计过在他们英国的中成药销售排行和中医诊所使用方剂的排行，排第一位的中成药是什么呢，是加味逍遥丸。我们看，这是不是也能说明一点问题呢？我们说，抓住了"阴阳表里上下雌雄"这个纲，找到一两个基础方，如果善于加减，善于分合变通，那么完全可以应付大部分的内伤杂症了，因为肝脾这一对五脏的阴阳雌雄，是内伤病理的关键。

古人说《伤寒论》一书"不独为伤寒设"，一方面是讲它也有治杂病的道理，另一方面就是指它还蕴含了治温病的道理。我们知道伤寒学派有个"风伤卫，寒伤营"之说，大多解释为同气相求，就是说风为阳邪所以伤阳分，寒为阴邪所以伤阴分，其实更合理的理解还是五行克胜，我们说，讨论营卫也离不开心和肺，叶天士就说："肺主气属卫；心主血属营。"换句话说，卫为气，为肺所主；营为血脉，为心所主。风为阳邪，化火伤肺金，则伤卫气；寒为阴邪，寒水伤心火则伤营血。风邪致病已经有了些温热病理的大模样，风为百病之长，除了风寒协同发病，也和温热之邪结合，风温、风热、风燥、风火，都是阳邪，阳邪就要伤阴伤肺。所以说，如果我们明白了阴阳雌雄的概念和营卫之理，不仅伤寒可通，温病也可通，因为两者的生理基础是同一个卫气营血，二者的病理分界就在阴阳雌雄上（图13-3）。

阳中之阳–雄：心火 ←寒邪（水）
（背）
营血
背为阳—外感先受
（上、表）
风（阳邪/阴邪）
（胸）
卫气
阳中之阴–雌：肺金 ←温热（火）

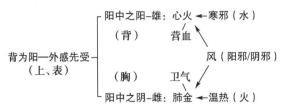

图 13-3　五脏雌雄之心肺

背为阳，肺金和心火都在上属阳，都主表，是外感之邪所先伤犯的对象，心肺两脏再分阴阳，又分别容易被阳热之邪和阴寒之邪所伤。温病提纲是火克金，是伤“肺合皮毛”之表，伤寒提纲是水克火，是伤“心为阳中之太阳”的表，也就是太阳之表，这是阴阳两类外感发病的常态。这样，伤寒和温病两大外感法门就对立统一起来了。我们把伤寒和温病对照来看，从阴阳五行、雌雄生克关系来看，外感病的提纲和框架就清晰了。所以说，这个“阴阳表里上下雌雄”在外感病的发生和病理过程中也是至关重要的道理。

心肺是一对雌雄，它们在阳、在表、在上，占了“阴阳表里上下雌雄”的一半。再加上前面讨论过的内伤，肝脾这一对雌雄，是在阴、在里、在下的一半儿，这个“阴阳表里上下雌雄”就齐全了（图 13-4）。这样，《金匮真言论》的论述就都在临床中找到了证明，抽象的理论也就落实到具体的临床实践上了。讨论到这儿，我们不由得要赞叹，《金匮真言论》的论述的确是真言，真言就是不说假话，真传一句话，假传万卷书，《金匮真言论》就是真传，所以它才会讲“非其人勿教，非其真勿授”这样的话，这样的真言至理，当然值得珍惜，值得珍藏，要“著之玉版”。普通的书刻在竹简上，珍贵的道理就要刻在珍贵的玉版上了，不但要“著之玉版”，还要“藏之金匮”。这样伟大的思想、伟大的论述，用《金匮真言论》来命名是恰如其分的，它实在是太重要太宝贵了！

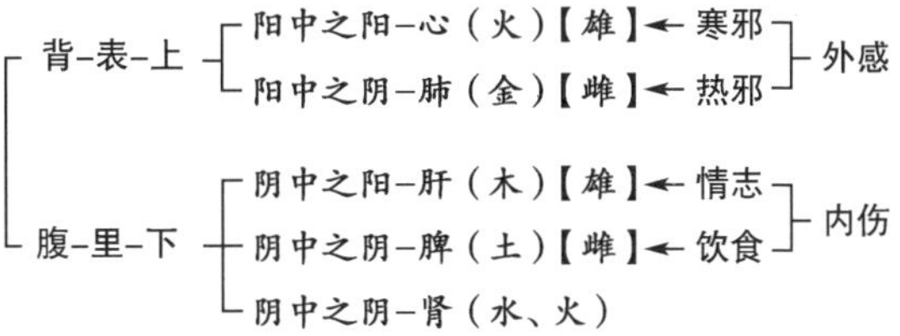

背–表–上
阳中之阳–心（火）【雄】← 寒邪
阳中之阴–肺（金）【雌】← 热邪
外感
腹–里–下
阴中之阳–肝（木）【雄】← 情志
阴中之阴–脾（土）【雌】← 饮食
阴中之阴–肾（水、火）
内伤

图 13-4　五脏雌雄与外感内伤法门

五脏分雌雄，还落下了一个肾脏，怎么办呢？我们说五脏分阴阳，胸中两脏，心和肺是一对雌雄，腹中三脏，肝和脾是一对雌雄，而脾和肾之间，虽然有土克水的五行制胜关系，但它们都是阴脏，不合阴阳，所以不能称其为雌雄。另外，中医认为，肾为水火之脏，为先天之本，是先天元阴元阳所在，肾水和命门火本身就构成了一种平衡关系，这在脉学上也得到了体现。《金匮真言论》本来也是在谈论脉法时讲到雌雄的，"善为脉者，谨察五藏六府，一逆一从，阴阳表里雌雄之纪"，我们看这个寸口脉诊的五脏分部，就会发现，对于脉诊，也可以很明确地找到其左右部位间的阴阳表里雌雄关系，寸部主表，主上，为心肺雌雄，关部主里，主下，为肝脾雌雄，尺部为根，为肾，本身有水火平衡的关系。下面这个图 13-5 可以帮助我们把前面对雌雄理论的解读落实到脉诊技术上。

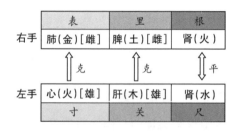

图 13-5　寸口脉部与五脏雌雄

杨救贫和苏东坡

唐代曾文辿（chān，缓步）《青囊序》开篇第一句说："杨公养老看雌雄，天下诸书对不同。"是讲他的老师杨救贫的术法以雌雄为纲，与天下其他各派的理论都不一样。《青囊序》这个雌雄，历来被解为山水，即山为阳，水为阴，山为雄，水为雌，山水环境配合得当，谓之雌雄交媾。我们说这样的理解恐怕也未深探其源，其实它仍然是指天地阴阳道运，也就是根于天心的，道理跟《内经》思想一样，如果不得天心的话，单论形法，即落下乘。这个最好以《淮南子》北斗之神左右顺逆来理解，北斗即是天心。

《淮南子·天文训》云："律之数六，分为雌雄，故曰十二钟，以副十二月。"又说："北斗之神有雌雄，十一月始建于子，月从一辰，雄左行，雌右行，五月合午谋刑，十一月合子谋德。"解释其义，即律吕十二钟对应着十二月，六阳律和六阴吕分为雌雄。天道以斗纲占月建，每个月行一个地支。斗柄虽右转如地支之周环，以符地气之右行，而阳道实左转以成太阳黄道之周运。十一月建子，斗柄指子，太阳在丑宫经过冬至点，天下阳气始生，启两仪之阳，故曰"十一月合子谋德"；五月建午，斗柄指午，太阳在未宫经过夏至点，天下阳气始杀，启两仪之阴，故曰"五月合午谋刑"，二至即所谓刑德之门。因此，斗柄所指与太阳之位，一阴一阳，一逆一顺，有地支六合之规律（图13-6）。两者皆被认为是北斗帝车周运之神，因有左右顺逆之别，故用阴阳雌雄来指称，这就是天地阴阳的雌雄之理。这也就是"谨察五藏六府，一逆一从"的真义，也就是说，阴脏和阳腑的五行是互为反运的。雌雄也是脏腑总体分阴阳之理，此理甚深，远绍于天地。

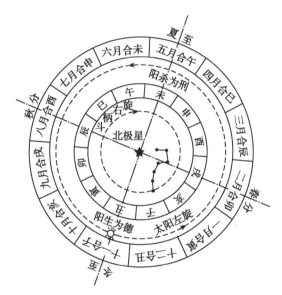

图13-6 北斗月建分雌雄

"人以天地之气生，四时之法成"（《宝命全形论》），故天地雌雄也必然反映在人身之中。《鹖冠子》云："斗柄东指，天下皆春；斗柄南指，天下皆夏；斗柄西指，天下皆秋；斗柄北指，天下皆冬。"故斗柄周旋，为季节之指针，太阳过宫，为节气之分度。四时八风通应五脏，就是天地雌雄对人体的影响。《金匮真言论》不仅论述了"五藏应四时，各有收受"，还论述了四时五脏输应，曰："东风生于春，病在肝，俞在颈项；南风生于夏，病在心，俞在胸胁；西风生于秋，病在肺，俞在肩背；北风生于冬，病在肾，俞在腰股；中央为土，病在脾，俞在脊。故春气者病在头，夏气者病在藏，秋气者病在肩背，冬气者病在四支。"《顺气一日分为四时》则云："人有五藏，五藏有五变，五变有五输，故五五二十五输，以应五时。"在论述了五脏牝牡和对应的"其时""其日"之后，又论述了五时五变之病和五输所治，这些内容都是"阴阳表里内外雌雄相输应""以应天之阴阳"的具体运用。而且，这个"相输应"就落到实处了，正由于阴阳、表里、内外、雌雄与岁时和人体部位有这种输应，在中医诊断和治疗的思维过程中，我们就要透过表面似乎并不相关的症状和征象，从根本上考虑五脏之间的这层关系，乃至它们与时空的联系，这也是比类法。需要申明的是，中医的比类法不是现代逻辑学的类比法，比类法有内在的必然联系作为基础，类比往往只是形式上的相似。

《史记·历书》云："时鸡三号，辛明。""日月成，故明也。明者，孟也；幽者，幼也。幽明者，雌雄也。雌雄代兴，而顺至正之统也。日归于西，起明于东；月归于东，起明于西。"指出雌雄有日月往来、昼夜幽明之义。《金匮真言论》说："阴中有阴，阳中有阳。平旦至日中，天之阳，阳中之阳也；日中至黄昏，天之阳，阳中之阴也；合夜至鸡鸣，天之阴，阴中之阴也；鸡鸣至平旦，天之阴，阴中之阳也。"正符此幽明比喻之义，所以换言之，这段也是在说雌雄。如果要分析和利用脏腑阴阳和内外表里阴阳发病的节律性，除了四时阴阳五行外，这个昼夜幽明也很重要。2017年诺贝尔生理学或医学奖就颁给了几位在生物昼夜节律研究方面作出突出贡献的科学家，现代科学正在分子层面深入生命科学的研究，我们中医则一直在宏观角度和医疗实用技术方面立足。在很多单一的话题上，传统中医理论与现代研究可以说是一个对象两种视角，所以我们可以期待它们在将来的某天相遇而共融。

《寿夭刚柔》篇，与《金匮真言论》遥相呼应，进一步演绎了表里内外雌雄输应的道理和应用。刚柔也是谈论阴阳五行的常用词，虽然后世中医最常用它的是讲药物的刚柔，多用刚药、柔药、刚剂、柔剂等词，但追其本源，就在《内经》里。刚柔是阴阳属性之一端，例如《九宫八风》里就有"刚风""大刚风""弱风""大弱风"之名。苏轼在黄州快哉亭所作水调歌头里吟咏到："一千顷，都镜净，倒碧峰。忽然浪起，掀舞一叶白头翁。堪笑兰台公子，未解庄生天籁，刚道有雌雄。一点浩然气，千里快哉风。"整个下半阙都在写风。宋玉曾借着《风赋》在一个叫兰台的地方拍楚襄王的马屁，说风有属于王者的雄风和属于庶人的雌风，显然大诗人苏东坡不同意其看法，谓其可笑，转而放歌抒发其天籁自然、纵享千里浩然正气的快哉豪情。这个刚道就是指风，而现代有注释说"刚道"意为"硬说"，乃是缺乏对于阴阳文化的了解。风为气，动而不居，所以为阳，阳则为刚，乾卦纯阳，故称至刚。所以大文豪用"刚道"代替"风"字，避免与最后收尾的点题一句重字而泄文气。阳既属刚，阴则属柔，我们现在仍在用"阳刚""阴柔"这样的词，都是源于远古的阴阳文化。

《阴阳应象大论》曰："审其阴阳，以别柔刚。阳病治阴，阴病治阳。定其血气，各守其乡。"《天元纪大论》曰："曰阴曰阳，曰柔曰刚，幽显既位，寒暑弛张，生生化化，品物咸章。"《寿夭刚柔》云："人之生也，有刚有柔，有弱有强，有短有长，有阴有阳。"《五变》则云："夫柔弱者，必有刚强。刚强多怒，柔者易伤也。"而《易经·系辞上》说"刚柔相推而生变化""刚柔者，昼夜之象也"，这个刚柔和雌雄一样都是比类之词，刚柔在人体来讲就是气血阴阳，这还不是重点，重点是其所隐喻的天地日月阴阳的道理和规律，也属于奇恒的一部分。

讨论至此，我们对雷公"不知阴阳，不知雌雄"的疑问，是不是大致得到了回答呢？我们不敢说已得其真谛，权备说理之一格而已。"说通及心通，如日处虚空"，真理在先圣那边，我们在这里做点口头禅的功夫，恐怕不及其万一，但如果后人放弃了思考和求索，那先圣的光辉思想恐怕就永远沉没于历史的长河了。

生 气 通 天

《征四失论》说："不适贫富贵贱之居，坐之薄厚，形之寒温，不适饮食之宜，不别人之勇怯，不知比类，足以自乱，不足以自明。"《阴阳二十五人》论五行人时还以人"比于"音律，例如讲："木形之人，比于上角，似于苍帝，其为人，苍色，小头，长面，大肩背，直身，小手，足好，有才，劳心，少力，多忧，劳于事。能春夏，不能秋冬，感而病生，足厥阴佗佗然。大角之人，比于左足少阳，少阳之上遗遗然。""佗佗然"和"遗遗然"都有从容不迫的样子。可见，比类与从容并不是那么截然分割，相人之法有比类之用，持脉之术有从容之合。色脉合参，比从互发，庶几得诊法之要。

回顾本章主要内容，我们说，《示从容论》言"循法守度，援物比类"，是指比类，以脉理推之也；"化之冥冥，循上及下"，乃言从容，以气色断之也。天为阳，有气色之形；地为阴，有脉度之理。总而言之，比类者，向阴而求，切其脉之形状也；从容者，向阳而求，望其明堂气色也。比类凭三阴三阳断六经交并之刚柔，亦以雌雄表里、内外输应推脏腑生克之顺逆；从容以气色、部位、形体相人之禀赋得失，并参较人之仪态、少长、性情等乖异，以求发病之因果端的。

然而这还没总结完。《示从容论》说"譬如天之无形，地之无理"，是指不知比类，亦不知从容也，天道地理与比类从容的关系又岂止是用作譬喻那么简单？《移精变气论》说："色脉者，上帝之所贵也，先师之所传也。上古使僦贷季，理色脉而通神明，合之金木水火土、四时、八风、六合，不离其常，变化相移，以观其妙，以知其要，欲知其要，则色脉是矣。色以应日，脉以应月，常求其要，则其要也。夫色之变化，以应四时之脉，此上帝之所贵，以合于神明也，所以远死而近生。生道以长，命曰圣王。"《五常政大论》则曰："六气五类，有相胜制也，同者盛之，异者衰之，此天地之道，生化之常也。""故气主有所制，岁立有所生，地气制己胜，天气制胜己，天制色，地制形，五类衰盛，各随其气之所宜也。"表明天道运气层面的日月运动影响是阴之脉形和阳之气色变化的根本缘由，望气相形，从容比类，皆遵从阴阳五行的三五之道，故两者又可互参，共通于天，这就是奇恒之道的实质。奇恒一语强调的是奇，是恒的基础上的奇，也就是恒常天道的变量，知其常比较容易，达其变才是最难把握的，所以要特别加以强调。

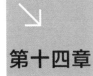

第十四章

刺灸之道（上）

　　《内经》论述的疾病治疗方法以针刺为主，《灵枢》就是一部针灸学专著，所以也被称为《针经》，《素问》中涉及治疗的部分绝大多数都是针灸，《难经》也是针法专著，所以说，中医针刺疗法在先秦时代已经成熟并达到其理论和技术的巅峰，《内》《难》就是总其大成者。通过认真学习经典针灸理论和方法，回顾历代针灸著述，我们发现，后世对针刺术的拓展并未超越《内》《难》的理论和临床高度，现代的种种创新针法虽充满了标新立异的理论想象和时新的名词，但究其实质大多仍未脱离古典理法的框架。凭借气化论的世界观和直验式的生命智慧，中医先贤将天人合一的尽广大和守气得机的致精微兼容并蓄，对生命规律的认知具有相当的超前性，其理论和方法可谓历久弥新，所以对经典针法重新做一总结将有助于我们在当代眼花缭乱的针法创新潮中找到可靠的坐标，不迷惑，不盲从，心有定见。

拯救之法妙用者针

　　《标幽赋》说："拯救之法，妙用者针。"治病救人，拯救生命的医疗方法众多，为什么说妙用者针呢？妙在哪里呢？我们根据《内经》的论述，大概可以从三方面来回答这个问题。

　　首先，针刺可以治病于其萌芽，正如《阴阳应象大论》所说："病之始起也，可刺而已。"《皮部论》说："百病之始生也，必先于皮毛，邪中之则腠理开，开则入客于络脉，留而不去，传入于经，留而不去，传入于府，禀于肠胃。"说明外邪致病有一个从浅到深、从外入里的发展过程。针对这个情况，针刺治疗大有用武之地，所以《离合真邪论》说："邪之新客来也，未有定处，推之则前，引之则止，逢而泻之，其病立已。"

在扁鹊望齐侯之诊的史料里，扁鹊也提到了疾病不同阶段的治法："扁鹊曰：疾之居腠理也，汤熨之所及也；在血脉，针石之所及也；其在肠胃，酒醪之所及也；其在骨髓，虽司命无奈之何。"（《史记·扁鹊仓公列传》）齐桓侯得的是外感之疾，由皮腠到血脉，再到肠胃，最后到骨髓，就是由外向内的发展过程，他病得急，死得快，肯定不是一般的外感，而是虚邪贼风，三虚相得，所谓："人气血虚，其卫气去，形独居，肌肉减，皮肤纵，腠理开，毛发残，膲理薄，烟垢落，当是之时，遇贼风则其入深，其病人也卒暴。""三虚者，其死暴疾也。""乘年之衰，逢月之空，失时之和，因为贼风所伤，是谓三虚。"（《岁露论》）扁鹊说疾在腠理为汤熨之所及，就是发汗解表。在血脉，也就是经脉，针石之所及，就是用针刺砭石之法，在体表放血泻邪，就能够治疗。可见，针刺疗法在外邪侵袭的初期阶段就能将其治愈，这是上工之法，因为"上工救其萌芽"，当然是很妙的。其实邪在腠理也是针刺治疗的拿手好戏，汤熨并非唯一方法，对王公贵人用汤熨，是中通人事之法，相对于针砭来说还是可以少受些皮肉之苦的。

第二，针刺不仅能救邪气外感于萌芽，还可以调治虚实百病。《调经论》说："人有精气津液、四支九窍、五藏十六部、三百六十五节，乃生百病，百病之生，皆有虚实。"说明任何疾病都离不开人体气血、脏腑、形体部位和功能，病证不外正邪虚实。《经脉》则曰"凡刺之理，经脉为始""经脉者，所以能决死生，处百病，调虚实"，说明针刺疗法作用于经脉，是可以调虚实、治百病、决死生的。如果有人怀疑这种说法，觉得针刺只能治些头痛、身痛等些许外证小病，不能治疗里证和重症大病，就请看《九针十二原》是怎么说的："今夫五藏之有疾也，譬犹刺也，犹污也，犹结也，犹闭也。刺虽久，犹可拔也；污虽久，犹可雪也；结虽久，犹可解也；闭虽久，犹可决也。或言久疾之不可取者，非其说也。夫善用针者，取其疾也，犹拔刺也，犹雪污也，犹解结也，犹决闭也。疾虽久，犹可毕也。言不可治者，未得其术也。"五脏有疾，已经是疾病传变的最深入阶段了，如果得术得法，尚且能迅速见效，如拔刺洗污，更不用说各种杂病小病了。这是不是吹牛呢？我们再看一个扁鹊使虢国太子起死回生的故事。《史记》记载，扁鹊经过虢国，看到其国在为太子治丧，但他判断太子未死，就自告奋勇要为太子治病，带领弟子们去见虢君，说"若太子病，所谓尸蹶者也"，然后发表了一通对病机的高论，"乃使弟子子阳厉针砥石，以取外三阳五会。有间，太子苏。乃使子豹为五分之熨，以八减之齐和煮之，以更熨两胁下。太子起坐。更适阴阳，但服汤二旬而复故。"就是用针石治疗使太子复苏，又用汤熨彻底治好了太子。针刺疗法的确能"调百病，决死生"，不是吹牛，绝对称得上妙法，先贤把它当作拯救之法，并反复论述总结其理论和技术要点，才有了《灵枢》和《素问》两部经典著作。今人达不到古人的效果，一个可能是疾病谱变化了，稀奇古怪的病、难搞的病越来越多，一个可能是我们遗失了古法的核心传承，只会照猫画虎搞些形式上的东西，所以疗效不行了。知不足而后学，我们应当信受奉行经典之理法，努力把经典的仁术妙法还原回来，使其重新光大才好。

第三，针刺疗法是《内经》或《针经》著述者本门学派的特长。《病传》篇中黄帝问岐伯说："余受九针于夫子，而私览于诸方，或有导引、行气、乔（跷）摩、灸、熨、刺、焫、饮药之一者，可独守耶，将尽行之乎？"岐伯的回答是："诸方者，众人之方也，非一人之所尽行也。"说明岐黄医学的看家本领就是九针，其他各路医学流派都属于"诸方"，是其他的方法。《灵枢》的第一篇《九针十二原》的第一句，就是黄帝对岐伯说："余子万民，养百姓，而收其租税。余哀其不给，而属有疾病。余欲勿使被毒药，无用砭石，欲以微针通其经脉，调其血气，营其逆顺出入之会。令可传于后世，必明为之法。令终而不灭，久而不绝，易用难忘，为之经纪。"就是说，药物往往有毒，砭石割刮比较痛苦，都太猛烈了，黄帝提出了希望只用小小的九针，无须引起太多痛苦，就能救济黎民百姓的愿望。之后的八十一篇，都是围绕这个目标的针刺理论和技术的传授。虽然说"王婆卖瓜，自卖自夸"是人之常情，但这些篇章的内容的确证明了岐黄医派够水准，单凭用九针针刺疗法是能达到这个要求的，九针派有自信让这个法门能传世不绝。

刺 有 三 变

《内经》的针刺法讨论很庞杂，不容易理出一个头绪，现代的讲义都注重讲经脉，讲穴位，讲针法，讲补泻。这些当然是必要的，但片面注重细节，细节没搞出个究竟，大纲更是不清楚。我们研究任何一门学问不能不抓大纲，纲举才能目张，所谓"提纲而孔孔皆正，牵衣而缕缕俱来"（《宗镜录·标宗章》）。针灸学的大纲就摆在《内经》的字句里面，看我们用心不用心找。子曰："二三子以我为隐乎？吾无隐乎尔！吾无行而不与二三子者，是丘也。"写作《内经》的先贤也无隐乎我们，我们不信、不学、不行，轻慢医道，不以为然，就应了先贤借黄帝之口所批评的那句话，"不知道之谕，受以明为晦"，何止不学啊，现在贬低经典的人不少，"遗师其咎"，觉得东西凡是老的就是原始的和落后的，把宝贝当垃圾丢掉。认真通读《内经》，我们不难找到一个针刺治疗学大纲，就是《寿夭刚柔》篇讲的："余闻刺有三变……有刺营者，有刺卫者，有刺寒痹之留经者……刺营者出血，刺卫者出气，刺寒痹者内热。"由于卫气、营血、形体所病层面不同，生理病理基础不同，古人相应地发明了刺气、刺血、刺形体寒痹三种刺法，谓之"刺有三变"。这三种刺法各有自己的适应证、刺法和针具，我们将逐个详细讨论。现在，先来看一个重要的针刺原则。

《灵枢·本输》曰："凡刺之道，必通十二经络之所终始，络脉之所别处，五输之所留，六府之所与合，四时之所出入，五藏之所溜处，阔数之度，浅深之状，高下所至。"高度概括了针刺之道的理法依据和刺法内容。除了十二经脉流注、根结（高下）、别络、五输穴、六腑下合穴、脏腑原穴所在，以及取穴之纵横度量外，"浅深之状"也是其主要内容之一。可以说针刺深浅是《内经》刺法的重要组成部分，深浅原则是针刺的基本原则之一，即使取同一个穴位，针刺所达到和作用的层面不同，则对气、血、皮、肉、筋、骨可以产生完全不同的影响，直接关系到治疗的效果。我们后世的针灸学，重点都放在经络、五输穴、特定穴、穴法主治和穴位组合上，就是不探究"深浅之状"。后世往往给出一个死板的某穴刺几寸或几分，留几呼，或机械地规定刺天地人三部，捣来捣去，进一豆许，出一豆许的，就算完了，其三部的实质是什么，这样刺的目的是什么，并不解释。也可能这是秘传，讲一点出来给人学，真东西则要面授机宜，留饭碗给弟子和后人。是不是这样呢？不晓得，我们乱猜，也许更糟糕，可能某些作者也不知道针道原理，人云亦云而已。

《素问·刺要论》云："病有浮沉，刺有浅深，各至其理，无过其道。"《素问·针解》亦云："深浅在志者，知病之内外也；近远如一者，深浅其候等也。"表明针刺之深浅取决于病位的深浅，不论取穴远近，针刺治疗都应当作用于与病所相同的层面。《刺要论》说："病有在毫毛腠理者，有在皮肤者，有在肌肉者，有在脉者，有在筋者，有在骨者，有在髓者。"列举了种种病所之层面。我们已经在营卫气血的讨论中了解了卫气、营血的运行规律，腠理就是卫气层面，脉内就是营血层面，而皮肉脉筋骨就是形体层面，这些层面的疾患就是刺有三变的治疗范围。但骨髓是针石无法达到的层面，病入骨髓的话，"虽司命无奈之何"，神医扁鹊也没有办法了。

《灵枢·官能》说："是故工之用针也，知气之所在，而守其门户，明于调气，补泻所在，徐疾之意，所取之处。"所谓"知气之所在"，不仅指邪气的层面，也指正气的层面。邪气中人有深浅微甚聚散之情，正气有阴阳清浊营卫浮沉之分，故刺法必须有所针对。分别"所取之处"，针刺于正确的层面和对象，方能进一步施行补泻和调其血气的操作，达到治疗目的。也就是说，针刺深浅合度乃补泻调气的前提条件。欲刺之深浅合度，必须"知气之所在，而守其门户"。

"气之所在"除了对于疾病所涉经脉和部位的判断外，还包括对症结所在层面和调治对象的认识。《灵枢·九针十二原》曰："夫气之在脉也，邪气在上，浊气在中，清气在下。故针陷脉则邪气出，针中脉则浊气出，针太深则邪气反沉，病益［甚］。故曰：皮肉筋脉各有所处，病各有所宜，各不同形，各以任其所宜。"乃刺法关于正邪深浅的基本论述。清浊是正气的分类范畴，有天清地浊之分，也有谷气营卫之别，我们都已了解"其浮气之不循经者，为卫气；其精气之行于经者，为营气"（《卫气》）。这样的话我们还要重复，重要的话是要多灌输几次的。《经脉》说："经脉十二者，伏行分肉之间，深而不见。""诸脉之浮而常见者，皆络脉也。"阴经是经脉，阳络是络脉，不一样。同理，形体之皮肉筋脉，层次亦各不相同。

深浅得宜既为针刺之要领，刺之深浅失宜则不但达不到治疗效果，还可能引起不良后果，必须引起警戒。《刺要论》就指出："过之则内伤，不及则生外壅，壅则邪从之，浅深不得，反为大贼，内动五藏，后生大病。"从反面论证了深浅原则的必要性和重要性。《灵枢·官针》则云："九针之宜，各有所为，长短大小，各有所施也，不得其用，病弗能移。疾浅针深，内伤良肉，皮肤为痛；病深针浅，病气不泻，反为大脓。"告诫针家要根据针刺所取的对象和深浅层次选择大小长短合宜的针具，并列举了针刺深浅错用的恶果。虽然我们现在知道化脓生痈肯定是由于针具没有消毒灭菌，引起了感染，但正气被误泻，免疫作用减弱，以及"卫气相乱，阴阳相逐"也是造成感染的原因。

气 有 深 浅

病有浮沉，刺有浅深，病的浮沉深浅是由多方面因素决定的。在百病始生的讨论中，我们已经知道了外邪侵袭人体和传变的规律。而外邪的深浅除了传变由表入里的基本规律外，还有其他因素决定其深浅。

《灵枢·刺节真邪》云："邪气者，虚风之贼伤人也，其中人也深，不能自去。正风者，其中人也浅，合而自去，其气来柔弱，不能胜真气，故自去。"指出了外感正风和虚邪贼风深浅有别的特点。《灵枢·岁露论》曰："贼风邪气之中人也，不得以时。然必因其开也，其入深，其内极病，其病人也卒暴；因其闭也，其入浅以留，其病也徐以迟。"论述了邪风致病可浅可深的原理。《灵枢·岁露论》指出了人体正气随着月相的盈亏而起伏，因气血衰旺而邪入有浅深的道理，说："人与天地相参也，与日月相应也。故月满则海水西盛，人血气积，肌肉充，皮肤致，毛发坚，腠理郄，烟垢著，当是之时，虽遇贼风，其入浅不深。至其月郭空，则海水东盛，人气血虚，其卫气去，形独居，肌肉减，皮肤纵，腠理开，毛发残，膲理薄，烟垢落，当是之时，遇贼风则其入深，其病人也卒暴。"

《灵枢·邪气藏府病形》则论述了针对寒热之邪和气血多少而刺之深浅有别的理法，说："诸急者多寒；缓者多热；大者多气少血；小者血气皆少；滑者阳气盛，微有热；涩者多血少气，微有寒。是故刺急者，深内而久留之。刺缓者，浅内而疾发针，以去其热。刺大者，微泻其气，无出其血。刺滑者，疾发针而浅内之，以泻其阳气而去其热。刺涩者，必中其脉，随其逆顺而久留之，必先按而循之，已发针，疾按其痏，无令其血出，以和其脉。"由上述诸论可知，病邪性质也会影响病之深浅，正气衰旺开合则是邪入深浅的决定性因素。

邪气有深浅，正气也有深浅。《灵枢·阴阳清浊》云："受谷者浊，受气者清。清者注阴，浊者注阳。""清者其气滑，浊者其气涩，此气之常也。故刺阴者，深而留之；刺阳者，浅而疾之；清浊相干者，以数调之也。"《灵枢·根结》亦云："气滑即出疾，其气涩则出迟。气悍则针小而入浅，气涩则针大而入深。深则欲留，浅则欲疾。"指出人之正气有阴阳清浊之分类，其流注有滑涩深浅之不同，故刺之深浅久暂必有所区别。《九针十二原》之谓"浊气在中，清气在下"，也系就此而言。

"受谷者浊，受气者清"，清浊之气的来源有"受谷"和"受气"之不同，"受气"者即自鼻而入的呼吸之气，乃天之清气，亦即所谓真气，"受谷"者即自口而入的水谷，为地之浊气。水谷之气又分清浊而别为营卫。前面章节我们已经对营血和卫气的生成来源、运行规律和功能进行了讨论，它们的生理就是营卫刺法的理论基础，由于营卫之流行有表里深浅脉内脉外之别，故深浅刺法是营卫刺法的重要内容。

《禁服》云："凡刺之理，经脉为始，营其所行，知其度量，内刺五藏，外刺六府。审察卫气，为百病母，调其虚实，虚实乃止，泻其血络，血尽不殆矣。"指出从营卫不同的流注规律出发，刺营刺卫有不同的方法和效能。刺卫气出表邪于皮腠分肉，致正气以充卫阳，则可外御百病于其始生。刺营气深达于经脉，守其行度往来，可内治五脏六腑已成之疾。此外，解结于浮络，则稽留之血得去，散溢之气可复，荣卫气血皆得通调。《素问·气穴论》即云："孙络三百六十五穴会，亦以应一岁，以溢奇邪，以通荣卫。荣卫稽留，卫散荣溢，气竭血著，外为发热，内为少气，疾泻无怠，以通荣卫，见而泻之，无问所会。"表明络脉特别是孙络是荣卫相续共治之所，所以刺络能通荣卫。《内经》强调的"经脉为始""守经脉"，就是守荣卫、守气血之清浊深浅。

营卫清浊所行各有其深浅层次，正气还随四时阴阳而有浮沉表里之规律，针刺治疗也必须了解此规律，遵从此规律。《灵枢·本输》曰："春取络脉诸荣大经分肉之间，甚者深取之，间者浅取之。夏取诸腧孙络肌肉皮肤之上。秋取诸合，余如春法。冬取诸井诸腧之分，欲深而留之。此四时之序，气之所处，病之所舍，藏之所宜。"《灵枢·终始》则云："春气在毛，夏气在皮肤，秋气在分肉，冬气在筋骨，刺此病者，各以其时为齐。"表明在形和气两个层面都与四时规律相关。

影响正气沉浮的，除了四时阴阳生长收藏节律外，还有人之大小肥瘦，我们还要了解经脉气血因个体差异而深浅有别的道理。《经水》就提出其基本原则说："夫经水之应经脉也，其远近浅深，水血之多少各不同……其少长大小肥瘦，以心撩之，命曰法天之常，灸之亦然。"《逆顺肥瘦》则具体论述了因人体型体质和长幼而因人制宜、刺有浅深的方法。如："年质壮大，血气充盈，肤革坚固，因加以邪，刺此者，深而留之，此肥人也。""瘦人者，皮薄色少，肉廉廉然，薄唇轻言，其血清气滑，易脱于气，易损于血。刺此者，浅而疾之。"刺常人则"视其白黑，各为调之。其端正敦厚者，其血气和调，刺此者，无失常数也。"论壮士则曰："此人重则气涩血浊，刺此者，深而留之，多益其数；劲则气滑血清，刺此者，浅而疾之。"而婴儿者："其肉脆血少气弱。刺此者，以毫针，浅刺而疾发针，日再可也。"

《根结》则针对不同社会阶层人群因饮食劳逸不同而气血有清浊滑涩之异，提出了针刺深浅久暂有别的意见："夫王公大人，血食之君，身体柔脆，肌肉软弱，血气慓悍滑利，其刺之徐疾浅深多少，可得同之乎？岐伯答曰：膏粱菽藿之味，何可同也……刺布衣者深以留之，刺大人者微以徐之，此皆因气慓悍滑利也。"

所以，"病有浮沉，刺有浅深"是针刺治疗的一个大原则，针刺就是用以刺病的，正气对针刺的泻邪补正也至关重要，要想正确地进行针刺治疗，我们就必须搞清病在什么深浅层次，正气在什么深浅部位。刺至病所，不伤正气，邪气得去，正气来复，才是正治。

用针必先诊脉

《灵枢·九针十二原》说："凡将用针，必先诊脉。"就是要求通过脉诊等诊法，在治疗之前明确病邪的深浅层次和经脉气血的虚实，这是针刺到正确层面并合理地施行补泻的基本前提。

《阴阳应象大论》云："按尺寸，观浮沉滑涩，而知病所生。以治无过，以诊则不失矣。"《三部九候论》云："必审问其所始病，与今之所方病，而后各切循其脉，视其经络浮沉，以上下逆从循之。"《终始》则云："脉实者，深刺之，以泄其气；脉虚者，浅刺之，使精气无得出，以养其脉，独出其邪气。"都是讨论这个问题。

正邪虚邪的致病特点及邪之寒热可以帮助我们判断邪之深浅，而色脉之诊和一些特定诊法乃是判断病邪深浅和具体部位的基本方法。如《素问·玉版论要》就说："揆度者，度病之浅深也。"《灵枢·五色》曰："五色各见其部，察其浮沉，以知浅深。"《卫气失常》云："何以知皮肉气血筋骨之病也？……色起两眉薄泽者，病在皮。唇色青黄赤白黑者，病在肌肉。营气濡然者，病在血气。目色青黄赤白黑者，病在筋。耳焦枯受尘垢，病在骨。"

《灵枢·终始》指出："病痛者阴也，痛而以手按之不得者，阴也，深刺之。病在上者阳也，病在下者阴也。痒者阳也，浅刺之。"《素问·举痛论》则曰："寒气客于侠脊之脉，则深按之不能及，故按之无益也。"简述了通过扪循之诊和病位、症状阴阳之辨以决深浅的方法。《终始》还提出："手屈而不伸者，其病在筋；伸而不屈者，其病在骨。在骨守骨，在筋守筋。"则属于特定诊法，病筋病骨之鉴别诊断。诸如此类的具体诊法，散在《内经》诸篇，只要多加留意，还可以找到更多的内容。

《灵枢·卫气》说："能知虚实之坚软者，知补泻之所在。"故用针行补泻法前必须先通过诊法判断虚实，其中尤重切诊，包括切脉和病灶局部切诊。脉诊又有两种：一为察寸口脉，以审气血之虚实，谓"脉之盛衰者，所以候血气之虚实有余不足"（《灵枢·逆顺》），亦可别邪正之气，谓"邪气来也紧而疾，谷气来也徐而和"（《灵枢·终始》）。二为三部九候，即通过切诊天地人三部各处动脉，诊察人体上中下局部气血衰旺和正邪情况。《素问·三部九候论》有论曰："察九候独小者病，独大者病，独疾者病，独迟者病，独热者病，独寒者病，独陷下者病。"病灶的局部虚实则可由术者手下触感和病人反应测知，虚则松软喜按，实则坚满拒按，关于这点，《素问·调经论》讨论得很明白："实者外坚充满，不可按之，按之则痛……虚者聂辟，气不足，按之则气足以温之，故快然而不痛。"有解释说"聂辟"就是摄辟、折襞，即肌肤弛皱不饱满，我们说这个理解是对的，这正是卫气津液不充腠理造成的，所以谓之"气不足"。

除了针刺施术前的诊察方法，针刺治疗过程中还可以从以下几个方面的反馈进一步判断邪正虚实。一、针下松紧：松则气虚，紧则气实。二、针感强弱：弱则气缓，胀则气盛。痛则邪实，麻则正衰。三、特异反应：邪激肉瞤，气脱晕针。邪气盛而受到激惹，可出现局部肌肉痉挛，甚至瞤动震颤。正气衰而不慎误泻，则可出现心悸、恶心、汗出，乃至气脱晕厥。四、脉诊发现：邪来急切，正来舒缓。施针时继续诊察局部脉候，可发现即时的正邪进退变化。

诊法还能即时判断针刺的补泻效果，确定是否已经达到治疗目的，决定继续治疗还是结束治疗。《九针十二原》说："刺之而气不至，无问其数；刺之而气至，乃去之，勿复针。"《小针解》解释说："气至而去之者，言补泻气调而去之也。"《素问·宝命全形论》云："刺实者须其虚，刺虚者须其实。"就是气调。施术时对针刺效果的判断十分重要，否则补而未实，泻而未虚，不知行止，甚至虚虚实实，庸医误治，如何可望良效？一般而言，泻法效应表现为：刺前实，针下沉紧，脉坚盛或急促；刺后虚，针下松缓，脉软缓，局部可有清凉感。补法效应表现为：刺前虚，针下松空，脉小、软；刺后实，针下紧实，脉大、坚，局部可有温热感。诚如《灵枢·终始》所言："泻则益虚，虚者脉大如其故而不坚也……补则益实，实者脉大如其故而益坚也。"《素问·针解篇》则曰："刺虚则实之者，针下热也，气实乃热也。满而泄之者，针下寒也，气虚乃寒也。"针刺而寒气外出，局部会有清冷感，邪去正气来充，就会获得温热感，这就是气至。

三刺谷气至

"审察卫气，为百病母"，外邪伤人必先从皮毛腠理而入，所以泻邪于卫表为针术第一法门，分别正邪为其要点，刺有深浅为其法则。《官针》说："所谓三刺则谷气出者，先浅刺绝皮，以出阳邪；再刺则阴邪出者，少益深，绝皮致肌肉，未入分肉间也；已入分肉之间，则谷气出。故刺法曰：始刺浅之，以逐邪气而来血气；后刺深之，以致阴气之邪；最后刺极深之，以下谷气。此之谓也。"《终始》亦曰："凡刺之属，三刺至谷气……故一刺则阳邪出，再刺则阴邪出，三刺则谷气至，谷气至而止。所谓谷气至者，已补而实，已泻而虚，故以知谷气至也。"这个三刺之道，正是根据邪正清浊所在深浅层面的不同，确定先浅后深的针刺方法，以祛邪复正。即先浅刺透皮，泻出浅表之新邪，再进腠理，达肌表卫气弥漫与大气相会之所，出其未并之邪，再陷分肉之肓，以引卫气津液来充实空虚的腠理，防止邪气再次乘虚而入。"谷气至者，已补而实，已泻而虚"，这就是针刺学中"气至"概念的实质，即邪气得泻，正气来复。

　　顺次浅刺于皮肤、皮下腠理和分肉之筋膜间隙，乃逐层作用于浅表邪气和卫阳浊气的刺法，这是作用于卫气层面的基本刺法，即刺卫气法，主要适用于新感外邪客于体表之皮毛、腠理、分肉者。也常用于结合五体刺法，开泻寒痹之邪。《寿夭刚柔》谓之："卫之生病也，气痛时来时去，怫忾贲响，风寒客于肠胃之中。"就是刺卫气的适应证。"气痛时来时去"，就是邪在腠理分肉，未与正合，或尚未成痹客形，邪在卫表蹿行作痛；"怫忾贲响，风寒客于肠胃之中"，就是邪气随卫气入里，在肠胃之间、脏腑之外的腹腔空隙扰动作乱，贲响作胀。我们在营卫气血和百病始生的讨论中已经探讨了许多卫气层面的生理和病理，都可与刺卫气法结合起来思考。

　　具体施行三刺法时，要特别注意候气和辨气。《终始》曰："邪气来也紧而疾，谷气来也徐而和。"给出了候气时分别正邪的标准。这可以是脉诊所见，也可以是针下气动反应，它不仅适用于邪在卫表，也适用于邪在经脉。

　　由于卫气为"浮气之不循经者"，所以刺卫气无须守穴位和经络，常用阿是穴近取病所为主，若能做到"近远如一者，深浅其候等"，则远取得气亦可奏效。还有报刺法，也是刺卫气层面。《官针》说："报刺者，刺痛无常处也，上下行者，直内无拔针，以左手随病所按之，乃出针，复刺之也。"治风邪善行，于腠理分间流行不居，故逐其所在按止而泻之。我们说，只要是取皮肤、腠理、分肉间，都是刺卫气，可以说全身无处不是刺卫之处，这与现代所提出的"泛穴"的概念非常吻合，也可解释几乎无处不在的奇穴、"泛穴效应"（非特异针刺效应，non-specific effects of acupuncture）和各种全息针法的一些非经穴效用。很多现代流派注重皮下浅刺和非经穴浅刺法的针法，其实质也属于这种浅刺出邪法和刺卫气法。在当代一些针刺临床研究中，对照组所采用的非侵入、非经络、非穴位的所谓假针刺（sham acupuncture）在某种程度上都属于刺卫气的范畴，有些假针灸方法颇类似于《内经》的"浅内而疾发针，无针伤肉，如拔毛状，以取皮气"的镵针半刺法、"刺浮痹皮肤"的毛刺法或"按脉勿陷"的鍉针刺法，因此也会产生某种程度的针刺效果，严格讲是不能等同于非针刺的，把它作为对照组的处理因素在研究设计上是不严谨的。

　　虽然卫气有不循经脉的特点，但经脉周围和相应体表浅层也为卫气所流注的重要通道，故针刺点正在经脉和穴位之上时，尤其要注意深浅，不可过刺而损及经络。《官针》云："脉之所居深不见者，刺之微内针而久留之，以致其空脉气也。脉浅者勿刺，按绝其脉乃刺之，无令精出，独出其邪气耳。"即给出这种情况下刺卫出邪不伤营之精气的技巧，针术"信其左"的内涵也在此得到充实。《灵枢·小针解》说："针太深则邪气反沉者，言浅浮之病，不欲深刺也，深则邪气从之入，故曰反沉也。"指出刺卫气当戒刺之过深，以防引邪深入。

《素问·调经论》还介绍了一种在气分有余邪尚未深入的情况下调神泻邪的特别技巧，曰："按摩勿释，出针视之，曰我将深之，适人必革，精气自伏，邪气散乱，无所休息，气泄腠理，真气乃相得。"即先通过语言影响病人心理状况和气机，使真邪分离，邪无所合则浮散易泻，然后浅刺腠理而出之，达到治疗目的。

得气穴为定

刺卫气者出气，则刺卫气法必以得气为要，得气就是得气穴。《灵枢·胀论》说："此言陷于肉肓，而中气穴者也。不中气穴，则气内闭，针不陷肓，则气不行，上越中肉，则卫气相乱，阴阳相逐。"《调经论》则云："形有余则腹胀、泾溲不利，不足则四支不用。血气未并，五藏安定，肌肉蠕动，命曰微风……取分肉间，无中其经，无伤其络，卫气得复，邪气乃索。"都是对刺卫气法以得气穴为要的论述，此"气穴"可以在经穴上，也可以不是穴位，只要是游针于卫气流注之腠理分肉，均可称为"中气穴"。肓是指隐曲可藏匿的地方，"陷于肉肓"，即陷于肉之分隔间，亦称分肉或分肉间，《官针》称之为分刺："分刺者，刺分肉之间也。"刺不可过深或旁入而伤肌肉，亦不可刺到穿行于分肉间的经脉血络，方能泻邪而不伤正，达到良好的治疗效果。

在2000多年的针灸学术发展和沿革历史中，气穴有多种不同的名称，《内经》对气穴的称谓就包括气穴、气府、穴、俞、输、腧、节、会、溪谷、大谷、小溪等；西晋皇甫谧《针灸甲乙经》称之为孔穴；北宋初年官修《太平圣惠方》称之为穴道；宋代王惟一《铜人腧穴针灸图经》首次将腧和穴并用，称之为腧穴；明初汪机《针灸问对》谓之经穴；清代吴亦鼎《神灸经纶》始称穴位。其中，穴和俞（输、腧）是最具有代表性的名称，通过对它们象形文字的分析我们可以还原其本来的内涵。

《说文解字》对"穴"字的解释是："土室也。从宀（mián），八声。凡
穴之属皆从穴。胡决切。"《说文解字注》谓："土室也。引伸之，凡空窍皆为
穴。从宀，覆其上也。"《玉篇》释义曰："孔穴也。"《淮南子·原道训》说：
"水居窟穴，人民有室。"说明穴字的本义就是土地中的空窍。正如图14-1中
象形古文所示，穴就是有壁有顶的洞窟。

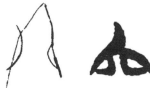 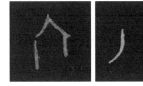

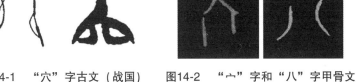

图14-1　"穴"字古文（战国）　　图14-2　"宀"字和"八"字甲骨文

而《说文解字》对"宀"的解释是"交覆深屋也"，对八的解释是："别
也，象分别相背之形。"（图14-2）则组成穴字的两个部首表达了类似的含义，
这个空窍具有扩开的且有一定深度的空间和交覆的顶盖。据此理解，针灸气穴
就是人体组织间的空窍，是皮肉间的空隙，也具有筋肉间扩开的较深的空间，
以及皮肤所形成的顶盖。《素问·气穴论》云："气穴之处，游针之居。"能游
针，显然是个空隙。《灵枢·九针十二原》说："节之交，三百六十五会，知
其要者，一言而终，不知其要，流散无穷。所言节者，神气之所游行出入也，
非皮肉筋骨也。"这个意思就更明白了，即人体的节窍气穴是神气流行出入的
通道，是组织间的缝隙，而不是皮肉筋骨这些组织的实体部分。《素问·气府
论》罗列了各条经脉"脉气所发"各有多少穴，说明气穴好比是个门户，能
出气，也能入气，所以《九针十二原》说"粗守形，上守神，神乎神，客在
门……粗守关，上守机，机之动，不离其空，空中之机，清静而微"，即外来
邪气能进入气穴，如客之在门户，而这个空中之机，就是穴位空隙里的神气游
行出入的动态，针刺的要点在于守住这个内在的气的动态，而不是有形的肉体
组织，但气机很微妙，要细心体察才能把握。

我们前面讨论过经隧和输脉的概念，知道营卫皆流行于分间，但有脉外
和脉内之不同。《气穴论》云："肉之大会为谷，肉之小会为溪，肉分之间，
溪谷之会，以行荣卫，以会大气。"《五藏生成》篇也说："人有大谷十二
分，小溪三百五十四名，少十二俞，此皆卫气之所留止，邪气之所客也，针

石缘而去之。"这些溪谷分腧都是体表卫气流行聚集的地方，所以经隧脉外、溪谷之会就是气穴。卫气流行之处同时也是津液流行之处，所以才叫溪谷。

我们看许多经穴的定位都在分肉间隙，比如手太阴肺经的穴位孔最（图 14-3），它处于肱桡肌和桡侧腕屈肌中间的凹隙，因为这个凹隙是前臂屈面最大的肌肉间隙，孔最正好在这个间隙的下端。之所以叫孔最，顾名思义，就是孔穴之极大者。伸肘且前臂内旋时，该间隙在体表呈现为一条陷窝，陷窝的上端在肘弯，下端就是孔最穴，尺泽穴则正在其上端，肱二头肌腱和肱桡肌腱之间。再比如足阳明经的巨虚，抬腿屈膝，再勾脚尖，胫前就出现一个纵行的大凹陷，所以叫巨虚（图 14-4）。《针解》篇说"所谓跗之者，举膝分易见也；巨虚者，跷足胻独陷者"，就是这个意思。

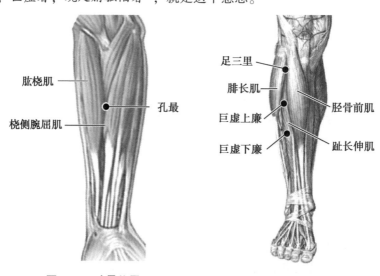

图 14-3　孔最位置　　　　　图 14-4　巨虚位置

《内经》告诉我们许多穴位的取法，都有特定体位，是为了使分肉间隙容易看见。巨虚乃是胫骨前肌外缘和腓骨长肌之间的间隙，趾长伸肌是这个表面间隙的底。这个间隙的上部叫巨虚上廉，下部叫巨虚下廉，分别是大肠和小肠的下合穴。廉即"侧隅"，就是边角。那么我们要刺上下巨虚时，是不应刺进趾长伸肌的，在皮下肉间这个间隙里游针就好。伸足尖时，因为下面的趾长伸肌收缩，这个间隙就变浅，但在其上方，胫前肌肌腱和腓骨长肌肌腱之间的空隙就变明显了，这个空隙就是足三里的所在，所谓"取之三里者，低跗；取之巨虚者，举足"（《邪气藏府病形》），就是这么回事。现代一些针家总结认穴真切处在于组织的空隙，常在肉边、筋边、骨边，我们说这是符合"溪谷之会"的认识的。

认准了穴位，还要刺到适当的层面深度才好，假如一定要追求酸麻胀痛，就必然刺进肌肉或刺到了神经，就不是在气分层面了。《邪气藏府病形》说："刺此者，必中气穴，无中肉节，中气穴则针游于巷，中肉节即皮肤痛，补泻反则病益笃。中筋则筋缓，邪气不出，与其真相搏，乱而不去，反还内著，用针不审，以顺为逆也。"所以我们说，要搞通穴位和针灸，就要好好研究肌学，目的就是要搞清肌肉的间隙和穴位的关系。

对于俞（俞）字，《说文解字》的解释是："空中木为舟也。从亼（jí），从舟，从巜（kuài）。巜，水也。羊朱切。""亼，会也。"可见其原始本义是指水流汇集，足够大足够快，可以行独木舟。俞字的钟鼎文非常形象地显示了这个意思，如图14-5。在人体即指气血汇集足够大，可以行针之所。

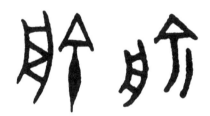

图14-5　"俞"字钟鼎文（西周）

汉字系统里，大多数形声字都是汉代开始出现的，当时为了减少一字多用所导致的字义的不确定性，负责文字的官员和学者根据形声规则新造了大量汉字，输字和腧字就是这种工作的成果。输字从车从俞，显然是指用车辆运输。《说文解字》曰："委输也。从车，俞声，式朱切。"《说文解字注》说："委者，委随也。委输者，委随输泻也。以车迁贿曰委输，亦单言曰输。引申之，凡倾泻皆曰输。""随其所如曰委。委之则聚，故曰委输、曰委积。所输之处亦称委。""贿，财也。《周礼》注曰'金玉曰货，布帛曰贿'，析言之也。许浑言之，货贿皆释曰财。"因此，输字的本义是指聚积和输送财物。输穴借用该字，转指聚积输送脏腑经脉之气。腧字从肉从俞，表明该字是指人体中气流的集转之处。如果说穴字体现了气穴可见的形体结构的特点，那么俞（输、腧）字则很好地表达了气穴有聚集和流通人体宝贵物质即精气的内在功能。

根据上述对腧穴两字本义的解读，以及经典对腧穴的认识和对针刺得气穴的论述，我们可以给气穴归纳总结一个定义：气穴，即腧穴，是由皮肤、肌肉等组织围成的空隙，是脏腑之气和经脉之气输注会集于身体浅表层面的特定部位，也是邪气的客藏之处，是针灸的施术之所，可游针其中，得气而行补泻和调气，从而达到气至病除的效果。在此认识基础上，我们再来重新审视现代腧穴学对穴位的针刺解剖层次的描述，就不难看出两者显然是有差别的，甚至可以说大相径庭。当前各种教材、专著和专业组织颁行的穴位标准在给具体穴位作规定时，除了介绍其体表定位、针刺方向、针刺深度外，主要描述针刺通过的组织解剖层次，如皮肤、皮下组织、筋膜、肌肉、韧带、关节等，以及局部浅层和深层的血管、神经分布。当代针灸临床和现代研究对穴位的认识和运用也必然囿于上述内容，甚至更加简单化，把穴位单纯地当作体表刺激点。

那么，《内经》所建立的经脉、腧穴和针刺治疗体系到底是基于怎样的一个核心理念，当代的针灸教学、研究和应用是不是搞清楚了呢？如果没有搞清楚，是不是有必要搞清楚呢？还是说，我们可以不管古人的描述和定义如何，而完全按照现代生物医学的理解来重新定义针灸的机制和方法呢？我们认为，经典所确立的腧穴针刺体系和规律应该得到充分尊重和重视，否则在现代针灸研究和临床实践中难免张冠李戴，南辕北辙。

欲得气穴为定，还要因时因人制宜，根据四时浮沉规律，知气之所在而刺之。不失人情，斟酌针刺之深浅。《素问·八正神明论》云："验于来今者，先知日之寒温、月之虚盛，以候气之浮沉，而调之于身，观其立有验也。"《灵枢·四时气》曰："四时之气，各有所在，灸刺之道，得气穴为定。故春取经血脉分肉之间，甚者深刺之，间者浅刺之。夏取盛经孙络，取分间绝皮肤。秋取经腧，邪在府，取之合。冬取井荥，必深以留之。"《终始》则云："刺肥人者，以秋冬之齐；刺瘦人者，以春夏之齐。"就是这个道理。

工欲善其事，必先利其器。为适合具体的针刺对象，古代先师对针具非常讲究。《九针十二原》说："针各有所宜，各不同形，各任其所为。"所以有九针之制，其中"镵针者，头大末锐，去泻阳气"，"员（圆）针者，针如卵形，揩摩分间，不得伤肌肉，以泻分气"，皆为刺卫气所立。我们根据《内经》几处对九针的描述，还原了它们的形制（图14-6）。《九针论》说"镵针者，取法于巾针，去末寸半，卒锐之，长一寸六分"，所以镵针的针锋只有一分长，也就是刚够穿破表皮，所以《官针》说："病在皮肤无常处者，取以镵针于病所，肤白勿取。"无常处，说明邪气尚未着而成痹，随着卫气流动，在阳分，按而刺之，泻去病邪就好了。又说："刺热者，用镵针。"（《刺节真邪》）《九针论》也说它"主热在头身也"，就是前面《邪气藏府病形》提到的刺热邪脉缓者，"浅内疾发针"的方法。《九针论》说："员针，取法于絮针，筩（tǒng，同"筒"，断竹也）其身而卵其锋，长一寸六分，主治分间气。"圆针头如卵形，是没有锋的，不能穿透皮肤，应该配合镵针用才好，以镵针破皮，再用圆针松解腠理分间，圆针只能在组织空隙里游行，揩摩分间筋膜，不会刺伤肌肉或血脉，故而最适合治疗卫气病。所以《官针》说："病在分肉间，取以员针于病所。"说得简单明白。可惜我们现在没有这种镵针和圆针可用，希望有针灸针具生产厂家能按古制生产这样的针灸针，让针灸师有针可用。

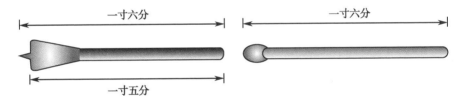

图 14-6 镵针和圆针

除了正邪深浅，病邪轻重也是用针深浅多少的依据。正如《卫气失常》所说："夫病变化，浮沉深浅，不可胜穷，各在其处，病间者浅之，甚者深之，间者少之，甚者众之，随变而调气，故曰上工。"病间就是病轻，时犯时止，有间歇的时候。《官针》所论刺寒气的多种刺法就是贯彻了这一原则。"直针刺者，引皮乃刺之，以治寒气之浅者也。"把皮肤提起来，把针垂直刺到皮下腠理的空隙里，正是卫气层面，寒气浅，也在这个空隙里，被卫气阻挡，还没深入，所以就在这个层面把寒邪放出来就可以了。"傍针刺者，直刺傍刺各一，以治留痹久居者也。"在前述直针刺基础上，旁边再平刺一针，可以加强泻邪力度。"齐刺者，直入一，傍入二，以治寒气小深者。或曰三刺：三刺者，治痹气小深者也。"三根针叫三刺好理解，但为什么叫齐刺呢？为什么不把四根针、五根针叫齐刺呢？我们看"齐"字甲骨文和钟鼎大篆的写法

（图14-7），像不像三根针？所以三刺就是齐刺，一目了然，中文就是这样象形表达，很美，很讲理。

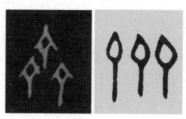

殷墟甲骨文（商）　鲁仲齐盘（东周）
图14-7　古文"齐"字

"扬刺者，正内一，傍内四而浮之，以治寒气之博大者也。"不难发现，从单针浅刺，到两针、三针、五针的深浅齐发，用针多少皆随寒气深浅多少而定，不必拘守，易者一针可效而不嫌其少，剧者群针齐发而不厌其多。"浮之"就是浅刺皮下，即前述浅刺出邪法和刺卫气法。其中央直刺之针如需深刺以治寒气成痹客形，当遵从形体刺法的肉脉筋骨的刺法。用这种刺法要想获得又快又好的效果，就应当刺阿是穴，而无须拘泥于经穴，即刺中其痹所。取皮痹，浅刺及皮即可；取肌痹，当中肌肉；取筋痹，必中经筋；取骨痹，则需深刺及骨或骨空。局部邪气盛，可以多针齐发，不拘一格，现代的围刺法和各种花样的局部多针刺法均属于此类。我们可以把这几种刺法统称为寒痹近取法，治疗寒气、寒痹，宜直接刺局部病灶，泻寒气外出。与此相对，还有个热盛远取法。

补　泻　真　义

讨论针灸，补泻是个大问题，不谈补泻几乎等于没谈针灸，针刺到正确的层面，就是为了进行补泻。《内经》关于卫气的补泻方法很简练，就是迎随呼吸开合六个字，可以叫作补泻的六字真言。后世发展出各种单式和复式补泻手法，正反捻转的，配合呼吸的，分别左右的，分别男女的，分别上午下午的，重提慢插的，重插慢提的，分三部提插的，烧山火，透天凉，等等，不一而足。现在又有以捻转频率和刺激量分补泻的，按所刺激神经的类型分补泻的，可谓眼花缭乱，但种种方法我们用起来都算不得顺手，难以稳定地复现古人所称许的立见虚实的补泻效果。那么到底是什么原因让补泻成为一个针灸学术和针灸临床实践的巨大难题呢？我们说，其根本就是没搞清补泻的实质。

《九针十二原》说："凡用针者，虚则实之，满则泄之，宛（通'郁'）陈则除之，邪胜则虚之。"表明虚实的存在是进行补泻的原因，这也是针刺疗法虚实补泻的大纲。要明白补泻，就要先搞懂虚实。《素问·通评虚实论》曰："邪气盛则实，精气夺则虚。"《素问·离合真邪论》则曰："荣卫之倾移，虚实之所生，非邪气从外入于经也。"故可明确虚实有两层含义，其一，实为邪气盛，虚为正气衰；其二，实为气血有余，虚为气血不足，其实质是荣卫倾移，流动分布不均，造成局部的有虚有实。《小针解》说："所谓虚则实之者，气口虚而当补之也。满则泄之者，气口盛而当泻之也。宛陈则除之者，去血脉也。邪胜则虚之者，言诸经有盛者，皆泻其邪也。"解释了《九针十二原》补泻大纲的含义，除了上面两种虚实情况外，还多了一条，血络瘀塞之虚实，这个我们在后面刺营血法还要专门讨论。

弄清了虚实的本质，我们再看对于补泻的理解。《内经》对于泻法的论述，大致有三方面：第一是"出其邪气"，即泻出侵入之邪；第二是"满则泄之"，即泻出过盛之气血；第三就是"气之盛衰，左右倾移，以上调下，以左调右"，即转移局部有余之正气，平调其分布。泻邪法，在卫气层面就是三刺法，在营气层面就是离合真邪法，在形体层面就是刺痹祛寒法。满则泻之，就是出泄气血法，可以是泻气，也可以是放血。平调法，就是推引上下左右不平衡之正气，使之恢复平衡。

与药治补益不同，针刺补法并不能增加人体正气总量，所以对气血皆虚者，并不主张治以针刺。《终始》说："少气者，脉口人迎俱少而不称尺寸也。如是者，则阴阳俱不足，补阳则阴竭，泻阴则阳脱。如是者，可将以甘药，不可饮以至剂。如此者弗灸，不已因而泻之，则五藏气坏矣。"《邪气藏府病形》说："诸小者，阴阳形气俱不足，勿取以针，而调以甘药也。"究其针刺补法的实质，乃因能致谷气，引聚正气输布于针下，"所谓谷气至者，已补而实"。其前提是有气可引，如果虚损严重，正气无以为引，则补法并不能实现其效能。

具体的补泻技术，就是六字真言：迎随呼吸开合。《九针十二原》说："逆而夺之，恶得无虚？追而济之，恶得无实？迎之随之，以意和之，针道毕矣。"《官能》："泻必用员，切而转之，其气乃行，疾而徐出，邪气乃出，伸而迎之，摇大其穴，气出乃疾。补必用方，外引其皮，令当其门，左引其枢，右推其肤，微旋而徐推之，必端以正，安以静，坚心无解，欲微以留，气下而疾出之，推其皮，盖其外门，真气乃存。"这个泻邪之法很好理解了，就是迎着邪气用针，针与呼吸同步出入，把针孔开大，把邪气放出来，所谓："吸则内针，无令气忤，静以久留，无令邪布，吸则转针，以得气为故。候呼引针，呼尽乃去，大气皆出，故命曰泻。"（《离合真邪论》）"针与气俱内，以开其门，如利其户，针与气俱出……外门不闭，以出其疾，摇大其道，如利其路，是谓大泻"（《调经论》）。逻辑很清楚，泻邪就像刺破水管放水一样。

关于补法呢，有几个要点需要澄清。《九针十二原》说："补曰随之，随之意若妄（通'忘'）之，若行若按，如蚊虻止，如留如还，去如弦绝，令左属右，其气故止，外门已闭，中气乃实。"这个"随"，是指顺应正气之自然流动，不要用针勉强去干扰激惹，否则一旦产生对抗，就成"迎"了，迎邪如迎敌，针与邪气纠缠上，才能引而出之。但针对正气是不能这样的，似有似无地略有刺激就好，让卫气津液有反应，聚集流动，但又不与针产生纠缠为好。

《离合真邪论》云："必先扪而循之，切而散之，推而按之，弹而怒之，抓而下之，通而取之，外引其门，以闭其神。"这些操作，是为了把气虚部位周围的正气动员起来，并帮助其流动到不足的地方，因为右手要负责持针，所以要进行扪、循、切、按、推、抓、弹、引等操作，左手的作用就凸显出来，《难经》云："知为针者信其左，不知为针者信其右。"主要就是针对这类操作而言。《离合真邪论》还说："呼尽内针，静以久留，以气至为故，如待所贵，不知日暮，其气以至，适而自护，候吸引针，气不得出，各在其处，推阖其门，令神气存，大气留止，故命曰补。"《调经论》也说："候呼内针，气出针入，针空四塞，精无从去。方实而疾出针，气入针出，热不得还，闭塞其门。邪气布散，精气乃得存。动气候时，近气不失，远气乃来，是谓追之。"对补法配合呼吸的操作要求进行了讲解。呼气尽时进针，正气处于静止状态，下一刻当吸气，所以进针过程气就不会外泄，当针到位不动了，气也难以有缝隙外散。吸气时出针，气是内收的，也没有外泄的机会。进针前移开进针点的皮肤，使皮肤与下面的组织错位，出针后"推阖其门"，即把移开的皮肤再推回来，盖阖下层针孔，如同关门一样，保证内气不外泄。古代的针比较粗，刺后会留下较大的针孔，所以叫"疡"（wěi，伤口），针孔大，漏泄作用就强，所以古人很强调闭针孔的关门作用。现代针刺法多用细细的毫针，针孔微细，其漏泄作用很弱，所以在这方面的要求相应降低，即使做得不对也不会造成多大危害。当然，另一方面，其泻邪作用也因此被大大减弱了，因此，如何提高针刺的泻邪能力也是现代针灸师需要思考的一个问题。

《九针十二原》还说："徐而疾则实，疾而徐则虚。"所以后世也有把徐疾作为补泻要领的，依据是《小针解》的解说："徐而疾则实者，言徐内而疾出也。疾而徐则虚者，言疾内而徐出也。"其实这是不对的。《素问·针解》和《灵枢·小针解》都是后人解释《九针十二原》文义的著述，可以说是误收进《内经》的，它们对原文的理解并非都是正确的。《终始》说："凡刺此者，以指按之，脉动而实且疾者疾泻之，虚而徐者则补之，反此者病益甚。"又说："邪气来也紧而疾，谷气来也徐而和。"所以正虚脉徐而针之使脉疾，就是补则实；邪盛脉疾而针之使脉徐就是泻则虚。再看《九针十二原》的下文是："言实与虚，若有若无，察后与先，若存若亡，为虚与实，若得若失。"就是继续在说补泻的得失效果。再往下，"虚实之要，九针最妙，补泻之时，以针为之。"才过渡到下面实现补泻的具体针法上，这段文字不可割裂来看。况且，虽然补泻也有"疾按其痏""稀按其痏"之别，但稀按乃不按，并非徐按，非只不按，还要摇大针孔，就怕针孔太小，邪气出不来呢。

补泻的效果除了脉上见虚实变化外，还有针刺局部的寒温变化。《素问·刺志论》曰："气实者，热也；气虚者，寒也。"《针解》篇说："言实与虚者，寒温气多少也。""刺虚则实之者，针下热也，气实乃热也。满而泄之者，针下寒也，气虚乃寒也。""刺实须其虚者，留针阴气隆至，乃去针也；刺虚须其实者，阳气隆至，针下热乃去针也。"表明正气实以局部温热为表现，正气虚以局部寒凉为表征。这可以是病人自己的感受，也可以是医师客观的诊察所得。《官能》云："察其所痛，左右上下，知其寒温，何经所在。审皮肤之寒温滑涩，知其所苦。"说的就是医生要诊察经络部位的上下左右，根据寒温来判断病所与虚实。我们都知道卫气的功能就包括"温分肉，充皮肤，肥腠理"，身体不温而冷，皮肤不充而涩，腠理松疏不肥，都是卫气不足的表现。《调经论》说："虚者聂辟，气不足，按之则气足以温之，故快然而不痛。"《九针十二原》："按而引针，是谓内温，血不得散，气不得出也。"说明虚寒之处，以手按压，可以导引卫气来行，卫气津液混元，其来即能充实、温煦、滋润，则局部充实温暖，皮肤富有光泽和弹性。这又是一种"信其左"。

虚实寒热在针刺补泻中还决定了一个重要的技术要素，就是行针和留针时间。《经脉》篇说："盛则泻之，虚则补之，热则疾之，寒则留之，陷下则灸之，不盛不虚，以经取之。"《灵枢·九针十二原》也说："刺诸热者，如以手探汤；刺寒清者，如人不欲行。"《灵枢·四时气》则云："飧泄，补三阴之上，补阴陵泉，皆久留之，热行乃止。"我们看，《内经》对针刺时间的要求是灵活的，根据虚实寒热和补泻效果而定，而不是像现代针刺治疗那样，死板地留针 30 分钟或更长时间。

补泻的原则除了"虚则补之，实则泻之"外，还要注意补泻适度，补泻法时。《针解》篇说："补泻之时者，与气开阖相合也。"《素问·八正神明论》曰："月生无泻，月满无补，月郭空无治，是谓得时而调之。"月相关系到气血水平，月节律对补泻至关重要。月生顺之而补，月死顺之而泻，借助自然时机，则可事半功倍。月满极盛，不可再增，故禁补；月亏极衰，不可更减，故禁泻。上弦月和下弦月前后，气血均平，补泻可施，不犯禁戒。《顺气一日分为四时》说"朝则人气始生……日中人气长……夕则人气始衰"。《素问·生气通天论》则曰："故阳气者，一日而主外，平旦人气生，日中而阳气隆，日西而阳气已虚，气门乃闭。"可见在日节律中，早晨到中午是阳气旺盛阶段，适合顺势温补；黄昏到半夜，是阴气旺盛阶段，适合实施凉泻法。

补泻以平调为目标，不可过度，更不可犯虚虚实实的错误。《素问·三部九候论》曰："实则泻之，虚则补之……无问其病，以平为期。"《素问·离合真邪论》则曰："候邪不审，大气已过，泻之则真气脱，脱则不复，邪气复至，而病益蓄。"足以作为针刺治疗之戒。三阴三阳经络气血多少不同，补泻营卫要注意其差别。补泻程度还要考虑个体差异，年龄、身体胖瘦、体质强弱不同，补泻尺度也要有所适可。《灵枢·逆顺肥瘦》曰："瘦人者，皮薄色少……其血清气滑，易脱于气，易损于血。刺此者，浅而疾之……刺壮士真骨，坚肉缓节……气涩血浊，刺此者，深而留之，多益其数。"因人制宜是中医治疗的特色之一，现代谓个体化治疗。总之，针刺补泻前提是要审明正邪之虚实，气血之盛衰，补泻操作要把握呼吸气机和营卫规律，分别深浅层次，顺应自然节律，因人制宜，泻邪复正，以平为期。

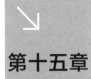

第十五章

刺灸之道（下）

刺营者出血

《素问·缪刺论》曰："夫邪之客于形也，必先舍于皮毛，留而不去，入舍于孙脉，留而不去，入舍于络脉，留而不去，入舍于经脉，内连五藏，散于肠胃，阴阳俱感，五藏乃伤，此邪之从皮毛而入，极于五藏之次也。"说明外感之邪由浅入深，由气入血，沿气血流行路径可依次传入孙络、络脉、大络、经脉、脏腑，据此邪传次序，刺营血之法也有浅取孙络、中取大络、深取经脉之不同。病邪若聚留于局部血络而不再传行则可成为结络，阻塞气血，引发多种病变，对应的则有刺络解结之法。

《寿夭刚柔》说"刺营者出血"。《经脉》云："经脉者常不可见也，其虚实也以气口知之，脉之见者皆络脉也。""故诸刺络脉者，必刺其结上。甚血者虽无结，急取之以泻其邪而出其血，留之发为痹也。"此论经络深浅，实指血脉也。伏行之经脉即动脉和深部静脉，浅出的阳络即浅静脉及分支，结络即瘀滞的浅静脉，孙络即细小静脉血管。《灵枢·血络论》曰："血脉者，盛坚横以赤，上下无常处，小者如针，大者如箸，则而泻之万全也。"箸就是筷子，现在一些地区方言还有这个叫法。《三部九候论》亦云："上实下虚，切而从之，索其结络脉，刺出其血，以见通之。"《官针》谓"经刺者，刺大经之结络经分也""络刺者，刺小络之血脉也"，故经刺和络刺即刺结络法和刺孙络法。

《寿夭刚柔》说："营之生病也，寒热少气，血上下行。"是不是感觉有点抽象，太简约风了？到底是什么意思呢？如果我们明确了营就是营血、血脉经络这个前提，就不难找到答案。《邪客》篇说："视其血脉，察其色，以知其寒热痛痹。"感觉还不够明白。《经脉》篇说得就具体得多："凡诊络脉，脉色青则寒且痛，赤则有热。胃中寒，手鱼之络多青矣；胃中有热，鱼际络赤；其暴黑者，留久痹也；其有赤有黑有青者，寒热气也；其青短者，少气也。凡刺寒热者皆多血络，必间日而一取之，血尽而止。"《论疾诊尺》也说："诊血脉者，多赤多热，多青多痛，多黑为久痹。多赤多黑多青皆见者，寒热身痛。"这样，关于营之生病的"寒热"和"少气"所指就有了具体内容。不过，这还没讲完全，"血上下行"是指什么呢？

我们看《刺节真邪》篇，它给出了血脉病生寒热的另一种情况及其治法，说："一经上实下虚而不通者，此必有横络盛加于大经，令之不通，视而泻之，此所谓解结也。上寒下热，先刺其项太阳，久留之。已刺则熨项与肩胛，令热下（"上"之误）合乃止，此所谓推而上之者也。上热下寒，视其虚脉而陷之于经络者，取之，气下乃止，此所谓引而下之者也。"就是一条经脉因中间有横络结塞，导致上下寒热虚实分踞的情况，要靠刺络解结并热熨推脉来平调经脉上下，也就是《官能》所说的："寒与热争，能合而调之；虚与实邻，知决而通之。"所以"血上下行"就是指横络阻隔，导致同一经脉之营血上而不下或下而不上的失常，这是营之生病的第二类情况。《三部九候论》说："上实下虚，切而从之，索其结络脉，刺出其血，以见通之。"表明上下寒热虚实也要靠三部九候脉诊来判断。

此外，还有一种情况，《刺节真邪》篇紧接着前面的论述给出了例子，说："大热遍身，狂而妄见、妄闻、妄言，视足阳明及大络取之，虚者补之，血而实者泻之。因其偃卧，居其头前，以两手四指挟按颈动脉，久持之，卷而切推，下至缺盆中，而复止如前，热去乃止，此所谓推而散之者也。"这就是《厥论》所谓"阳明之厥，则癫疾欲走呼，腹满不得卧，面赤而热，妄见而妄言"，显然为阳亢，且经血厥逆而上行不下，所以除了根据其经脉和大络局部的虚实进行刺血补泻外，还可以用下推颈动脉即足阳明人迎脉的方法使逆上之血下行。这个方法有一定危险性，要注意避免按压颈动脉窦。

说到寒热，我们很容易想到疟疾这个以寒热往来为突出症状的疾病。那么疟疾是营之生病吗？《疟论》篇主要谈风邪和卫气病理，并未谈营血的情况，但有一个重点是阴阳相移和阴阳争并，再读一读《刺疟》篇我们就会发现，治疟常用到刺血的方法，如："刺疟者，必先问其病之所先发者，先刺之。先头痛及重者，先刺头上及两额两眉间出血。先项背痛者，先刺之。先腰脊痛者，先刺郄中出血。先手臂痛者，先刺手少阴阳明十指间。先足胫酸痛者，先刺足阳明十指间出血。风疟，疟发则汗出恶风，刺三阳经背俞之血者。胻酸痛甚，按之不可，名曰胕髓病，以镵针针绝骨出血，立已。身体小痛，刺至阴，诸阴之井无出血，间日一刺。"刺血为治说明营血必然也出现了异常。我们根据现代医学知识知道，疟疾就是通过血液传染的，疟原虫也是在血液中繁殖和致病的。古人虽对其病理认识不够准确全面，但对刺血治疟方法的记录表明他们在实践中已经获得了针对营血治疗取效的经验。

我国古代应用放血疗法治病，因为有经脉营血理论作指导，对不同的疾病具有很强的针对性，属于有的放矢，是建立在对人体气血生理病理规律的深刻认知基础之上的医学实践，有法度，并且相当有节制，比西方盲目的放血疗法不知道要先进多少倍。《内经》大约产生于两千年前，即公元纪元开始前后的几百年间，其刺血疗法已经相当成熟了，而仅仅距今二百多年前，在十八世纪最后一年的最后一个月，1799 年 12 月 13 日，美国开国总统华盛顿就因为放血过多而死，没能见到新世纪的曙光。近来有不少新媒体文章，以西方和阿拉伯历史上也有过元素学说、针刺疗法、放血疗法、草药疗法等，但最终都因为落后而被淘汰，来说明中医也没什么独特和了不起，并不值得骄傲，且暗示了中国人推崇中医而看不到西方医学发展是无知的，暗含了中医也属于落后的医学，应该被淘汰或任其自生自灭，不应由国家政策强加保护的逻辑。我们说，这里有别有用心的偷换概念，也有对中医的极端无知，其性质与拿一块路边石头的轻贱性质来劝说别人扔掉手中的雕刻精美的玉石没有什么区别。

《九针十二原》介绍刺血法要领云："血脉者，在腧横居，视之独澄，切之独坚。""必无留血，急取诛之。""持针之道，坚者为宝，正指直刺，无针左右。""审视血脉者，刺之无殆。"所谓"宛（郁）陈则除之"。很明白，无须多加解释，但这还远远不够，尤其是对寒凝结络的治疗技术说明不足。《刺节真邪》篇介绍了热熨刺脉解结的特殊方法，对刺络刺脉疗法具有相当重要的指导意义："人气在中，皮肤致，腠理闭，汗不出，血气强，肉坚涩。当是之时，善行水者，不能往冰。善穿地者，不能凿冻。善用针者，亦不能取四厥。血脉凝结，坚搏不往来者，亦未可即柔。故行水者，必待天温，冰释冻解，而水可行，地可穿也。人脉犹是也，治厥者必先熨，调和其经，掌与腋、肘与脚、项与脊以调之，火气已通，血脉乃行。然后视其病脉，淖泽者刺而平之，坚紧者破而散之，气下乃止，此所谓以解结者也。"即说明，血结寒凝而肢冷厥逆者，一定要用热熨的办法，先通调其血脉，然后才能施行刺血解结的治疗，否则就像企图让结冰的水流动一样困难。

泻络之针具为锋针，现代称三棱针，《九针十二原》谓："锋针者，刃三隅，以发痼疾。"《官针》曰："病在经络痼痹者，取以锋针。"刺络泻邪而兼养正者则用毫针。《九针论》曰："毫针，取法于毫毛，长一寸六分，主寒热痛痹在络者也。""邪之所客于经，而为痛痹，舍于经络者也。故为之治针，令尖如蚊虻喙，静以徐往，微以久留，正气因之，真邪俱往，出针而养者也。"这两句话，不但说明毫针是可以治血络的，也说明痛痹在络也是"寒热少气，血上下行"的内容，络病当然是属于营之生病。

《灵枢·经脉》所论十五大络，即十二经之别络、任督二脉大络和脾之大络，其病理特殊，取法也与经之结络和孙络有所不同。正如《三部九候论》所云："经病者治其经，孙络病者治其孙络血，血病身有痛者，治其经络。其病者在奇邪，奇邪之脉则缪刺之。"《缪刺论》云："今邪客于皮毛，入舍于孙络，留而不去，闭塞不通，不得入于经，流溢于大络，而生奇病也。夫邪客大络者，左注右，右注左，上下左右，与经相干，而布于四末，其气无常处，不入于经俞，命曰缪刺。"十二经别络之缪刺法详见《缪刺论》，我们在此不一一赘述。缪刺法也用毫针，《缪刺论》就说："邪客于足少阳之络，令人留于枢中痛，髀不可举，刺枢中以毫针，寒则久留针，以月死生为数，立已。"

巨刺和把而行之

前面介绍的都是络脉刺法，接下来看经脉刺法。因为经脉是大的静脉和动脉，不像小静脉那样容易发生结塞，其病态仍属于流动状态下的失常，所以诊断和针刺方法都是有别于络脉的。当外邪甫入经脉，尚未与脉中真气相合，治当遵循《素问·离合真邪论》候邪及泻邪之法："夫邪之入于脉也……亦如经水之得风也，经之动脉，其至也亦时陇起，其行于脉中循循然，其至寸口，中手也时大时小，大则邪至，小则平。其行无常处，在阴与阳，不可为度，从而察之，三部九候，卒然逢之，早遏其路。"　"夫邪去络入于经也，舍于血脉之中，其寒温未相得，如涌波之起也，时来时去，故不常在。故曰方其来也，必按而止之，止而取之，无逢其冲而泻之。"　"此攻邪也，疾出以去盛血，而复其真气。此邪新客，溶溶未有定处也，推之则前，引之则止，逆而刺之……刺出其血，其病立已。"外邪新感，未与正合，逢之即迎头截止，刺血泻之外出，可叫作迎头泻邪法。论中还进一步指出，候气不当，正邪不分，则犯虚虚实实的错误，所谓："候邪不审，大气已过，泻之则真气脱，脱则不复，邪气复至，而病益蓄。"

　　若邪入既久，"真邪以合，波陇不起"，当"审扪循三部九候之盛虚而调之，察其左右上下相失及相减者，审其病藏以期之"。即遵从三部九候之诊，根据经脉上下营血之虚实而左右调之，《缪刺论》称之为巨刺法，所谓："邪客于经，左盛则右病，右盛则左病，亦有移易者，左痛未已而右脉先病，如此者，必巨刺之，必中其经，非络脉也。"为什么叫巨刺呢？《说文》释巨字为"规巨也。从工，象手持之。"如图15-1，即"巨"字与规矩的"矩"同。《说文解字注》说："《周髀算经》曰：圜出于方，方出于矩……方属地，圆属天。天圆地方。方数为典，以方出圆……《考工记》：斩毂之道，必矩其阴阳。注：矩，谓刻识之也。凡识其广长曰矩，故凡有所刻识皆谓之矩，从工，象手持之。"所以，巨刺的"巨"字，第一，有天圆地方之义。卫气为阳，属天，刺卫为天，用圆针；营血为阴，属地，刺营为地，用有方棱的锋针。第二，有手持之义。左手持其脉而诊其虚实也，知脉之本末上下而有所识度。所以巨刺法就是《官能》所说的"左右不调，把而行之"的方法。

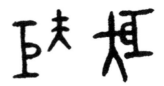

图 15-1　周代"巨"字钟鼎文

　　巨刺法虽然也有左右对取的特点，但要与刺大络之缪刺法加以区别。《调经论》曰："身形有痛，九候莫病，则缪刺之；痛在于左而右脉病者，巨刺之，必谨察其九候。"巨刺要凭脉诊进行鉴别，讲得很明白。缪刺用毫针，虽也有刺左治右、刺右治左的特点，但所刺之处无九候之独实独虚，故并不属于"左右不调"的情况，刺时、刺后也无须再把脉，故不是"把而行之"的方法。

《经脉》指出经脉"内次五藏，外别六府"，"所以能决死生，处百病，调虚实，不可不通"。《调经论》云："五藏之道，皆出于经隧，以行血气，血气不和，百病乃变化而生，是故守经隧焉。"故脏腑之病皆取之于经脉气血，当凭三部九候及形色之诊明阴阳脏腑虚实，择四时五输及原穴合穴，候气得气、依深浅法度而行补泻。

《官针》谓："病在五藏固居者，取以锋针，泻于井荥分输，取以四时。"即泻经脉法。又云："病在脉，气少当补之者，取以锃（chí）针于井荥分输。"《九针十二原》则谓："锃针者，锋如黍粟之锐，主按脉勿陷，以致其气。"是为补经脉法。我们看锃针的形制，如图 15-2，针头是个小米粒样子的，也就是没有锋或刃，所以不是用于刺入，而是"主按脉勿陷"，针头足够细小，可以准确按到经脉上，但又不穿陷进去，达到"以致其气"的目的。

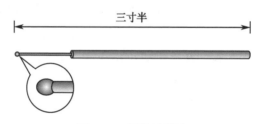

图 15-2　锃针形制图

《邪气藏府病形》说："刺涩者，必中其脉，随其逆顺而久留之，必先按而循之，已发针，疾按其痏，无令其血出，以和其脉。"这个应该用的是毫针，也可以养脉和脉。《终始》说："一方实，深取之，稀按其痏，以极出其邪气；一方虚，浅刺之，以养其脉，疾按其痏，无使邪气得入。邪气来也紧而疾，谷气来也徐而和。脉实者，深刺之，以泄其气；脉虚者，浅刺之，使精气无得出，以养其脉，独出其邪气。"都是针对血脉而言，有邪实就深刺出血以泻邪，若脉虚就浅刺勿陷而养脉。因为血脉病和五脏病具有阴和地的性质，病形已成后往往虚实之部位固定不移，所以称之为"方"。卫气和六腑病，阳气慓疾滑利而邪气随之流行无定所，常须追踪其行迹而报刺，故不称之为"方"。天圆地方，天地动静，在这里有具体的意义。

《终始》特别举例说到足部动脉的虚实补泻，说："三脉动于足大指之间，必审其实虚。虚而泻之，是谓重虚，重虚病益甚。凡刺此者，以指按之，脉动而实且疾者疾泻之，虚而徐者则补之，反此者病益甚。其动也，阳明在上，厥阴在中，少阴在下。"这个"三脉动"是足大趾附近的三处动脉搏动：在足背部有足背动脉，就是足阳明趺阳脉，冲阳穴；在足弓一侧有足底内侧动脉，是胫后动脉即太溪脉的移行和分支，是足少阴脉；在第一二趾间有第一跖背动脉，即太冲，为厥阴脉。所以说"其动也，阳明在上，厥阴在中，少阴在下"。我们看古人对解剖搞得是很明白的，就一个足大趾之间，三处动脉点和相关经脉的关系一点也不含糊。这也是一个证据，证明我们无法脱离血管谈论《内经》的经脉概念，经脉包括静脉，也包括动脉，我们不能只盯着气脉。不把血脉系统名正言顺地纳入古典的营卫经脉体系和刺有三变体系里，就不能完整地认识和总结《内经》针灸学。岐黄医学是形气神兼备的医学，气和神固然重要，但古人并未忽视形体的客观存在和其生理病理规律。

十二经脉之所行深浅有别，气血多少不同，各经针刺深度和施泻时长也有所差别。《灵枢·经水》云："夫经水之应经脉也，其远近浅深，水血之多少各不同……足阳明，五藏六府之海也，其脉大血多，气盛热壮，刺此者不深弗散，不留不泻也。足阳明刺深六分，留十呼。足太阳深五分，留七呼。足少阳深四分，留五呼。足太阴深三分，留四呼。足少阴深二分，留三呼。足厥阴深一分，留二呼。手之阴阳，其受气之道近，其气之来疾，其刺深者皆无过二分，其留皆无过一呼。"文中还告诫说"刺而过此者，则脱气"，乃警告刺营泻实时，不可过深久泻。《灵枢·逆顺肥瘦》则云："临深决水，不用功力，而水可竭也；循掘决冲，而经可通也。此言气之滑涩，血之清浊，行之逆顺也……血清气滑，疾泻之则气竭焉……血浊气涩，疾泻之则经可通也。"此示警于深刺泻营血时，勿伤动脉。血清气浊者，阴之动脉血赤滑利，决之自溢而射不可止，故忌泻慎用，畏其竭精气也。血浊气涩者，阳之静脉，血黑滞浊，循掘之使瘀血得泻，则可以通营卫。

《终始》说："阴盛而阳虚，先补其阳，后泻其阴而和之。阴虚而阳盛，先补其阴，后泻其阳而和之。"可以作为卫气和营血虚实并存的情况进行治疗的指导原则。

刺寒痹者内热

《寿夭刚柔》说："寒痹之为病也，留而不去，时痛而皮不仁。"简洁地给出了寒痹病的表现。具体的，我们可以看《痹论》篇的论述："痹或痛，或不痛，或不仁……痛者，寒气多也，有寒故痛也。其不痛不仁者，病久入深，荣卫之行涩，经络时疏，故不通，皮肤不营，故为不仁。"申明了寒痹作痛和麻木的道理。《五色》说"寒甚为皮不仁"。《气穴论》则云："积寒留舍，荣卫不居，卷肉缩筋，肋肘不得伸，内为骨痹，外为不仁，命曰不足，大寒留于溪谷也。"把寒痹的内痹外不仁的特点解释得非常清楚。

《寿夭刚柔》还说："黄帝曰：刺寒痹内热奈何？伯高答曰：刺布衣者，以火焠之。刺大人者，以药熨之。"内热者，谷气至也，表明寒气已泻，正气来充。"积寒留舍，荣卫不居"，就是正虚邪实。《针解》篇云"刺虚须其实者，阳气隆至，针下热乃去针也"，皆此一理。《官针》云："焠刺者，刺燔针则取痹也。"焠与淬同，以火入水叫淬。铁烧红了放进水中叫淬火，针烧热甚至烧红，刺在寒冷的痹所，也如火入水，所以叫焠刺。对筋骨之寒痹顽固者，用焠刺法，即燔针劫刺。用火烧叫作燔，把针尖烧红而刺，或刺而把针烧热，以火热之力强力散邪，恃强如打劫，夺出其寒邪。对平民布衣进行焠刺，对王公大人则予以药熨，这个区别对待的原则并不纯是出于社会地位的考虑，贵族和黎首平民由于生活方式的不同，体质已经产生了差异。王公大人养尊处优，皮肤细嫩，腠理疏松，气血滑利，不耐针火之痛。布衣多经风霜日晒，皮肤黝黑厚密，可耐针火。《灵枢·论痛》就专门对不同身体类型及对针火的耐受性进行了探讨，说："人之骨强、筋弱、肉缓、皮肤厚者，耐痛，其于针石之痛、火焫亦然。""加以黑色而美骨者，耐火焫。""坚肉薄皮者，不耐针石之痛，于火焫亦然。"古人的探求精神真的令人钦佩，可谓心思缜密，巨细无遗。

《寿夭刚柔》给出的药熨法是："用淳酒二十斤、蜀椒一升、干姜一斤、桂心一斤，凡四种，皆㕮咀（fǔjǔ，用口将药物咬碎），渍酒中。用绵絮一斤，细白布四丈，并内酒中。置酒马矢煴（yūn，燃而无焰）中，盖封涂，勿使泄。五日五夜，出布绵絮，曝干之，干复渍，以尽其汁。每渍必晬（zuì，周时）其日，乃出干。干，并用滓与绵絮，复（覆）布为复（覆）巾，长六七尺，为六七巾。则用之生桑炭炙巾，以熨寒痹所刺之处，令热入至于病所，寒复炙巾以熨之，三十遍而止。汗出以巾拭身，亦三十遍而止。起步内中，无见风。每刺必熨，如此病已矣，此所谓内热也。"可见虽不用燔针，但还是要针刺，开寒气之门户，每刺必熨，解表祛寒外散。蜀椒、干姜、桂心药性均为大热，可以温阳散寒。用热力和药力加强祛寒之力，与针刺相得益彰。用马粪闷燃、桑炭火来加热药酒和药巾，可谓巧尽其法。马善动而桀骜不驯，在《易经》里是属乾阳的，把地支"午"赋予马这种动物，也是因为赤马为阳之极，所以马粪也是热性的。相对的，牛是温顺的，是比较安静的，属于坤阴，所以《韩氏医通》介绍用黄牛肉熬制的霞天膏能治"一切有形之病及妇人瘕痕"，乃是健运脾之坤土，使津液流行无碍，痰饮积聚之邪皆能消弭。由此阴阳对待二法，我们再次体味到医道之阴阳具体而非抽象。

《经筋》篇是刺筋痹的专篇，特别强调燔针劫刺和药熨法，说："焠刺者，刺寒急也。""治在燔针劫刺，以知为数，以痛为输。"《四时气》说："转筋于阳治其阳，转筋于阴治其阴，皆卒（焠）刺之。"《调经论》云："病在肉，调之分肉；病在筋，调之筋；病在骨，调之骨；燔针劫刺其下及与急者；病在骨，焠针药熨。"都是这种方法。不过《四时气》说："著痹不去，久寒不已，卒（焠）取其三里。"则未必是直取痹所，而是类似后世灸足三里的方法，因为著痹不去，久寒不已，虽依法针以施治而效不可持久，说明气血虚而难复，焠刺足三里可以激发六腑阳气，加强水谷运化，帮助增益气血。

《官针》介绍了病在皮肉脉筋骨的不同刺法，以及其和五脏通应的关系，曰："凡刺有五，以应五藏。一曰半刺，半刺者，浅内而疾发针，无针伤肉，如拔毛状，以取皮气，此肺之应也。二曰豹文刺，豹文刺者，左右前后针之，中脉为故，以取经络之血者，此心之应也。三曰关刺，关刺者，直刺左右，尽筋上，以取筋痹，慎无出血，此肝之应也，或曰渊刺，一曰岂刺。四曰合谷刺，合谷刺者，左右鸡足，针于分肉之间，以取肌痹，此脾之应也。五曰输刺，输刺者，直入直出，深内之至骨，以取骨痹，此肾之应也。"形体五刺将脉也包括了进去，脉是有形的，这样归类并无问题，但刺脉是为了刺经脉、经络中之血，其方法已经包括在刺营血法里，剩余的四体皮、肉、筋、骨就是刺形体的主要内容了。

《灵枢》介绍的刺形体的专用针具有圆利针和长针。《官针》云："病痹气暴发者，取以员利针。"《九针论》曰："员利针，取法于氂（máo），针微大其末，反小其身，令可深内也。"《杂病》示例云："膝中痛，取犊鼻以员利针，发而间之，针大如氂，刺膝无疑。""氂"就是牛尾，牛尾在末端是有增大的。图15-3是我们绘制的圆利针和长针形制图。《官针》论长针云："病在中者，取以长针。"《九针十二原》亦云："长针者，锋利身薄，可以取远痹。"《九针论》曰："八曰长针，取法于綦（qí）针，长七寸，主取深邪远痹者也。""綦"是鞋带，古人鞋带拴在踝后，必定是一种较结实的布带子，所以长针是扁长的。长针长七寸，长度是其他针具的数倍，显然是为深刺远刺所设。《官针》还说："病痹气痛而不去者，取以毫针。"《九针论》则说："七曰毫针，取法于毫毛，长一寸六分，主寒热痛痹在络者也。"这个治"痹气痛"，可以参考前面介绍的傍刺、齐刺、扬刺等多针刺法。我们前面已经讲到过，缪刺大络奇邪可以用毫针，浅刺养脉也可以用毫针，所以毫针所适用的范围很广。

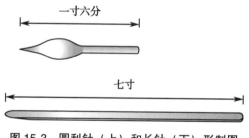

一寸六分

七寸

图 15-3　圆利针（上）和长针（下）形制图

《卫气失常》篇，黄帝和伯高讨论"病形何如，取之奈何"时说："夫百病变化，不可胜数，然皮有部，肉有柱，血气有输，骨有属……皮之部，输于四末。肉之柱，在臂胫诸阳分肉之间，与足少阴分间。血气之输，输于诸络，气血留居，则盛而起。筋部无阴无阳，无左无右，候病所在。骨之属者，骨空之所以受益而益脑髓者也。"列述了气血病和皮肉筋骨病不同的部位特点和所取之处。又说："夫病变化，浮沉深浅，不可胜穷，各在其处，病间者浅之，甚者深之，间者少之，甚者众之，随变而调气，故曰上工。"所以刺形体寒痹，也要深浅得宜，即遵循"刺齐"之原则，只刺及皮肉脉筋骨五体中已病之层面，而勿伤无辜。《素问·刺齐论》就具体讲解了这一原则："黄帝问曰：愿闻刺浅深之分。岐伯对曰：刺骨者无伤筋，刺筋者无伤肉，刺肉者无伤脉，刺脉者无伤皮，刺皮者无伤肉，刺肉者无伤筋，刺筋者无伤骨……刺骨无伤筋者，针至筋而去，不及骨也。刺筋无伤肉者，至肉而去，不及筋也。刺肉无伤脉者，至脉而去，不及肉也。刺脉无伤皮者，至皮而去，不及脉也。所谓刺皮无伤肉者，病在皮中，针入皮中，无伤肉也。刺肉无伤筋者，过肉中筋也。刺筋无伤骨者，过筋中骨也。"

《素问·长刺节论》则对几种深层刺法的具体进针路径有所补充："病在筋，筋挛节痛，不可以行，名曰筋痹，刺筋上为故，刺分肉间，不可中骨也，病起筋炅病已止。病在肌肤，肌肤尽痛，名曰肌痹，伤于寒湿，刺大分小分，多发针而深之，以热为故，无伤筋骨……诸分尽热病已止。病在骨，骨重不可举，骨髓酸痛，寒气至，名曰骨痹，深者刺无伤脉肉为故，其道大分小分，骨热病已止。"病处得热而病止者，正所谓"刺寒痹者内热"。

《刺要论》指出刺五形体时失之刺齐，往往会败伤无辜，说："是故刺毫毛腠理无伤皮，皮伤则内动肺，肺动则秋病温疟，泝泝然寒栗。刺皮无伤肉，肉伤则内动脾，脾动则七十二日四季之月，病腹胀烦不嗜食。刺肉无伤脉，脉伤则内动心，心动则夏病心痛。刺脉无伤筋，筋伤则内动肝，肝动则春病热而筋弛。刺筋无伤骨，骨伤则内动肾，肾动则冬病胀腰痛。刺骨无伤髓，髓伤则销铄胻酸，体解㑊然不去矣。"应当引以为戒。

血 气 形 志

我们已经知道，人之生命为形体、气血、精神之合体，精神有五脏六腑之出入，气血有营卫经络溪谷之分，形体有皮肉脉筋骨之别，那么疾病和治疗也脱不开这几大层面。从此着眼，我们又发现了《内经》针刺治疗学的另一个大纲：血气形志。

《血气形志》篇说："形乐志苦，病生于脉，治之以灸刺。形乐志乐，病生于肉，治之以针石。形苦志乐，病生于筋，治之以熨引。形苦志苦，病生于咽嗌，治之以百药。形数惊恐，经络不通，病生于不仁，治之以按摩醪药。是谓五形志也。"把形体之脉肉筋病、经络之气血病、饮食之内伤病与精神状况相结合，分立了不同的治法策略，较之"刺有三变"之法涵盖了更多更复杂的生命状况，治法也从针刺推广到灸刺、针石、熨引、按摩、醪醴、百药等多种疗法。

　　"刺有三变"已经包括了血、气、形三个方面了，"血气形志"是四个，还差一个志，也就是差一个调神法。《素问》虽然有《刺志论》一篇，但现在所见的篇中内容明显与题目不符，并不是刺神志病之法，原篇估计是散失了，王冰整理时把别处的内容拿来充数，要了解具体如何刺志，我们只能参诸其他篇章的相关论述。《调经论》云："神有余有不足，气有余有不足，血有余有不足，形有余有不足，志有余有不足，凡此十者，其气不等也……有余有五，不足亦有五……皆生于五藏也。夫心藏神，肺藏气，肝藏血，脾藏肉，肾藏志，而此成形。志意通，内连骨髓，而成身形五藏。五藏之道，皆出于经隧，以行血气，血气不和，百病乃变化而生，是故守经隧焉。"表明血气形志皆相关于五脏，而五脏之道皆出于经隧，则其针刺治疗皆以守经隧为下手处，以调虚实为治疗目标。从其五种虚实的刺法阐述也可以了解，神的层面就是调毫尖神光，与心主脉藏神相关；气的层面就是刺皮肤腠理卫气，与肺主皮藏魄相关；血的层面就是刺经络营血，与肝主筋藏魂相关；形的层面就是刺六腑阳经分肉间卫气，与脾主肉藏意相关；志的层面就是刺五脏阴经病，与肾主骨藏精志相关。

　　《终始》说："凡刺之法，必察其形气。形肉未脱，少气而脉又躁，躁厥者，必为缪刺之，散气可收，聚气可布。深居静处，占神往来，闭户塞牖，魂魄不散，专意一神，精气之分，毋闻人声，以收其精，必一其神，令志在针，浅而留之，微而浮之，以移其神，气至乃休。男内女外，坚拒勿出，谨守勿内，是谓得气。"对于这段阐述，以往有不同的理解。我们把它放在全篇上下文中分析，认为这是与前面寸口人迎阴阳偏盛、诸痛脉皆实及热厥寒厥几种情况分列而言，乃针对篇首"少气者，脉口人迎俱少而不称尺寸"的情况而立的治法，因为"如是者，则阴阳俱不足，补阳则阴竭，泻阴则阳脱。如是者，可将以甘药，不可饮以至剂。如此者弗灸，不已因而泻之，则五藏气坏矣。"不能用针刺对手足经脉进行补泻，也不能用灸的方法来治疗，可以"将以甘药"补虚，但不能用"至剂"猛药泻之。"形肉未脱"，说明还未虚损到不可收拾的地步，少气而"脉又躁，躁厥"，说明不是单纯虚损，还有神不安藏，阳气厥逆不出的情况，也不属寒厥热厥，这种情况虽然不可施针以补泻，但可以考虑用治神的缪（móu）刺法治疗。这个缪刺与治"身形有痛，九候莫病"

的邪客大络的缪（miù）刺法不同，这个"缪"是"绸缪"之"缪"，乃如丝如缕、神意缠绵之义，与《调经论》治疗神不足的调神气法相同。《调经论》说："神不足者，视其虚络，按而致之，刺而利之，无出其血，无泄其气，以通其经，神气乃平……按摩勿释，著针勿斥，移气于不足，神气乃得复。"神不足即神气不足，毫尖光芒暗淡，用左手按其虚络而致气，用鍉针或毫针轻刺其络之表，不可刺破其脉络而出血，也不可陷溪谷而泻气，以通利经气而移气于神光缺陷之处为目的，使神气来而得复。"按摩勿释"与《血气形志》篇所谓"形数惊恐，经络不通，病生于不仁，治之以按摩醪药"有相通之理。"著针勿斥"呢，这个"斥"字不好理解，《说文》解为"邸（通'隙'）屋也，从广，屰（nì）声"，广是屋的象形，屰就是逆，乃木杆有枝，用以撑顶房屋，在此可理解为撑开裂隙。勿斥，就是不能顶破皮肤和虚络。"鍉针者，锋如黍粟之锐，主按脉勿陷，以致其气。"（《九针十二原》）正合此用。《官针》说："病在脉，气少当补之者，取以鍉针于井荥分输。"心主脉而藏神，调神于脉络，正合其法。《调经论》治神不足的这个方法与《始终》所谓"浅而留之，微而浮之，以移其神，气至乃休"是一样的，关键是要"深居静处，占神往来，闭户塞牖，魂魄不散，专意一神，精气之分，毋闻人声，以收其精，必一其神，令志在针"。因为要专一的和要移的都是病人的神，应排除一切干扰，帮助病人聚精会神地配合治疗。"男内女外"，是指男子属阳，气虚则易散，故令守其内，"坚拒勿出"；女子属阴，气虚则易伏，故令守其外，"谨守勿内"。这样男子之"散气可收"，女子之"聚气可布"，方为得气。

《汤液醪醴论》也提到缪刺，曰"平治于权衡，去宛陈莝，微动四极，温衣，缪刺其处，以复其形"，用以治疗"其有不从毫毛而生，五藏阳以竭也，津液充郭，其魄独居，孤精于内，气耗于外，形不可与衣相保，此四极急而动中，是气拒于内，而形施于外"，其病机是五脏阳气衰竭，不能行于表而运津液，阴精孤存，水液泛滥。这与《缪刺论》"邪客于皮毛，入舍于孙络，留而不去，闭塞不通，不得入于经，流溢于大络，而生奇病"显然完全是两回事，所以这里的缪刺也是绸缪之刺，"取以鍉针于井荥分输"就是"微动四极"，以移补神气为要，神气来复，才有机会"开鬼门，洁净府，精以时服"，然后"五阳已布，疏涤五藏，故精自生，形自盛，骨肉相保，巨气乃平"。阳气重获流布，津液得运，内溉脏腑，外濡筋骨，所以形神皆复，充郭之大水才可能得以平消。

总结起来，刺志法就是移神法，就是绸缪心意的缪刺法。到这里，我们就把《内经》针刺疗法的四大法门讲完全了，就是《素问》第二十四篇的题目：血气形志。其中用得最多的是"刺有三变"，刺卫者出气，刺营者出血，刺寒痹者内热，然后再加一句：刺志者移其神。

治神也是刺志的内容，针灸治神的道理我们在讨论"意"时已经讲了不少，那段讨论侧重于医工的神意状态，而病人的精神状态对于治疗也同样重要。《内经》认为病人的精神状态对针刺治疗所关甚大，其五脏精神的状况必须无大偏差才能接受针刺治疗而获得响应，否则徒治无功。在《汤液醪醴论》篇中就有黄帝和岐伯关于这个话题的讨论："帝曰：形弊血尽而功不立者何？岐伯曰：神不使也。帝曰：何谓神不使？岐伯曰：针石，道也。精神不进，志意不治，故病不可愈。今精坏神去，荣卫不可复收。何者，嗜欲无穷，而忧患不止，精气弛坏，营泣卫除，故神去之而病不愈也。"这个形弊血尽是荣卫败亡的表现，荣卫津液不能相成，则无法生神，形弊则精已败伤，精神俱坏，再高明的医生也无法通过针刺取效了。移神法施治的前提是"形肉未脱"，而今已经"形弊血尽"，也就是形肉皆脱了，移神刺志的缪刺法也就不能够发挥作用了。

守 数 据 治

《疏五过论》说："治病之道，气内为宝，循求其理，求之不得，过在表里。守数据治，无失俞理。能行此术，终身不殆。"提出了"守数据治"这一命题，这是《内经》针灸治疗学的一个非常重要的治疗原则。《禁服》说："通其荣输，乃可传于大数。大数曰：盛则徒泻之，虚则徒补之，紧则灸刺且饮药，陷下则徒灸之，不盛不虚，以经取之。"所以这个"通其荣输"就是"无失俞理"，这个"大数"就是"守数据治"的数，根据虚、实、紧、陷确定治疗法则是一种大数，但并不是大数的全部，大数有着更广大的范畴。我们常说，做事情要"心里有数"，作为医工在用针灸治疗时，当然更要心里有数。

既然"守数据治，无失俞理""通其荣输，乃可传于大数"，说明这个数或是从荥输、俞理来的，或是针对它们的，那么荥输和俞理又是什么呢？荥，即滎（yíng），《说文》谓"绝小水也"。输，即腧，通俞，我们前面解析过了，其本义就是水汇流而大到足以行舟。理，为"治玉也"，《说文解字注》说："理者，察之而几微必区以别之名也，是故谓之分理。在物之质曰肌理，曰腠理，曰文理。得其分则有条而不紊、谓之条理。"所以字面上讲，"俞理"就是水流汇合在肌腠间的分理。《诊要经终论》说："故春刺散俞，及与分理，血出而止，甚者传气，间者环也。夏刺络俞，见血而止，尽气闭环，痛病必下。秋刺皮肤，循理，上下同法，神变而止。冬刺俞窍于分理，甚者直下，间者散下。春夏秋冬，各有所刺，法其所在。"《长刺节论》云："病风且寒且热，炅汗出，一日数过，先刺诸分理络脉；汗出且寒且热，三日一刺，百日而已。"《寿夭刚柔》则说："形充而大，肉䐃（jùn，肉大起的部分）坚而有分者肉坚，肉坚则寿矣；形充而大肉无分理不坚者肉脆，肉脆则夭矣。"可见，这个理，就是肉理、分理、腠理，而"春夏秋冬，各有所刺，法其所在"也是一种"数"。

《内经》和《难经》都注重五输穴，就是井荥输经合。荥输占了其二，可视为代表。五输的命名意义要先搞清，荥和输我们已经了解过了，现在再看看其他三个。井，就是洴，《玉篇》说："洴泟（jǐng tǐng），小水貌也。"《康熙字典》云："洴淡，水貌。"经，古文同至（jīng），《说文解字》："至，水脉也。"经者，常也，为常年不干涸的河流。合，为会，为聚，为闭。则五输穴之名义均为水貌，由小流汇聚而成大流，合而深入闭藏。五输穴皆从肢端向心而排列，至肘膝而入合，既符合静脉回流之规律，也符合伴随血脉的卫气津液规律，所以就是气血津液规律。针灸穴位的名称喜以描写水的字词来命名，体现了以水比喻气血津液的意味，如沟、渠、溪、渎、池、泽、渊、海等等。《禁服》云："凡刺之理，经脉为始，营其所行，知其度量，内刺五藏，外刺六府。审察卫气，为百病母，调其虚实，虚实乃止，泻其血络，血尽不殆矣。"《离合真邪论》则说："经言'气之盛衰，左右倾移，以上调下，以左调右，有余不足，补泻于荥输'，余知之矣。此皆荣卫之倾移，虚实之所生，非邪气从外入于经也。"所以，俞理、荥输的规律就是经脉营卫的运行规律，分理、五输穴、经、络是进行气血虚实补泻的对象，只有能够如理玉一般，在了解熟悉了腠理、分理、肉理间气血汇流出入大小的规律后，才能具体实施补泻治疗，才可以传以大数。

《官能》说："用针之理，必知形气之所在，左右上下，阴阳表里，血气多少，行之逆顺，出入之合，谋伐有过。""明于五输徐疾所在，屈伸出入，皆有条理。"《邪客》云："黄帝问于岐伯曰：余愿闻持针之数，内针之理，纵舍之意，扦（hàn，抵也）皮开腠理，奈何？脉之屈折，出入之处，焉至而出，焉至而止，焉至而徐，焉至而疾，焉至而入？六府之输于身者，余愿尽闻，少序别离之处，离而入阴，别而入阳，此何道而从行？愿尽闻其方。岐伯曰：帝之所问，针道毕矣。"说明经脉血气在肢表的浅出与深入的走行与阴阳经脉的离合连接规律就是针刺的道理所在，五输穴就是体现这些规律的具体部位，这些都是俞理。《九针十二原》对此有一个总结，说："五藏五腧，五五二十五腧；六府六腧，六六三十六腧。经脉十二，络脉十五，凡二十七气以上下，所出为井，所溜为荥，所注为腧，所行为经，所入为合，二十七气所行，皆在五腧也。"《本输》《经脉》《经别》《脉度》诸篇就是二十七气和五输穴的专论详解，《邪客》《根结》《卫气》等篇也有经脉所行、标本根结的相关论述，《气穴论》则历数了365气穴，诸如此类都属于俞理的范畴，其具体内容，都在经论中，古今各种针灸学著述也都有反复载说，我们就不添赘了。

《顺气一日分为四时》云："余闻刺有五变，以主五输，愿闻其数。岐伯曰：人有五藏，五藏有五变，五变有五输，故五五二十五输，以应五时……藏主冬，冬刺井。色主春，春刺荥。时主夏，夏刺输。音主长夏，长夏刺经。味主秋，秋刺合。是谓五变，以主五输。"《本输》则云："春取络脉诸荥大经分肉之间，甚者深取之，间者浅取之。夏取诸腧孙络肌肉皮肤之上。秋取诸合，余如春法。冬取诸井诸腧之分，欲深而留之。此四时之序，气之所处，病之所舍，藏之所宜。"交代了五脏五时五变和所主五输穴的关系，以及四时气之开合与所取之处，也是一种重要的大数。

《经水》云："若夫八尺之士，皮肉在此，外可度量切循而得之，其死可解剖而视之，其藏之坚脆，府之大小，谷之多少，脉之长短，血之清浊，气之多少，十二经之多血少气，与其少血多气，与其皆多血气，与其皆少血气，皆有大数。"《血气形志》说："夫人之常数，太阳常多血少气，少阳常少血多气，阳明常多气多血，少阴常少血多气，厥阴常多血少气，太阴常多气少血。"这又是一种大数，即手足十二经脉的气血水平不同，补泻的尺度也要有所分别，前面我们讨论刺营血调脏腑虚实时，已经引用过本篇视经脉气血多少确定刺之深浅和留几呼为数的内容，此处不再重复。脏腑大小坚脆则在《本藏》《五变》《逆顺肥瘦》等篇有所论述，均结合诊法判断，帮助医家在进行针治补泻时心中有数，变通应对。

《缪刺论》云："凡痹往来行无常处者，在分肉间痛而刺之，以月死生为数，用针者随气盛衰，以为痏数，针过其日数则脱气，不及日数则气不泻，左刺右，右刺左，病已止，不已，复刺之如法。月生一日一痏，二日二痏，渐多之；十五日十五痏，十六日十四，渐少之。"是根据天时月相对卫气津液的影响，确定分肉间刺行痹的刺数。又说："凡刺之数，先视其经脉，切而从之，审其虚而调之，不调者经刺之。有痛而经不病者缪刺之，因视其皮部有血络者尽取之，此缪刺之数也。"乃是针对缪刺和经刺规定的刺数。《经筋》篇则强调筋痹"治在燔针劫刺，以知为数，以痛为输"，这是因为"筋部无阴无阳，无左无右，候病所在"（《卫气失常》），也就无所谓气血多少的道理和相应的刺数，所以只能根据痛痹的减缓去除与否而知其数。这些论述给我们一个开示，即血气形志之刺法都有其各自的大数，都要据其所刺对象而"守数"，即是"据治"。

"守数据治"，不仅要无失俞理，还要无失形理，无失天时之理，无失人事之理。《根结》说"夫王公大人，血食之君，身体柔脆，肌肉软弱，血气慓悍滑利，其刺之徐疾浅深多少"，与食粗气涩的布衣百姓不同，"气滑即出疾，其气涩则出迟。气悍则针小而入浅，气涩则针大而入深。深则欲留，浅则欲疾。以此观之，刺布衣者深以留之，刺大人者微以徐之，此皆因气慓悍滑利也。"则是针对生活劳作方式不同的个体差异提出用针之别。还有，《通天》云："盖有太阴之人，少阴之人，太阳之人，少阳之人，阴阳和平之人。凡五人者，其态不同，其筋骨气血各不等。""古之善用针艾者，视人五态，乃治之。"《阴阳二十五人》云"二十五人者，刺之有约"。《卫气失常》则指出人群中除体态平均的众人之外，还有肉人、脂人、膏人三种体态之人，云："必先别其三形，血之多少，气之清浊，而后调之，治无失常经。"《行针》则说："百姓之血气，各不同形，或神动而气先针行，或气与针相逢，或针已出气独行，或数刺乃知。"都是讨论要根据个体禀赋体质的气血阴阳盛衰的差别，针刺时要有所考量和区别。

《经水》说："夫经脉之小大，血之多少，肤之厚薄，肉之坚脆，及䐃之大小……其可为量度者，取其中度也，不甚脱肉而血气不衰也。若失度之人，痟瘦而形肉脱者，恶可以度量刺乎？审切循扪按，视其寒温盛衰而调之，是谓因适而为之真也。"提出了对重病身体瘦削之人，不应死板根据常数度量深浅或实施补泻，而应"因适而为之"。

形、气、血、志，所刺层次，深浅有别；经、络、经筋，补泻有度；春夏秋冬，气血有位；月相盈亏，用针有数。以上这些都是刺数，要守数。经论中提出的补泻法度都是常数，但实际临证时，面对的具体病人存在很多变数，上工要知道知常达变。王公布衣，老少肥瘦，众膏脂肉，阴阳五形，脏腑坚脆，得养失养，勇怯之性，耐痛火否，以心揣之，皆有加减，都属于"据治"。总之一句话，守数据治，可以作为岐黄针刺治疗学的又一个重要法则。

《九针十二原》说："刺之而气不至，无问其数；刺之而气至，乃去之，勿复针。"乃是从针刺补泻的实质和实际效果判断刺数的适度与否，也说明守数的前提是通理，通俞理，通气血之理，通经脉往来出入之理，通脏腑阴阳虚实之理，通皮肉筋骨之理。刺之到位，刺之得气，才能根据虚实补泻，补泻有多少，乃涉及所谓数，已泻而虚，已补而实，才谓之"气至"，所以一切补泻都可以此为度、以此为数，可以把它作为一个针刺适度的总则。

《宝命全形论》说："天有阴阳，人有十二节；天有寒暑，人有虚实。能经天地阴阳之化者，不失四时；知十二节之理者，圣智不能欺也；能存八动之变，五胜更立；能达虚实之数者，独出独入，呿（qū，张口貌）吟（通'噞'）至微，秋毫在目。""呿吟"就是开合，人有四经、十二节、八脉、五藏，其虚实开合皆法天道之数。《三部九候论》说："天地之至数，始于一，终于九焉。一者天，二者地，三者人，因而三之，三三者九，以应九野。故人有三部，部有三候，以决死生，以处百病，以调虚实，而除邪疾。"《九针论》则云："九针者，天地之大数也，始于一而终于九，故曰，一以法天，二以法地，三以法人，四以法时，五以法音，六以法律，七以法星，八以法风，九以法野。"把数术之数也作为针刺之道的法则，我们不可等闲视之，这是中医天人之学的一个津梁，能否贯通天人，就看参不参得透其中的玄机。

刺　禁

　　针刺作为一种疗法，除了有其适应证，也必然有其禁忌证和无能为力的情况，所以医工不但要知其所能，也要知其所不能，知其所当止。《五禁》说："刺有五禁……禁其不可刺也……甲乙日自乘，无刺头，无发蒙于耳内。丙丁日自乘，无振埃于肩喉廉泉。戊己日自乘四季，无刺腹去爪泻水。庚辛日自乘，无刺关节于股膝，壬癸日自乘，无刺足胫，是谓五禁。"此乃时禁，与人神学说一样，因时禁刺某部位人神所在。还说："刺有五夺……无泻其不可夺者也。""形肉已夺，是一夺也。大夺血之后，是二夺也。大汗出之后，是三夺也。大泄之后，是四夺也。新产及大血之后，是五夺也。此皆不可泻。"是虚损者禁用泻法。而又云："刺有五逆……病与脉相逆，命曰五逆。"是指死证不可刺。还有《标本病传论》"诸病以次相传，如是者，皆有死期，不可刺。"《热病》"热病不可刺者有九"之类，也都属于死证，针刺无能为力。

　　此外，某些病症，虽非死证，因一些具体因素而不可刺。如《厥病》说："头痛不可取于腧者，有所击堕，恶血在于内"，我们知道，因为外伤导致硬膜下血肿或颅内出血，当然是针刺不能解决的问题。又说："头痛不可刺者，大痹为恶，日作者，可令少愈，不可已。"则属于针刺效果差，不能治愈的病例，治之无功，有损医名，故不主张针刺。这估计就是《奇病论》所说的："人有病头痛以数岁不已……当有所犯大寒，内至骨髓，髓者以脑为主，脑逆故令头痛，齿亦痛，病名曰厥逆。"寒逆深入骨髓，故为针刺所不能及。虽非针之所宜，药治尚可求一功，宋代许叔微《普济本事方》载沈存中治头痛硫黄丸，能治肾厥头痛如破，大体适合此证。

　　《刺禁论》说"藏有要害，不可不察"，是指禁止刺伤内脏、要害器官和动脉等，以免造成伤残和死亡。如"刺跗上，中大脉，血出不止死"，是误刺大动脉失血死亡；"刺头，中脑户，入脑立死"，是刺中延髓而致死；"刺面，中溜脉，不幸为盲"，是致残；"刺缺盆中内陷，气泄，令人喘咳逆"，则是误伤肺造成气胸。又如《本输》有五腧之禁："足阳明挟喉之动脉也（即颈动脉），其腧在膺中。手阳明次在其腧外，下至曲颊一寸（眶下动脉）。手太阳当曲颊（颧动脉）。足少阳在耳下曲颊之后（耳前动脉）。手少阳出耳后，上加完骨之上（耳后动脉）。足太阳挟项大筋之中发际（椎动脉）。阴尺动脉在五里（肱动脉），五腧之禁也。"乃是部位禁刺，避免刺破动脉造成大出血。《官能》说"不知所苦，两跷之下，男阴女阳，良工所禁"，就是在无法判断其病所在的手足阴阳经脉时，属于"病不知所痛，两跷为上"（《调经论》），但要注意刺跷脉只能男取阳跷、女取阴跷，而不能取反，禁刺男子阴跷脉和女子阳跷脉，也是一种部位禁刺。

还有，就是要避免针刺时机不当，造成邪气激惹或正气逆乱，加重病理反应。《灵枢·逆顺》曰："刺之大约者，必明知病之可刺，与其未可刺，与其已不可刺也……兵法曰：无迎逢逢之气，无击堂堂之阵。刺法曰：无刺熇熇之热，无刺漉漉之汗，无刺浑浑之脉，无刺病与脉相逆者。"《素问·刺禁论》则云："无刺大醉，令人气乱。无刺大怒，令人气逆。无刺大劳人，无刺新饱人，无刺大饥人，无刺大渴人，无刺大惊人。"均属此类情况，乃是时机之禁。

陷下则灸之

针灸，是针和灸的合称，针是针，灸是灸，我们重点讨论了针法，也要说一说灸法。虽然跟针刺法相比，灸法在《内经》中内容非常有限，但其基本原则和方法均可窥一斑而知全豹。

《经脉》篇说："盛则泻之，虚则补之，热则疾之，寒则留之，陷下则灸之，不盛不虚，以经取之。"《官能》篇则说："针所不为，灸之所宜。""阴阳皆虚，火自当之。""经陷下者，火则当之。结络坚紧，火所治之。"提出了灸法的基本适应证。《禁服》说："陷下者，脉血结于中，中有著血，血寒，故宜灸之。"《皮部论》说邪"其入客于经也，则感虚乃陷下"，《举痛论》则说："视其主病之脉，坚而血及陷下者，皆可扪而得也。"表明"陷下"就是血脉陷下，是寒伤血脉，脉络空虚的表现。寒伤血脉导致的局部经脉下陷的虚证和结络坚紧的寒痹，都可以用灸法散寒通脉起陷。《通评虚实论》篇还说："络满经虚，灸阴刺阳；经满络虚，刺阴灸阳。"给出了经和络一虚一实的刺灸并用的治法原则。《异法方宜论》说："北方者，天地所闭藏之域也，其地高陵居，风寒冰冽，其民乐野处而乳食，藏寒生满病，其治宜灸焫（ruò，烧也），故灸焫者，亦从北方来。"从地域特点，介绍了北方寒地容易感寒邪生寒病，所以适宜灸烦之法。

《骨空论》说："灸寒热之法，先灸项大椎，以年为壮数。次灸橛骨，以年为壮数。视背俞陷者灸之，举臂肩上陷者灸之，两季胁之间灸之，外踝上绝骨之端灸之，足小指次指间灸之，腨（shuàn，小腿肚）下陷脉灸之，外踝后灸之，缺盆骨上切之坚痛如筋者灸之，膺中陷骨间灸之，掌束骨下灸之，齐（通'脐'）下关元三寸灸之，毛际动脉灸之，膝下三寸分间灸之，足阳明跗上动脉灸之，巅上一灸之。犬所啮之处灸之三壮，即以犬伤病法灸之。凡当灸二十九处，伤食灸之，不已者，必视其经之过于阳者，数刺其俞而药之。"寒热是以发热恶寒为表现的病症，多为结核、疟疾等外感传染病，这里还包括了疯狗咬伤的狂犬病。这段关于寒热病治法的论述，确立了以年龄为壮数的灸法法度，后世多以此作为灸法剂量的标准。《背腧》篇说"胸中大腧，在杼骨之端，肺腧在三焦之间，心腧在五焦之间，膈腧在七焦之间，肝腧在九焦之间，脾腧在十一焦之间，肾腧在十四焦之间，皆挟脊相去三寸所，则欲得而验之，按其处，应在中而痛解，乃其腧也。灸之则可，刺之则不可。气盛则泻之，虚则补之。以火补者，毋吹其火，须自灭也。以火泻者，疾吹其火，传其艾，须其火灭也。"提出了五脏背腧可灸不可刺的原则，其确立的以疾吹速燃艾火为泻，无吹其火令其自灭为补的法则，被后世一直奉为圭臬。所以可以说《内经》奠定了灸法的基本法则。

灸法也有禁忌。《腹中论》篇就在讨论厥逆引起的膺肿、颈痛、胸满、腹胀症状时说："灸之则喑，石之则狂，须其气并，乃可治也……阳气重上，有余于上，灸之则阳气入阴，入则喑。石之则阳气虚，虚则狂；须其气并而治之，可使全也。"此厥逆者为足阳明经邪气上行而逆，故其经所过之处见膺肿、颈痛、胸满、腹胀。若卫气未并者，邪在上为逆而正气仍顺经下行，针从下引之则徒泻正气于下，时机不对。卫气若从邪上并，为阳气重上，此为阳盛，可用针刺从下引上，使厥气与卫气并下，为顺，所以说"须其气并，乃可治也"。若不用针刺，而用砭石在体表割治，则徒泄阳于外，阴内争而神躁扰，因而作狂。若采用灸法治疗，则属于添薪救火，火热入阴，阴阳结塞于咽喉而失音，此为火逆。从这段论述，我们不仅了解了灸法的禁忌证，并对上下阴阳顺逆的法则在针刺治疗中的运用更增添了一层认识。

《藏气法时论》篇说："病在肾，愈在春，春不愈，甚于长夏，长夏不死，持于秋，起于冬，禁犯焠烣（xī，火盛）、热食、温灸、衣［疑缺字］。"提出了艾灸火热之治不可触犯"冬伤于精"的禁忌。冬季为阴精收藏季节，肾病值此时，本应得时令之助而起，但若犯艾灸、焠刺等治疗禁忌，或常进烧烤大热之食饮，及厚衣过暖，违背养藏之道，引起火扰而血热，汗出而开泄，就会导致阴精不藏，肾水再度被伤，必不利于其病，非但不起，反促命期。现代有医家专门在盛夏三伏时节，用超强的大剂量的背腧灸法治疗沉疴痼疾，颇受推崇，是很有道理的。一是顺应了夏天阳旺开泄的天时，利于泻出内踞之邪气，二靠艾灸隔姜隔蒜灸督脉和足太阳及脏腑背腧，督脉为阳之统领，太阳为三阳之脉，得艾灸大力助阳，更能一战而驱散寒邪。但是，即使这种灸法道理很好，实际应用时仍要谨慎选择适应证和病人，避免过灸伤阴，留下不可挽回的伤害。阴精伤损，难以补回，伤了元精，还会损寿。任何疗法，不可只见其利，而不思其害，作为医生，不可只见患者之病，而不顾患病之人，门板医罗锅的故事虽是笑话，但寓有"治病"和"救人"之关系的基本道理。大家想想，现代医学的某些疗法是不是在做与医罗锅相同的事情呢？

第十六章

气味药食之宜

异 法 方 宜

虽然九针是岐黄医派的本门主打，但《内经》对于药治和其他疗法也有所涉及。《病传》篇里，黄帝和岐伯就讨论了这个问题："黄帝曰：余受九针于夫子，而私览于诸方，或有导引、行气、乔（跷）摩、灸、熨、刺、焫、饮药之一者，可独守耶，将尽行之乎？岐伯曰：诸方者，众人之方也，非一人之所尽行也。"即在他们本门九针之外，还有"诸方"，即各种方法，不是一人一派都能兼擅或必须都用的。《素问·异法方宜论》篇则介绍了不同地域因多发疾病类型不同而有各自适宜的治疗方法，即东方砭石、西方毒药、南方九针、北方灸焫、中央导引按跷。虽然《素问》《灵枢》都以针灸为主要治疗手段，但散见于各篇的食养和药物相关的内容也奠定了中药治疗学的理论基础，提出了药性理论和配伍组方的主要原则。除了针灸，中医自此获得发展最大、内容最多、应用最广的要数中药治疗，所以我们有必要专门讨论一下药治和食养。

之所以药物治疗成为中医最重要的治疗方法，有几方面的原因。首先，很多情况下，药治是针石和艾灸无法替代的疗法。如《邪气藏府病形》就说："阴阳形气俱不足，勿取以针，而调以甘药也。"我们前面刚讨论过，阴阳偏盛偏衰可以针和灸并举，盛者泻以针刺，虚者温以灸法，但阴阳形气经络皆虚，则是药物补益的适应证。《终始》说："少气者，脉口人迎俱少而不称尺寸也。如是者，则阴阳俱不足，补阳则阴竭，泻阴则阳脱。如是者，可将以甘药，不可饮以至剂。如此者弗灸，不已者因而泻之，则五藏气坏矣。"还指出了阴阳俱不足时不守前述"调以甘药"原则，用针刺施泻引起败伤五藏的危害。《脉度》云："经脉为里，支而横者为络，络之别者为孙，盛而血者疾诛之，盛者泻之，虚者饮药以补之。"《刺疟》篇则言："疟脉缓大虚，便宜用药，不宜用针。"都是反复强调这一原则，即阴阳形气皆虚的情况，不可用针，而应当用药物补益。

其二，药治是疾病发展深入后的治疗需要。《移精变气论》曰："黄帝问曰：余闻古之治病，惟其移精变气，可祝由而已。今世治病，毒药治其内，针石治其外，或愈或不愈，何也？岐伯对曰：往古人居禽兽之间，动作以避寒，阴居以避暑，内无眷慕之累，外无伸宦之形，此恬憺之世，邪不能深入也。故毒药不能治其内，针石不能治其外，故可移精祝由而已。当今之世不然，忧患缘其内，苦形伤其外，又失四时之从，逆寒暑之宜，贼风数至，虚邪朝夕，内至五藏骨髓，外伤空窍肌肤，所以小病必甚，大病必死，故祝由不能已也。"就说明外感病邪深入或病症本自内生，都需要用"毒药治其内"。也明确提出了针石和毒药内外有别的各自擅长领域。《血气形志》篇："形乐志苦，病生于脉，治之以灸刺。形乐志乐，病生于肉，治之以针石。形苦志乐，病生于筋，治之以熨引。形苦志苦，病生于咽嗌，治之以百药。形数惊恐，经络不通，病生于不仁，治之以按摩醪药。是谓五形志也。"则列述了灸刺、针石、热熨导引、药物、按摩、药酒等疗法各自的适应证，其中"百药"用于"病生于咽嗌"，即病从口入的饮食内伤。

第三，药治有其适合的应天时节。《通评虚实论》云："春亟治经络；夏亟治经俞；秋亟治六府；冬则闭塞，闭塞者，用药而少针石也。"这个"亟"字，我们在第七章已经解读过了，是人体受天时和地方之感而即时变化的意思，这个变化就是五藏的"藏精而起亟"的功能，徐锴的注解几乎可以原封不动放在这里，如，"春亟治经络"一句，就可以解读为：在春天，人体"承天之时，因地之利，口谋之，手执之，时不可失"，应当在经络层面治疗。夏天，则要承夏之时，因南方之利，口谋手用，不得有失，就要治疗经输。承秋之时，因西方之利，不得有失，就要治六腑于合穴。这里连续使用三个"亟"字，并且直接与四时相联系，也佐证了我们前面对"亟"字的解读。仿照这个句式，我们也可以为第四句换一种表达，说"冬亟治以百药也"。冬季闭藏，阳气内收，不宜外扰阳气，所以要少用针石，还有"冬不按跷"，都是为了"无扰乎阳"，而适合从内治而用药食。总之，原则就是治疗层面和方法要合乎天地之道的开合变化。

《内经》在别的篇章里讲到随四时施针，冬天也用针刺，《四时气》就说："冬取井荥，必深以留之。"我曾经对此颇有不解，因为从"秋取经腧，邪在府，取之合"，是随着阳气入藏，治其气所在。秋天已经取了最深入的合穴了，冬天不是应当刺更深入的穴位，才能得"气之所处"吗？或者如《通评虚实论》要求的那样，不主张针刺而改用内服药物吗？为什么要刺最末端表浅的井穴和荥穴呢？指（趾）尖井穴那样表浅且敏感疼痛容易出血的部位，怎么会要求"深以留之"呢？技术实现上有难度吧？《本输》也说："冬取诸井诸腧之分，欲深而留之。此四时之序，气之所处，病之所舍，藏之所宜。"道理都类似，也就是随气所在而刺。我们发现《水热穴论》给出了解释，很好地解答了上述疑问："冬取井荥，何也？""冬者水始治，肾方闭，阳气衰少，阴气坚盛，巨阳伏沉，阳脉乃去，故取井以下阴逆，取荥以实阳气。故曰'冬取井荥，春不鼽衄'，此之谓也。"也就是说，刺井是为了解决阴逆，也就是阴寒之气上逆，而刺荥穴是为了降泻阳气上亢。因为阳气收藏，外周阳气不足，容易出现寒厥，特别是足部，那么刺井而留之，可以引阳气外顾，以敌寒厥。刺荥以下阳气的方法现在也很常用，容易理解，比如风火牙痛取内庭或二间穴，肝火头痛取行间、侠溪，耳鸣取液门，都是这种治法。所以，冬取井荥和春夏秋三时着眼气之所在而刺的逻辑不同，那三个是应时而刺，冬刺井荥则是为了解决临床常见的且冬天比较突出的两种失调。《寒热病》说："春取络脉，夏取分腠，秋取气口，冬取经输，凡此四时，各以时为齐。络脉治皮肤，分腠治肌肉，气口治筋脉，经输治骨髓、五藏。"则延续了随气所在的思路，与《通评虚实论》的逻辑相同，所以所取在层面上有深浅不同。我们估计冬所刺的不同考量和表述也引起了传承者的思想混乱，根据《寒热病》篇，"深以留之"应该是指刺经输而非井荥。总之，《内经》各篇对应时而刺的具体取法看似矛盾，但其背后的逻辑是通顺的，我们要根据具体情况来判断采用哪一种方法合适。学习中医和实践中医，明理比死板地照搬技术要求更有意义，明白道理才能举一反三，随机应变。

汤液醪醴和五齐

广义上说，《内经》的药治和食养，包括了汤液、五齐（jì，剂）、醪醴（或醴酒）、毒药（或百药）等。《移精变气论》说："中古之治病，至而治之，汤液十日，以去八风五痹之病。十日不已，治以草苏草荄之枝，本末为助。标本已得，邪气乃服。暮世之治病也，则不然，治不本四时，不知日月，不审逆从，病形已成，乃欲微针治其外，汤液治其内，粗工凶凶，以为可攻，故病未已，新病复起。"《玉版论要》篇则说："容色见上下左右，各在其要。其色见浅者，汤液主治，十日已。其见深者，必齐主治，二十一日已。其见大深者，醪酒主治，百日已。"从这两段论述显然可见，汤液与草苏草荄（gāi）是两种不同层次和力度的治疗，汤液、齐（剂）和醪酒也是不同的内服治疗法，它们所治疗的疾病，有由轻到重、由浅入深的差别。这里的汤液不是后世所说的《汤液经法》之类的用药物煎汤药治疗，根据《汤液醪醴论》的叙述："为五谷汤液及醪醴，奈何？……必以稻米，炊之稻薪，稻米者完，稻薪者坚。"我们就明白了，五谷汤液，才是汤液之本义，就是用粮食熬的汤。"五谷为养"，利用五谷五味的差别和效用，可以充水谷之源，生化营卫，养正气以御邪，由于力量有限，只用于早期轻浅的外感疾患。用稻草烧火，炊煮稻米做成米汤，就是一种汤液，这让我们不由想到医圣张仲景的白虎汤和竹叶石膏汤，都要用粳米与药同煮，米熟汤成，应该就是上古汤液的余绪。除了稻米，五谷还包括麻、黍、麦、豆，都可煮成汤液，合称为五谷汤液，稻米汤液只是其中之一。

"必齐主治"，很多注家理解为各法合用，如张志聪、吴山甫、高士宗等。我们感觉这种解释是有问题的，前面是用汤液，后面是用醪醴，中间一步怎么就是各法齐施了呢？如果是这样的话，都是哪些方法齐施呢？很难有合理答案。但如果我们换个思路，按照行文逻辑思考，这个"齐"必然也是某种东西，可以用以疗病的，治疗力度介于汤液和醪醴之间。

马蒔和张景岳认为"齐"就是药剂，这种理解正确吗？醪醴又是什么呢？醪醴就是药酒这么简单吗？由于《内经》里的相关内容太少了，要搞清这些名实，用以经解经的办法就有困难了，我们就得借助其他有关的古代文献。

《周礼》记述了周代朝廷的官职和职责，其中包括医师、食医、疾医、疡医、酒正、酒人、浆人等，涉及医疗和我们要讨论的概念，参以后世的注解，可以帮助我们弄清其含义。

《周礼·天官》说酒正："辨五齐（jì）之名，一曰泛齐，二曰醴齐，三曰盎齐，四曰缇（tí）齐，五曰沈齐。辨三酒之物，一曰事酒，二曰昔酒，三曰清酒。""五齐"就是"五剂"，段玉裁说："今人药'剂'字，乃《周礼》之'齐'字也。"《文献通考·郊社考》说："事酒春成，以汉之醳（yì，醇酒）酒况之，昔酒久乃成，冬酿接春成；清酒又久于昔酒，冬酿接夏成。五齐、三酒俱用秋稻、麹蘖，但三酒味厚，人所饮也，五齐味薄，所以祭也。通言之，齐亦曰酒，故《礼》云'醴酒醍酒'。"所以五齐就是酿制时间较短、口味比较清淡的酒，区别于长时间精酿的三酒。

宋代朱申《周礼句解》解释云："酒正，不自造酒，使酒人为之，直辨其五齐清浊而已。"酒正就是负责制造饮料和酿酒的官员，指挥酒人和浆人做事，掌控酿造质量。"泛者，成而滓浮泛泛然。""醴，犹体也，成而汁滓相将。""盎，犹翁也，成而翁翁然葱白色。""缇者，成而红赤。""沈者，成而滓沈。"所以泛齐就是米渣漂起来的酿饮，醴就是汤汁和米渣混合一体的酿饮。郑玄注云："自醴以上尤浊，缩酌者。盎以下差清。"孔颖达《礼记正义》说："'缩酌用茅，明酌也'者，缩，泲（jǐ，过滤）也；酌是斟酌。谓醴齐既浊，泲而后可斟酌，故云'缩酌'也。'用茅'者，谓泲醴齐之时而用茅也。"酌是用勺量取的意思，缩酌就是滤清之后再酌取，因为醴的渣滓和液体混合难分，所以要过滤后才可以舀取饮用。缇，就是黄赤色的帛，所以缇齐就是发酵呈赤黄色的酒。沈，就是沉，酒浆清浊两分，渣滓下沉，上面是比较清亮的酒液，无须过滤。总之，五齐（剂）就是五种清浊不等、颜色不同的粗制酒。"必齐主治"，可以理解为选用口味清淡的五齐之酒，治疗汤液不能解除的轻浅小疾。

《周礼·天官》篇云："食医，掌和王之六食、六饮、六膳、百羞、百酱、八珍之齐。"朱申句解说："六食谓六谷，六饮谓六清，六膳谓六牲，百羞谓羞用百二十品，百酱谓酱用百二十瓮，八珍谓八物，此皆膳夫所掌，食医则调和其齐焉。""羞"为羊和手的会意，就是持羊以进献，百羞指呈献给周王享用的一百二十种菜肴。后来有"珍馐"一词，等于合称百羞和八珍等美食了。

根据古人注解，八珍是肉糜盖浇饭、烤乳猪、烤全羊、里脊肉馅儿、肥油炙肝之类的美味。甀，就是瓮。说是百酱，其实按照周代制度共有一百二十大坛子酱，包括醢（hǎi，肉酱）六十瓮，醯（xī，醋，泛指酸味的腌制品）六十瓮。我们可以想象一下那场面，三千年前的皇家厨房有多排场。

食用六谷，就是黍、稷、稻、粱、苽、麦。苽（gū）同菰，就是茭白。膳用六牲，就是马、牛、羊、豕、犬、鸡。六清就是水、浆、醴、凉［醇］、医、酏，后文说"浆人，掌共王之六饮：水、浆、醴、醇、医、酏"，所以浆人就是专为周王制作饮品的人。

六清，是六种汤比较清的饮品。浆，就是酢浆，米汤发酵成的一种酸味的饮料，也叫浆水，现在陕西地方还有这种浆水，夏季是人们喜爱的冷饮。《嘉祐本草》说它："调中引气，宣和强力，通关开胃止渴，霍乱泄利，消宿食。宜作粥薄暮啜之，解烦去睡，调理腑脏。"醴，就是酿一天就饮用的米浆，高诱说制醴时并不用酒曲，比较甜。《说文》云："醴，酒一宿熟也。"《释名》说："醴齐：醴，礼也。酿之一宿而成礼，有酒味而已也。"醴字另有解释为甜酒，似与此有别。医，在这里也是一种饮料，朱申说"酿鬻（通粥）为醴也"，就是把稀粥酿成甜味的饮品，有人认为是"醷"字之误。凉，凉同醇，就是凉粥掺水而成的杂味饮品。酏（yǐ），就是稀粥的清汤。

酒正还负责"辨四饮之物：一曰清，二曰医，三曰浆，四曰酏，掌其厚薄之齐。"朱申句解说："清，即浆人之醴，清也。醴浊而沸之，则清矣。"所以四饮里的清，就是六清里的醴，四饮和六清基本上是一回事。"掌其厚薄之齐"就是掌握其稠稀多少之量，把饮品调到浓淡适口。特别称之为"浆人之醴"，是因为还有酒人制造的醴齐，两者不同。前面说过，六清中的醴是非酒精饮料，有酒味而已，五齐之醴齐则是一种低度酒。

醪呢，《说文》解释为"汁滓酒也"，则醪是含酒精的饮品，属于醪糟、米酒之类的东西，显然与六清不同，六清有甜有酸，还有无味的纯水，只能算汤液。醴虽然列于六清和五齐之中，但醪醴应该是指比五齐更强的酒或加了药物的药酒，所以在汤液和五齐治疗效果都不好时，可以作为第三阶梯的治疗。《内经》中有"醪药""醪酒"等称词，《素问·腹中论》篇则有鸡矢醴治鼓胀，就是证明。

食医的职能还有："凡食齐眡（同'视'）春时，羹齐眡夏时，酱齐眡秋时，饮齐眠冬时。凡和，春多酸，夏多苦，秋多辛，冬多咸，调以滑甘。凡会膳食之宜，牛宜稌（tú，稻），羊宜黍，豕宜稷（jì，粟，小米），犬宜粱，雁宜麦，鱼宜菰。凡君子之食恒放（仿）焉。"我们说这很可能是"必齐主治"的另一种意义，即根据时令选择不同类型的食品，并调和其五味，选择五牲肉食和五谷的合理搭配，促进人体五脏起亟的功能，从而预防和消除轻浅疾病对人体的影响。

充益助养

从上述对食医的职能的理解，我们可以说，"必齐主治"很可能就是《藏气法时论》所说的五谷、五果、五畜、五菜的食养方法。其篇云："毒药攻邪，五谷为养，五果为助，五畜为益，五菜为充，气味合而服之，以补精益气。此五者，有辛酸甘苦咸，各有所利，或散，或收，或缓，或急，或坚，或软，四时五藏，病随五味所宜也。"其方法的关键，就是这个"四时五藏，病随五味所宜也"的原则。《周礼》的"食齐眠春时"，就是五谷为养。"羹齐眠夏时"，就是五畜为益、五菜为充。羹主要指肉羹，也有菜羹。《尔雅·释器》说："肉谓之羹。"汉代王逸注《楚辞》则说："有菜曰羹，无菜曰臛（huò，肉羹）。""酱齐眠秋时"，也涉及肉、菜和谷，因为百酱有醯酱六十瓮、醢酱六十瓮，据《周礼》《礼记》及注疏，醢人制肉酱也要用菜，而醯人负责的醯酱也包括酱菜和豆酱，用的菜有韭、葵、芹、笋、蔓菁、菖蒲等。"饮齐眠冬时"，就是用五谷煮成的汤液或酿成的淡酒，也就是六清五齐为养为治。而云："凡和，春多酸，夏多苦，秋多辛，冬多咸，调以滑甘。"正是《内经》"四时五藏，病随五味所宜也"的原则。《说文》云："五味盉羹也。"也是这个和宜之法。

《五味》说："五谷，秔米甘，麻酸，大豆咸，麦苦，黄黍辛。五果，枣甘，李酸，栗咸，杏苦，桃辛。五畜，牛甘，犬酸，猪咸，羊苦，鸡辛。五菜，葵甘，韭酸，藿咸，薤苦，葱辛。五色，黄色宜甘，青色宜酸，黑色宜咸，赤色宜苦，白色宜辛。凡此五者，各有所宜。五宜，所言五色者，脾病者，宜食秔米饭、牛肉、枣、葵。心病者，宜食麦、羊肉、杏、薤。肾病者，宜食大豆黄卷、猪肉、栗、藿。肝病者，宜食麻、犬肉、李、韭。肺病者，宜食黄黍、鸡肉、桃、葱。"这个五色,就是《玉版论要》说的"容色见上下左右,各在其要",那么"其色见浅者,汤液主治","其见深者,必齐主治","其见大深者,醪酒主治",根据望明堂气之五色及其深浅,别五脏之病,审其深浅轻重,选择相应性味的食、羹、酱、饮,给予五谷汤液、五齐、醪醴等针对性的养治,就是五味在食养上的具体应用。

五味和五脏的类分,我们已经有所讨论,这里要深入探讨五味影响五脏体用的道理和医疗应用。《六节藏象论》说:"草生五色,五色之变,不可胜视。草生五味,五味之美,不可胜极。嗜欲不同,各有所通。天食人以五气,地食人以五味。五气入鼻,藏于心肺,上使五色修(修)明,音声能彰。五味入口,藏于肠胃,味有所藏,以养五气,气和而生,津液相成,神乃自生。"阐述了人的阳气和阴精分别依赖天地之养。《阴阳应象大论》说:"阳为气,阴为味。"《五味》说:"五藏六府,皆禀气于胃。五味各走其所喜,谷味酸,先走肝,谷味苦,先走心,谷味甘,先走脾,谷味辛,先走肺,谷味咸,先走肾。"《宣明五气》篇云:"酸入肝,辛入肺,苦入心,咸入肾,甘入脾,是谓五入。"说明五味归五脏,以成五脏阴精,与气相成。《阴阳应象大论》还说:"形不足者,温之以气;精不足者,补之以味。"指出阴阳不足的治疗策略不同,阴不足,要用五味来滋养五脏之阴精。前面的五味食养方法就是基于对人体生理的这种认识和五行五脏更替主时的天地规律而产生的,五谷、五畜、五菜、五果、五羹、汤液、六清、五齐等等饮食都是为了顺应天地时空阴阳五行规律而充养五脏和抵御疾病服务的。

五 味 之 用

《生气通天论》云:"阴之所生,本在五味,阴之五宫,伤在五味。是故味过于酸,肝气以津,脾气乃绝。味过于咸,大骨气劳,短肌,心气抑。味过于甘,心气喘满,色黑,肾气不衡。味过于苦,脾气不濡,胃气乃厚。味过于辛,筋脉沮弛,精神乃央。是故谨和五味,骨正筋柔,气血以流,腠理以密,如是则骨气以精,谨道如法,长有天命。"这可以说是五味的辩证法,五味虽然可以充养五脏之阴精,但是过度和失调时也会伤损五脏之体用,五行的生克也体现在这个五味病理规律中。"谨和五味,骨正筋柔,气血以流,腠理以密"一句，总结了五味五脏得宜的最佳健康状态，肾精固则骨正，肝精养则筋柔，肺精合则气顺，心精旺则血畅，脾精和则腠理开阖有度，津液充沛。

《灵枢·五味论》说："五味入于口也，各有所走，各有所病。酸走筋，多食之，令人癃。咸走血，多食之，令人渴。辛走气，多食之，令人洞心。苦走骨，多食之，令人变呕。甘走肉，多食之，令人悗心。"《五藏生成》篇说："多食咸，则脉凝泣（泅）而变色；多食苦，则皮槁而毛拔；多食辛，则筋急而爪枯；多食酸，则肉胝（zhī，起茧）胎而唇揭；多食甘，则骨痛而发落。此五味之所伤也。"此两段论述则结合了五脏类象理论，扼要叙述了五味偏胜所引起的五脏所主失常和五形体损害的病理特点。因此，《宣明五气》篇从饮食所忌的角度提出了调和五味、谨养五味以适合五脏所主疾病的方法："辛走气，气病无多食辛；咸走血，血病无多食咸；苦走骨，骨病无多食苦；甘走肉，肉病无多食甘；酸走筋，筋病无多食酸；是谓五禁，无令多食。"

这个"咸走血""苦走骨"与《五味论》说法相同，但不符合五脏五行归类法，这是为什么呢？我们说，五味所入法，乃是养体规律，即五味分别充养五脏之阴精，即养五脏之体，养身之五形。而心肾二味所走的互换颠倒，以及五脏的五味喜忌法则大多体现了五脏之用的规律。比如，《藏气法时论》说："心欲软，急食咸以软之，用咸补之，甘泻之。"就是因为心为阳中之阳脏，阳极生阴为其功能一大要点。咸为水味，主润下，可以助心之阳极生阴而降心液。咸入血，也是古人实践观察得到的规律总结，我们根据现代生理了解，人体摄入盐分过多则血液高渗，引起口渴，促使摄入更多水分以稀释血液，吸收更多的水液进入血液循环，其实也可以认为是肾主水液、主收藏的体现。血容量增加，会加重心脏负担，长期高钠饮食会引起高血压、动脉硬化，甚至高血压心脏病，也体现了水克火的道理。苦为火味，苦温能燥湿，苦寒能坚阴，且胃气不耐苦味而导致气机下行委顿，胃病会有呕恶，且多成气不开达之症，与肾气阴极生阳而上升的生理不合。现代认识，过食苦寒药物，可以引起肾功能衰竭，即关格，突出表现之一也是消化道症状，呕恶，不能进食，故说"多食之，令人变呕"。所以，古人并不是死板地按五行生克来解释一切症状和生理规律的，而是实事求是，知道变通的。《周礼·天官》论疡医用药说："凡药，以酸养骨，以辛养筋，以咸养脉，以苦养气，以甘养肉，以滑养窍。"这与《内经》的理论也有出入，应当是不同的医家所作出的经验总结。

《藏气法时论》还说："肝欲散，急食辛以散之，用辛补之，酸泻之。""心欲软，急食咸以软之，用咸补之，甘泻之。""脾欲缓，急食甘以缓之，用苦泻之，甘补之。""肺欲收，急食酸以收之，用酸补之，辛泻之。""肾欲坚，急食苦以坚之，用苦补之，咸泻之。"并云："肝苦急，急食甘以缓之。""心苦缓，急食酸以收之。""脾苦湿，急食苦以燥之。""肺苦气上逆，急食苦以泄之。""肾苦燥，急食辛以润之，开腠理，致津液，通气也。"都是从五藏功能的特点和所病的主要表现提出的五味治疗规律。关于这些规律，各种解读和论述已经很多，资料不难找到，我们就不复述了。需要强调的一点，即五味的作用特性是中医使用药物性味的主要依据之一，辛开苦降、甘缓酸收、咸润而降是五味的基本作用趋势，如何随证随脏随时并结合四气寒热温凉而用之，全在具体权衡和配伍上体现。

《阴阳应象大论》总结了气味在人体中的作用特点，说："阴味出下窍，阳气出上窍。味厚者为阴，薄为阴之阳。气厚者为阳，薄为阳之阴。味厚则泄，薄则通。气薄则发泄，厚则发热。""气味，辛甘发散为阳，酸苦涌泄为阴。"这个规律，至今仍是指导我们使用药味和方剂配伍的准则。《伤寒论》中的方剂，大都可以根据这个原则来分析，学习医圣随脉证用药的规律和心法。比如桂枝甘草汤就是辛甘化阳的代表方，芍药甘草汤就是酸甘化阴的代表方。金元时期的张洁古（元素）对此理论拓广有成，并以气味厚薄为依据，创造性地把中药分为风升生、热浮长、湿化成、燥降收、寒沉藏五类，以配合五时之用和五脏生理，谓之"药类法象"，这才是真正的中医学药物分类法，最符合根据性味阴阳五行特点用药的思维和实践。而清代以降很多本草学著作和现代中药学教材，都以治疗功用分类，与西药的分类逻辑类似。我们如能在通行的教科书的分类法之外，注意学习《内经》和张洁古的药物学思想和方法，相信对培养我们纯正的中医思维和更加有效地使用中药会起到很好的作用。记得自己第一次通读《内经》，得到的最强烈的印象就是四时五行阴阳的思想，张洁古的学说完全贯彻了这一理念，直通中医学的根本。

毒药治其内

《汤液醪醴论》说："自古圣人之作汤液醪醴者，以为备耳，夫上古作汤液，故为而弗服也。中古之世，道德稍衰，邪气时至，服之万全……当今之世，必齐毒药攻其中，镵石针艾治其外也。"指出了随着时代和社会的改变，人类逐渐脱离自然，不能与万物沉浮于生长之门，做不到谨和阴阳，所以百病蜂起，不得不使用药物治病的现实。之所以称为毒药，是把草石药物与谷、菜、肉、果、齐、酒等日常饮食相比较，药物常常有比较强烈的偏性作用，甚至有毒，使用不当就会迅速引起不良反应。《神农本草经》把 365 种药分为上中下三品，就是根据药物有毒无毒、毒大毒小来划分的。其序录说："上药一百二十种为君，主养命以应天，无毒，多服、久服不伤人……中药一百二十种为臣，主养性以应人，无毒有毒，斟酌其宜……下药一百二十五种为佐使，主治病以应地，多毒，不可久服。"说得很明白。《藏气法时论》说"毒药攻邪"，点明了毒药的作用，与《本经》下品药"多毒""主治病"的说法完全一致。

"当今之世，必齐毒药攻其中，镵石针艾治其外也。"这句话又牵扯到了前面的话题，"齐"是什么？"必齐"和"毒药"并列，共与"镵石"和"针艾"之并列相对待，则"必齐"二字似乎应看作一个词，再联系前面"必齐主治"与"汤液主治""醪醴主治"并列，更令人产生此种印象。《礼记·月令》有云："乃命大酋，秫稻必齐，曲蘖必时，湛炽必絜（洁），水泉必香，陶器必良，火齐必得。兼用六物，大酋监之，毋有差贷。"大酋就是指酒人，贷就是不足。这个"六必"一直是后世酿酒业的指导原则，北京酱菜老字号六必居的名字也是从这里来的，因为据说六必居最初就是做酿酒生意的。郑玄说："秫稻必齐，谓孰（熟）成也。"这应当是指五齐之法，如此，"必齐"之义与我们前面的理解是近似的，只不过"五齐"是产品，"必齐"是质量要求。又《论语·乡党》云："食不语，寝不言。虽蔬食菜羹瓜，祭必齐如也。"疏曰："齐，严敬貌。"《文献通考·宗庙考》"《传》：'及时将祭，君子乃齐。'齐之为言齐也，齐不齐，以致齐者也。及其将齐也，防其邪物，讫其嗜欲，耳不听乐。故《记》曰'齐者不乐'，言不敢散其志也。心不苟虑，必依于道；手足不苟动，必依于礼。"并引程子语曰："凡祭必齐。""齐，不容有思，有思则非斋。""齐者，湛然纯一"，这个"必齐"就有意思了，很明显，此"齐"与"斋"同义。"必"有"专"义，也是守一的意思，不分心别思。"必齐"就是"专斋"，为心斋，澄心静意。"中古之世，道德稍衰"，"当今之世"则"忧患缘其内，苦形伤其外"，可谓道德大衰了，《老子》云："失道而后德，失德而后仁，失仁而后义，失义而后礼。"就是"当今之世"的写照，这个道德，显然是指自然道德，而不是指社会道德。为了治病，暂时回到上古之人清心寡欲的合乎自然道德的状态，心斋三日或七日，帮助五脏顺利"起亟"以合天地，得其天应神用，再配合食养和治疗，以尽快恢复健康状态。这就是"抟精神"，亦即"治神"，"治神"不是治疗精神，而是齐精神，整顿精神，使其湛然纯一，同于天地四时。如此理解的话，这句话的句读就不一样了，应当这样来读："当今之世必齐（斋），毒药攻其中，镵石针艾治其外也。"如此行文，再对照《移精变气论》"毒药不能治其内，针石不能治其外"的措辞，也就契合上了。翻来覆去，寻典求义，我们对于"齐"就有了三种理解：一是饮酿之"五齐"，二是"食齐""羹齐""酱齐""饮齐"之视四时调五味，三是指心斋。相对于既往学者们的注释，这三种理解不论是单独地还是综合地讲，应该都更接近那个时代的思想和社会实践。

关于毒药的范畴，从《内经》的蛛丝马迹里我们可以找到一些线索。《移精变气论》有"治以草苏草荄之枝"之语，《腹中论》说："夫子数言热中消中，不可服高（膏）梁、芳草、石药，石药发瘨（癫），芳草发狂。"草苏指草类梢头之结穗，下垂曰苏，草荄为草根，石药就是矿物药。"石药发癫"，五石散就是这样。

《内经》的研究者从《内经》篇章里共找到了十三个用药治病的方子或方法，称为"《内经》十三方"，包括：①汤液醪醴；②生铁落饮；③左角发酒；④马膏膏法；⑤泽泻饮；⑥猪膏；⑦半夏秫米汤；⑧兰草汤；⑨鸡矢醴；⑩菱翘饮；⑪寒痹熨法；⑫乌贼骨茜草丸；⑬小金丹。涉及汤、丸、散、膏、熨、酒几种剂型。使用的药材有草本植物，有木本植物，有动物成分，也有矿物成分，还用到日常饮品和酒，可以说"毒药"的范畴已经涵盖了后世中药药材的几大类别。不过，把汤液醪醴算一个方子或方法有点问题，因为根据我们前面的解读，汤液和醪醴是不同的东西，应该算两种，加上"五齐"之法，十三方可以扩充为十五方了。

曰"毒药攻其中"，曰"毒药治其内"，明确了内服药物治疗的适应证。《五常政大论》篇云："病在中而不实不坚，且聚且散，奈何？……无积者求其藏，虚则补之，药以祛之，食以随之，行水渍之，和其中外，可使毕已。"

《缪刺论》篇云"人有所堕坠，恶血留内，腹中满胀，不得前后，先饮利药"，都是基于这个原则的实践。病在中尚未成癥积，虚则补之以扶正，药以祛之为攻邪。"食以随之""行水渍之"，乃配合饮食水谷充养荣卫，故可必愈。内伤出血，瘀血在内，导致脏腑气血瘀滞，大小便不通，急则治其标，必须先饮用攻逐快利之药活血通便，比如仲景桃核承气汤之类的药物，再外施针石泻瘀塞之经脉络脉，恢复内外之气血运行。《奇病论》篇则曰："病胁下满气逆，二三岁不已……病名曰息积，此不妨于食，不可灸刺。积为导引、服药，药不能独治也。"叙述了用导引疗法配合药物治疗肺积的策略。从这些散在的药治内容可以了解，《内经》时代使用药物治病已经非常有章法了，或单独服药，或配合其他疗法，或补以甘药，或攻下治标，或扶正攻邪并举，或辅以饮食调理，可谓井井有条。

《腹中论》说："夫芳草之气美，石药之气悍，二者其气急疾坚劲，故非缓心和人，不可以服此二者。""夫热气慓悍，药气亦然，二者相遇，恐内伤脾。脾者土也而恶木，服此药者，至甲乙日更论。"体现了根据个体体质权衡用药和用药须顾护脾胃正气的理念。《五常政大论》曰："有毒无毒，服有约乎？……病有久新，方有大小，有毒无毒，固宜常制矣。大毒治病，十去其六；常毒治病，十去其七；小毒治病，十去其八；无毒治病，十去其九。谷肉果菜，食养尽之。无使过之，伤其正也。不尽，行复如法，必先岁气，无伐天和，无盛盛，无虚虚，而遗人夭殃，无致邪，无失正，绝人长命。"提出了使用"毒药"治病的重要原则，就是治不过度，常护正气。较之现代的化学疗法，中国一两千年前的药物治疗理念是如此先进。为中国医学留下最早系统记录的古哲们，不仅了解药物之利，而且再三强调了药物之害，这种对于药物不良反应的清醒认识，表明那时的中医药物治疗学理论和实践都已相当成熟。

体现中药理论和实践成熟性的，还有配伍和方剂制度。《至真要大论》说："气有高下，病有远近，证有中外，治有轻重，适其至所为故也。《大要》曰：君一臣二，奇之制也；君二臣四，偶之制也；君二臣三，奇之制也；君二臣六，偶之制也。故曰：近者奇之，远者偶之。汗者不以奇，下者不以偶。补上治上制以缓，补下治下制以急。急则气味厚，缓则气味薄，适其至所，此之谓也。病所远而中道气味之（疑为'乏'）者，食而过之，无越其制度也。是故平气之道，近而奇偶，制小其服也。远而奇偶，制大其服也。大则数少，小则数多。多则九之，少则二之。奇之不去则偶之，是谓重方。偶之不去，则反佐以取之，所谓寒热温凉，反从其病也。"这段论述可谓方制之祖。"适其至所为故"，即药至病所为目的；"无越其制度也"即以适度为要求。远近、缓急对以奇偶、大小、多少，体现了剂量权衡。气味厚薄、食过上下体现了对药性作用趋向的认识。"奇之不去则偶之""偶之不去，则反佐以取之"，体现了循序渐进的治疗艺术和辩证思维。

药食之宜看岁运

中药材也和时令相关。学习和使用中药要"善体物性"，主要是善于了解药材的性用。古人强调采集药材的时令性，就是着眼于阴阳气味因季节的变化。还有，我们知道，中药药材的生长地不同，药性也会发生很大差别，现代研究也证实了不同产地的同一种药材的有效成分会有显著不同。道地药材正是由于其区别于外地的特殊地理和气候的生长条件，才具有特殊的品质。稍微拓展一下思路，不但地理差异会导致药材品质差异，年运不同，同一地的同种药材也会有气味厚薄之别，所以《内经》有"司岁备物"之谈。某一年运下生长的药材会天然地禀受其时运的偏性，在对治相应的气机偏差方面就会有所优长。

另一方面，由于天地运气的变化，自然阴阳五行气机因岁时而变，必然也体现在六淫的衰旺和万物气机的参差上，而对于人体来说，外在六淫和内在气机的变化，是直接关系到病机和治疗效应的自然规律，所以古人认识到应该根据五行主运和六气主客变化，以及太过不及和复气来寻找适合的对治性味和药物。《五常政大论》就说："故气主有所制，岁立有所生，地气制己胜，天气制胜己，天制色，地制形，五类衰盛，各随其气之所宜也。故有胎孕不育，治之不全，此气之常也，所谓中根也。根于外者亦五，故生化之别，有五气、五味、五色、五类、五宜也。""根于中者，命曰神机，神去则机息。根于外者，命曰气立，气止则化绝。故各有制，各有胜，各有生，各有成。故曰：不知年之所加，气之同异，不足以言生化，此之谓也。""气始而生化，气散而有形，气布而蕃育，气终而象变，其致一也。然而五味所资，生化有薄厚，成熟有少多，终始不同。"就是讲，因为五运和六气的不同，某一岁时下，天地所给予的天之气、地之味都会有其特定的偏盛偏衰，不但人体内在的生命神机受此影响，人体外部环境及万物也受此影响。动物的胎育禀赋会受此影响，植物的气味厚薄也会受此影响，病邪的性质同样受此影响，所以对疾病的理解和对药物的选择必然要考虑这层规律。《内经》七篇大论中已经有根据运气选用药味的原则，后世也提出不少根据气运用药用方的著作，我们说，理虽易通，但如何观测和算准运气，履端于始，然后保证方药得宜，仍是一个艰巨的技术课题。

《至真要大论》即云："帝曰：其主病何如？岐伯曰：司岁备物，则无遗主矣。帝曰：先岁物何也？岐伯曰：天地之专精也。帝曰：司气者何如？岐伯曰：司气者主岁同，然有余不足也。帝曰：非司岁物何谓也？岐伯曰：散也，故质同而异等也，气味有薄厚，性用有躁静，治保有多少，力化有浅深，此之谓也。"就是司岁备物的道理，药材因得天地之偏气，成天地之殊味，备用药物，当以得天地力化深者为上，效力专长，疗效可靠，比如某年运气或得木气之酸味厚，而得金气之辛味薄，其酸味药物即得其时，此年所采备的酸味药物效果就可靠，反之当年出产的辛味药物就效力不足，医生要明白此理，善于采药备药，才能保证疗效。为保证和提高疗效，现代的中药种植、生产和加工应如何在这方面遵循经典理念，是很值得研究的一个课题。

《五常政大论》还提出了一个原则，说："其久病者，有气从不康，病去而瘠，奈何？……化不可代，时不可违。夫经络以通，血气以从，复其不足，与众齐同，养之和之，静以待时，谨守其气，无使倾移，其形乃彰，生气以长，命曰圣王。故《大要》曰：无代化，无违时，必养必和，待其来复，此之谓也。"就是讲药物不是万能的，由于失于"起亟"，人体未得天地之化应而导致的虚损，是靠药物也无法补足的，只能静待天时的来复，而再得其化应，才能恢复神机，恢复健康。《阴符经》说"食其时，百骸理"，就是这个道理。重提这个理念，不但对我们现代中医是一种启示，对敢于"逆天"的西医也是一种警示。凭借古人的智慧，我们可以断言，技术不是万能的，现代生物医学的研究若不把天地的影响考虑进来，将会走很多弯路。

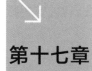

第十七章

上 工 之 路

医 乃 道 也

中国医学自始以来就以道为名，谓之医道。而这个道与道家所说的道，和儒家所说的道，从根本上说都是同一个道，也就是天地自然之道，阴阳之道。《素问》开篇《上古天真论》就讲："上古之人，其知道者，法于阴阳，和于术数，食饮有节，起居有常，不妄作劳，故能形与神俱，而尽终其天年，度百岁乃去。"又说真人"寿敝天地""此其道生"，至人"淳德全道"，贤人"合同于道"，所说的"道"也都是天地阴阳之道。王冰《重广补注黄帝内经素问》序言说《素问》这部书"天地之象分，阴阳之候列，变化之由表，死生之兆彰，不谋而遐迩自同，勿约而幽明斯契，稽其言有徵，验之事不忒，诚可谓至道之宗，奉生之始矣。"《周慎斋遗书》说："医道必欲明天地之道者，盖人生天地间，无处不与天地合也。"也都揭发此义。我们前面所解，阴阳、日月、五行时方、五脏五神、营卫气血、诊法、治法等等无不围绕着天人之道这个主线，试图挖掘解析《内经》告诉给我们的这个道理。

《逆顺肥瘦》说："黄帝问于岐伯曰：余闻针道于夫子，众多毕悉矣。夫子之道，应若失，而据未有坚然者也。夫子之问学熟乎？将审察于物而心生之乎？岐伯曰：圣人之为道者，上合于天，下合于地，中合于人事，必有明法，以起度数，法式检押，乃后可传焉。"表明医学不是通常意义上的熟读问学和善于观察就能学通的，一定要通晓天地阴阳的日月明法，会推算日月行度，得法、得式才能准确无误，并在人身上能够获得验证，才可以得到老师的认可，才算得上得其传承。如果不得其法，似是而非，往往"应若失"，就会令人怀疑它不灵验，依据也似乎不怎么确凿。《气交变大论》则说："位天者，天文也；位地者，地理也；通于人气之变化者，人事也。"《著至教论》云："而道上知天文，下知地理，中知人事，可以长久，以教众庶，亦不疑殆，医道论篇，可传后世，可以为宝。"明确医道通贯天地人三才之理，是颠扑不破的规律，可以长存不贰，若将之传授，即使是教给平常百姓，也照样准验，不会疑惑，不可推翻，是传世之宝。

张景岳《景岳全书·传忠录》记录了自己一次偶遇之异人论医道的话，说："医岂小道云哉？夫性命之道，本乎太极，散于万殊。有性命然后三教立，有性命然后五伦生。故造化者，性命之炉冶也。道学者，性命之绳墨也。医药者，性命之赞育也。然而其义深，其旨博，故不有出人之智，不足以造达微妙。不有执中之明，不足以辨正毫厘。""医道难矣！医道大矣！是诚神圣之首传，民命之先务矣。吾子其毋以草木相渺，必期进于精神相贯之区，玄冥相通之际，照终始之后先，会结果之根蒂，斯于斯道也，其庶乎为有得矣。"我们已经讨论过，精和神之作用离不开天道感通，作为生命终始要素的元精元神和气血识神有先天后天的分判，道家认为天地为万物根窟，性命为无根之树的花果，所以异人所说的"精神相贯之区""终始之后先""结果之根蒂"，皆直指此层面大义。大医上工，必须要明此道，否则就不知命之源，不明医之理，对于生命的理解必然流于肤浅，对于疾病、诊断和治疗的理法也就不能融会贯通，只能像仲景批评的那样"各逞家技"，沦为验方郎中而不自知，还沾沾自喜，自矜自夸。明代赵献可《医贯》说："有医术，有医道。术可暂行一时，道则流芳千古。"就是这层悟解。术为小，道乃大，有术无道止于小术，有道无术非真大道。以道演术，道术并重，才是明医大医。

圣人至治

《著至教论》《示从容论》《疏五过论》几篇反复强调了"圣人之治病""合至道"等最高明的医疗，就是上工之治，后世亦谓之大医。大医上工，自古就是中国医生的职业理想，是值得每个中医师毕生追求的目标。我们都知道，唐代孙思邈孙真人著作《备急千金要方》提出了著名的"大医精诚"，一直被我国医生作为医德之规范，可与西方的希波克拉底医学誓言相媲美，且有过之而无不及。他说："凡大医治病，必当安神定志，无欲无求，先发大慈恻隐之心，誓愿普救含灵之苦。若有疾厄来求救者，不得问其贵贱贫富，长幼妍媸，怨亲善友，华夷愚智，普同一等，皆如至亲之想。亦不得瞻前顾后，自虑吉凶，护惜身命，见彼苦恼，若己有之，深心凄怆，勿避崄巇（xiǎn xī，山路险峻），昼夜寒暑，饥渴疲劳，一心赴救，无作功夫形迹之心。如此可为苍生大医。反此则是含灵巨贼。""夫大医之体，欲得澄神内视，望之俨然，宽裕汪汪，不皎不昧，省病诊疾，至意深心，详察形候，纤毫勿失，处判针药，无得参差。虽曰病宜速救，要须临事不惑，唯当审谛覃（tán，深广）思，不得于性命之上，率尔自逞俊快，邀射名誉，甚不仁矣。又到病家，纵绮罗满目，勿左右顾眄（miǎn，斜眼看）；丝竹凑耳，无得似有所娱。珍馐迭荐，食如无味；醽醁（líng lù，美酒）兼陈，看有若无。所以尔者，夫一人向隅，满堂不乐，而况病人苦楚，不离斯须，而医者安然欢娱，傲然自得，兹乃人神之所共耻，至人之所不为，斯盖医之本意也。夫为医之法，不得多语调笑，谈谑喧哗，道说是非，议论人物，炫耀声名，訾毁诸医，自矜己德。偶然治瘥一病，则昂头戴面，而有自许之貌，谓天下无双，此医人之膏肓也。""医人不得恃己所长，专心经略财物，但作救苦之心，于冥运道中，自感多福者耳。又不得以彼富贵，处以珍贵之药，令彼难求，自炫功能，谅非忠恕之道。"

孙真人还有《大医习业》一篇，是对学医行医者的专业学习要求。他认为除了谙熟诸部经典和各家经方外，还须涉猎群书，说："若不读五经，不知有仁义之道。不读三史，不知有古今之事。不读诸子，睹事则不能默而识之。不读《内经》，则不知有慈悲喜舍之德。不读《庄》《老》，不能任真体运，则吉凶拘忌，触涂而生。至于五行休王，七曜天文，并须探赜。若能具而学之，则于医道无所滞碍，尽善尽美矣。"中国古代大医对医者的要求一向高远宏大，《南史·隐逸传》记载陶弘景一语，曰："读书万余卷，一事不知，以为深耻。"即此态度。此语盖早出于汉代扬雄，其《法言·君子》云："圣人之于天下，耻一物之不知。"窃思治国学有成者常为后学开列上百种文献以为门径，而古之史、鉴、通、编之类大部头著作，动辄百卷，此非十年苦读不能竟其事。例如黄侃建议读《十三经注疏》《史记》《汉书》《通典》等十二部入门书，应"收获如盗寇之将至，然持之以恒，七八年间亦可卒业"，即常常以时不我待自警。我们以医学为志，亦当尽读古人医著以为学径。医圣说"孔子云：生而知之者上，学则亚之。多闻博识，知之次也"，吾辈无圣贤先知之才，亦无博闻强志之能，已落次中之次，若再不勤读精思，有何颜面可忝立医学之士间？！

清代毛达可《医学三信编》有医士三恒之说，也是医范的总结和表达。他说："孔子云'人而无恒，不可以作巫医'，《易》云'不恒其德，或承之羞'，皆此谓也。而医士之恒有三：一曰恒德。凡遇贫贱之人，当存救济之心，勿因其简慢无酬而怠忽，勿因其卑陋无礼而遂弃。见彼以苦切之情相告，当以宽裕之说慰之。见彼药食之需难周，当以随力资助之。总之贫富不分，惟命自重。若此者所谓仁以为己任也，故谓之曰恒德。二曰恒理。凡临症拟方，则当持其自知之理，不可因事而忽变也。如见头痛身热，不可竟谓其感。脉弱气衰，不可便断为虚。炎蒸暑热，勿疑桂、附难投。冰冻雪凝，休道硝、黄可废。从舍之法，一如景岳之辨可也。及如他人已补，我诊该攻，何必惧前而束手？彼医欲攻，我诊该补，岂堪畏后而先拘？勿以病人喜暖而遂投温药，傍人慎火而竟用寒凉。惟我不为所惑。必以察脉主治，攻补随施。若此者又当因事而变之也，故谓之曰恒理。三曰恒情。凡用药须要因时制宜，故古法不可拘泥，当随时而酌用之。"恒德就相当于孙真人"大医精诚"之箴，恒理就相当于孙真人"大医习业"之务，两者不可或缺，也就是说，有了好的发心和态度，想要济世救人，还要靠良好的医术来实现。医德是思想建设，是主观层面，医术属于业务建设，其标准是客观的。我们现在来看看从医术讲，如何算是上工。

上工救其萌芽

前面，我们已经多次涉及"上工治未病"这个命题，基本上已经把其含义弄明白了。除了顺从天道，善于"与万物沉浮于生长之门"，达到"苟疾不起"的保健防病效果外，"治未病"主要是指善于在疾病早期萌芽阶段察觉问题，及时干预，疗病于轻浅未觉之时。散在各篇里的"上工救其萌芽""上工，刺其未生者也""上工之取气，乃救其萌芽，下工守其已成，因败其形"等等说法，都是此大原则的重申。然而原则好讲，也易懂，但实行起来却是很难的，因为早期察觉疾病萌芽是需要天赋异禀的，想要学习和掌握望气色诊和五音诊法，不是耳聪目明是办不到的。

《官能》篇讲"得其人乃传，非其人勿言"，就是师传的原则，没有天赋异禀的人来做弟子，医道不传，只能空叹"世主学尽矣"了。篇中把根据天赋选择医学传承弟子因材施教的具体考量讲得很明白。没有高材生，怎么可以培养出上工来呢？中医事业要发展振兴，要能够吸引一流的人才方有希望。

诊法说"参合而行之者，可以为上工"，主要是指脉诊和气色诊的合参。《邪气藏府病形》说："夫色脉与尺之相应也，如桴鼓影响之相应也，不得相失也，此亦本末根叶之出候也，故根死则叶枯矣。色脉形肉不得相失也，故知一则为工，知二则为神，知三则神且明矣。""故善调尺者，不待于寸，善调脉者，不待于色。能参合而行之者，可以为上工，上工十全九。"虽然"善调脉者，不待于色"，但终不及合参之可靠，单一诊法总有疑似难决的情况，必须靠参考其他诊法来鉴别取舍，决疑求真。诊法如此，治疗又何尝不是呢？寸有所长，尺有所短，每种疗法都有其禁忌证或不擅长的情况，兼通各种疗法，互补取长，才能保证疗效和安全。诊无一失，治无一失，才能十全九甚至十全十而为上工。

《卫气失常》说："夫病变化，浮沉深浅，不可胜穷，各在其处，病间者浅之，甚者深之，间者少之，甚者众之，随变而调气，故曰上工。"《根结》云："上工平气，中工乱脉，下工绝气危生。"都是从针刺治疗的实践来提出上工的标准。上工一定是能随机应变的，具体问题具体分析，清楚判断正邪虚实深浅，知道用针多少深浅，明了补泻之用，故能平气安生。

上 工 治 神

"治神"一词，见于《宝命全形论》。篇中说："故针有悬布天下者五，黔首共余食，莫知之也。一曰治神，二曰知养身，三曰知毒药为真，四曰制砭石小大，五曰知府藏血气之诊。五法俱立，各有所先。今末世之刺也，虚者实之，满者泄之，此皆众工所共知也。若夫法天则地，随应而动，和之者若响，随之者若影，道无鬼神，独来独往。""凡刺之真，必先治神，五藏已定，九候已备，后乃存针，众脉不见，众凶弗闻，外内相得，无以形先，可玩往来，乃施于人。"

　　"治神"的道理，我们在讨论五藏精神和刺法时已经进行了相当深入的讨论，这里可以作一个相对较为全面的总结。"治神"，也可以理解为使动用法，就是使神治。治神首先是医生要让自己把神和意都调整到专一敏感的良好状态，这样才能感知和把握细微的气机变化，"可玩往来"。其次是让患者的神达到治的状态，使患者专注自己的意识于身体，注意下针之处的感觉和变化，有助于自己的神和气对针刺发生及时充分的反应，保证疗效。而更重要的，是要使任何治疗都最终助益于生命健康最深最根本层面的五脏之精神。精神的意义我们前面已经充分讨论过了，治神就是要使五脏所内藏的精和神都能应时而"起亟"，与天地阴阳五行的变化感通合拍，使个体的基础生命活动都能合于天道，"与万物沉浮于生长之门"。

　　上文中下面这段话，语气骤变，似乎有点跳脱，但其实是把治神的根本道理讲出来了："若夫法天则地，随应而动，和之者若响，随之者若影，道无鬼神，独来独往。"怎么法天则地，怎么使其应动，怎么和之，都是有技术层面的理解和要求的，而一旦能做到应验无差，那也是因为对天道的规律把握得准确，这是客观的自然规律，而不是鬼神之力。

　　根据《礼记》的记载，君主王侯每到季节转换时，都要祭祀和迎四时，祭祀之前要先斋戒一段时间，就是摒弃杂念，沐浴清洁，饮食合齐，然后准备祭礼，虔诚按仪式进行祭祀。这不仅是统治者自然崇拜的政治化，以宣示王权天授，也是自古承传的自觉遵从自然规律的健康保健仪式。通过心斋，静心宁神，先虔诚其意，迎四时之神的仪式上还要穿戴与季节五行五色相应的服饰，出城的方向、祭祀面朝的方向、所奏的乐曲也都要配合五行时令，总体上营造一个与自然天地变化协和感通的条件和氛围，从而使身心都沉浸在这样一个情境下，帮助和诱导精神"起亟"。而且祭祀所用的酒醴也有"五齐"的要求，用完了由参加祭祀的官员和群众一起喝掉，更直接地帮助身体与天地的沟通协调，完成对时空转变的跟从。"黔首"就是指百姓，他们长年在野外劳作，脸晒得黢黑。"黔"就是黑色，陕西方言把戏剧中的黑脸叫"黑 sá（头的意思）"，就是"黔首"的俚称。"黔首共余食，莫知之"，这是官贵的说话口吻，跟孔子说"百姓日用而不知"是一样的，孔子最重礼，这个礼主要就是指这种祭祀仪法。"余食"，繁体字作"餘食"，就是剩下的食品，其实是指祭祀用完的祭品。说百姓虽然跟我们官贵大人一起分食分饮祭品，但他们根本不知道这仪式到底是怎么回事儿。百姓愚昧无知，不知道"治神"的道理，往往就会说那是鬼神的力量，产生敬畏。虽然天师知道"道无鬼神"，但让百姓敬畏对统治是有好处的，所以不能揭开这个盖子，而只能自己与大道"独来独往"了。

上工当然不能像百姓一样无知，必须知道如何治神，知道礼的实质，知道汤液醪醴的用法，知道五齐应时，知道用针法则天地日月，知道用针守神。"粗守形，上守神"，不能守神，如何可为上工？"众工"虽然知道补虚泻实的平气之道，高明点的也知道守气血，知道血气形志的分别，比"粗守形"要高明许多，但仍然不了解这个"治神"的深刻道理。对于众工来讲，上工的境界也属于"独来独往"，盖曲高者必和寡也。

祝由和移精变气

很多人认为祝由是治神的疗法，所以我们在这里也要啰嗦几句。

《移精变气论》说："往古人居禽兽之间，动作以避寒，阴居以避暑，内无眷慕之累，外无伸宦之形，此恬憺之世，邪不能深入也。故毒药不能治其内，针石不能治其外，故可移精祝由而已。当今之世不然，忧患缘其内，苦形伤其外，又失四时之从，逆寒暑之宜，贼风数至，虚邪朝夕，内至五藏骨髓，外伤空窍肌肤，所以小病必甚，大病必死，故祝由不能已也。"这段话不难懂，不用在文字上多费笔墨。

这个祝由，跟巫医治疗是一回事，巫、祝常常合称，《说文解字》说："巫，祝也。女能事无形，以舞降神者也。象人两褒（xiù，通'袖'）舞形。与工同意。""祝，祭主赞词者。从示从人口。"又释"示"云："天垂象，见吉凶，所以示人也。从二。三垂，日月星也。观乎天文，以察时变。示，神事也。"

"由"字过去一直被解释为病因，如宋代《圣济总录》就说"至诚不二，推病由而祝之，以通神明"，明代《续医说》则云"丹溪谓之移精变气祝说病由而已，可治小病"。我们认真思考一下就会知道这很勉强，上古的巫祝不是"话疗"师，祝由也不是心理分析。后世伪托宋代的专著《祝由十三科》，内容实为道家禁咒术。唐代有咒禁科，为医学四科之一，宋代医官院分九科，其中有书禁科，就是画符念咒的专科，到元代官定医学始分为十三科，其中禁科和祝由科是并列的，明代仍作十三科，但把禁科并入了祝由科。由此可知作伪的人水平有限，所以不小心就留下了破绽。

《康熙字典》对"由"字的解释有："《广韵》：从也。《韵会》：因也。《尔雅·释诂》：自也。""《礼·内则》：由衣服饮食，由执事。注：由，自也。"由字虽归在田部，但从甲骨文（图17-1）看，这个"由"显然不从田，而是从口，上边的符号代表口说所自。自哪里呢？自上面，也就是天上，经由"天目"或"天灵盖"感其神而口出言。上面的这个符号，像囟门（图17-2），古文是"丁"字，而"丁"有的写法与"囟"颇相似。《说文》说："丁承丙，象人心。"可见，古时由巫祝举行仪式，意图从天获得启示，就是"祝由"。

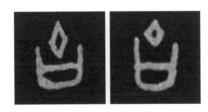

图17-1　甲骨文"由"字

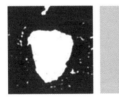

图17-2　古文"丁"字（左、中：金文；右：战国玺印）

我们猜想，这个仪式应该和祭天礼仪类似。因为天之垂象，即日月星之天文代表着时变，因时令转变而赞祝祈告，帮助病者五脏内藏之精随时而移，人气随天地而变，就是"移精变气"。"移精变气"并不是巫祝把病人的精移走，也不是把病人的气转变，而是通过这种仪式帮助病人自己调神，跟自然天地的时空变化合上拍，"随应而动"。肝应春，心应夏，肺应秋，肾应冬，脾应四季，阴精所应因时而移，就是"移精"，也就是我们反复讲到的"起亟"，精因时"起亟"，其用即表现为神气之变，此变主于五内，也会浮现于明堂。

往古之人，生活作息纯出自然，未受人类社会化而造成的复杂思维的影响，淳朴无欲，无为而无不为，身体精气自然而然就能够与天地时运合拍，即使有点小的错违，通过简单的"治神"仪式就能恢复正常。

通使临事以适道术

高明的医生除了深入理解生命的本质和天道规律，善于治神、治未病外，还要知道变通，掌握多种治疗技术，以适应不同的对象和病症。前面我们在各章不同的专题讨论中已经涉及很多种治疗方法，针刺、热熨、灸焫、汤液、五齐、醪醴、毒药等等，都有各自的适应证，也都有各自的短板。上工一定会根据具体情况，如疾病的发展阶段，疾病的性质，疾病的部位，病人的体质和社会地位等，选择合适的疗法来施治。例如，《素问·异法方宜论》就介绍了各种疗法适合不同地域多发病的关系，《疏五过论》《征四失论》《方盛衰论》则论述了关于诊疗要善于因人制宜的原则。

《解精微论》里雷公向黄帝汇报时说："臣授业传之，行教以经论，从容形法，阴阳刺灸，汤药所滋，行治有贤不肖，未必能十全。若先言悲哀喜怒，燥湿寒暑，阴阳妇女，请问其所以然者，卑贱富贵，人之形体，所从群下，通使临事以适道术，谨闻命矣。"明确提出"通使临事以适道术"的临证原则。《史记》则记载扁鹊行医到不同的地区也善于根据当地的常见病和习俗而变通，说："扁鹊名闻天下。过邯郸，闻贵妇人，即为带下医；过雒阳，闻周人爱老人，即为耳目痹医；来入咸阳，闻秦人爱小儿，即为小儿医：随俗为变。"也属于"通使临事以适道术"。

《旧唐书》载孙思邈回答卢照邻"名医愈疾，其道何如"之问说："胆欲大而心欲小，智欲圆而行欲方。诗曰'如临深渊，如履薄冰'，谓小心也。'赳赳武夫，公侯干城'，谓大胆也。不为利回，不为义疚，行之方也。见机而作，不俟终日，智之圆也。"此语实源自《淮南子·主术》，原文作"心欲小而志欲大，智欲员而行欲方"。孙真人改易一字，以论医者行范，真得者语也。

明代李中梓还专门作了一篇《行方智圆心小胆大论》（《医宗必读》），说："孙思邈之祝医者曰：行欲方而智欲圆，心欲小而胆欲大。嗟乎！医之神良，尽于此矣。宅心醇谨，举动安和，言无轻吐，目无乱观，忌心勿起，贪念周生，毋忽贫贱，毋惮疲劳，检医典而精求，对疾苦而悲悯，如是者谓之行方。禀赋有厚薄，年岁有老少，身形有肥瘦，性情有缓急，境地有贵贱，风气有柔强，天时有寒热，昼夜有重轻，气色有吉凶，声音有高下，受病有久新，运气有太过不及，知常知变，能神能明，如是者谓之智圆。望、闻、问、切宜详，补、泻、寒、温须辨。当思人命至重，冥报难逃，一旦差讹，永劫莫忏，乌容不慎？如是者，谓之心小。补即补而泻即泻，热斯热而寒斯寒。抵当承气，时用回春；姜附理中，恒投起死。析理详明，勿持两可，如是者，谓之胆大。四者似分而实合也。世未有详谨之士执成法以伤人、灵变之人败名节以损己，行方者智必圆也。心小则惟惧或失，胆大则药如其证，或大攻，或大补，似乎胆大，不知不如是则病不解，是胆大适所以行其小心也。故心小胆大者，合而成智圆；心小胆大智圆者，合而成行方也。世皆疑方则有碍乎圆，小则有妨乎大，故表而出之。"详发其内蕴，亦真解语者，然而所论无非"通使临事以适道术"也。

民国时期，殷子正为曹颖甫《经方实验录》作序，云："吾兄旧曾告余一联云：儿女性情，英雄肝胆；神仙手眼，菩萨心肠。余一闻而善之，且甚觉若用此语以绳医为最切。"已故国医大师朱良春先生曾得到其师章次公先生赠送的一方印章，印文亦即此联，我们完全可以将之看作"行方智圆心小胆大"的另一种演绎，且更多了一番悲悯情怀。这在当初是老师对学生的勉励，而到现在完全可以作为对朱良春大师一生的评价。汉唐递今，追文寻迹，我们感慨良多，真可谓大医国手，薪火传灯，德业相托，代有才人。我们后来人岂可忘了这殷殷之望，切切之语？！

为往圣继绝学

三五之名，仍作医理，《内经》之论，时亦充耳，《内经》之旨虽仿佛未失，而实则名义两隔，真脉如缕矣。这些年，中医界一直在反思为什么当代中医渐呈没落之势。现代医学的强势固然是一重要因素，而我们也不得不承认中医学术和临床的异化也是重要原因。从新中国成立后中西医结合改良化道路的尝试和农村赤脚医生的速成土法医疗保健，到改革开放后西医碾压式的发展和中医临床与研究的全面颓散和西化，再到现在的高呼回归传统恢复纯中医的思潮和中式保健产业化的浪潮，中医还在摸索中踽踽前行。

我们作为坚定的岐黄医学的信受奉行者，不会动摇对中医理论的合理性和中医临床实效性的信念，并且应当下功夫找回和继承古典医学的真知，但持理性来看，我们片面强调"纯中医"的执念可能把中医引入另一个误区。两千多年前的中医学理论，固然伟大，包含了相当程度的对生命和人体客观而正确的认识，其医疗技术方法亦简单有效，但它毕竟受到当时技术条件的局限，不能精细描述和把握，而且肯定远非终极真理。现代科学对于人体的探索和医疗实践，虽然仍有不足，也亟待兴利除弊，但它有非常坚实的科学基础和技术保障，对人体生命的规律有非常精细的发现和把握，在现代医疗保健体系中担其大任。中西两种医学的认知对象是同一种生命体，虽然观察研究的层面和重点不同，名词概念也有所区别，但同一人体的客观规律不应同时存在两种互相对立的表述，如果对此规律的认识有所不同，要么两者的认知反映了同一问题的不同侧面，在充分发展中必定有形成互补和走向融合的可能，要么至少其中之一属于谬误，需要证伪和摒弃。我们说，这个逻辑应该得到认同，这样才有助于我们理性思考中西医的关系和前途。

我们对《内经》五脏精神和卫气津液营血的理解，已经使我们看到了它和现代医学前沿研究靠近的可能。我们推想先天元精就是遗传物质，它保留了人类进化发展过程中一切已经得到肯定和强化的结构和功能密码，规定了人类个体繁殖、发育和功能的一切细节，先天元精元神与天地时空保持着生命进化进程中形成的通应关系，对人体的基本结构和基本功能具有奠基性意义，提供生命的基础稳态。后天水谷精气和呼吸清气保证了身体新陈代谢和延续生命的物质和能量供应，卫气津液和营血两大系统的循环和流动功能，形成人体精微物质流通和交换的基本条件，而天地日月的时空变化对营卫两个系统也有周期性影响。其中营血与心血管循环系统对应，卫气津液与间质和淋巴系统对应。

中医的理论框架虽然更宏阔和全面，在生理病理和诊断治疗上都有执简驭繁的优点，但它流于粗泛，并有客观把握的困难，过于依赖个人禀赋和悟性，不利于大规模学习传承和发展。如果永远固守在一两千年前人类有限的技术条件下所创造的医疗方法，显然是不明智的。现代科学技术提供了更多的可能性，可以帮助我们把古老的中医理论和治疗技术打磨得更精致，提供更符合人类文明进步现实的阐释和应用。另一方面，现代生物医学的研究，可以从中医的智慧中获得一定的理论指导，寻找突破口，把对生命的认知提高到一个前所未有的高度。例如，我们猜想，如果五脏藏精和藏神与"起亟"的确是人体生命和天地通应往来的物质基础，那么在人类的基因组中，必然存在着"起亟"功能的基因点或基因带，搞清这些基因点、表达途径和它们与天地时空的相关性规律，以及异常表达的规律和纠正方法，那么就有可能为人类找到一条崭新的健康新路径。再比如，如果对间质的研究和认识能结合《内经》的卫气津液流行规律、病传规律及其与六腑的关联理论，很有可能大大加快研究速度，在多种基础病理和疾病病理上有个暴发式的突破。这样，中西医就开始找到联结点。这样的中西医结合将是实质上的有机结合，中医会凭借这些研究把古老的理论真正现代化，并在基础研究的引导下，把诊疗手段充分现代化，更加精准有效地进行现代化中医治疗，这样的发展路径才是中医应当走的继承和发扬的道路。将来物理学的发展，必能提供对"气"和"气化"实质的解读，把中医的形气二态统一起来，把中西两个医学系统彻底整合起来，成为一种更进步的医学。

那么，这样的中医还是纯中医吗？我们说，应该是吧。其天人通应、脏腑精神、阴阳五行、营卫津液、外邪正气理论系统还完整存在，并在获得现代研究量化可重复性实验校正后，可以更加有效地指导临床。诊疗技术的现代化将使中医诊断不再只靠个人经验的三个手指把脉，而可能是靠"微感光探头适形扫描明堂气色三维成像系统""十二经脉营卫流体量化均衡分析仪"及"全身卫气流行成像仪"等诊断报告，中医治疗不再是只靠几根毫针和艾灸，或者是凭个人经验开几剂草药，而可能是显微手术室里的"脑部头风引出术""手太阴输脉留邪清除术""足三阴络脉疏通术"，或者"肝脏起亟注射液""金运木虚体质保健口服液""朔望经脉气血促增仪治疗""呼吸相位反搏术厥气回调治疗""3D 虚拟现实四时郊祭情境治疗"等等。您说，这到底还是不是中医呢？

如果有一天中医人做到如此这般事业，才可以自豪地说我们无愧于祖先。否则，他们看到 2000 多年后的子孙，还在纠结祖先的医学还用不用得，守不守得住，还在煮草根、摸手腕、搓针烧艾，没有一点进步，而人类科技已经发展到人工智能、基因工程和航天时代，乃至超越这些的后时代了，让他们如何

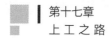
不叹恨"世主学尽矣"?!

我们都喜欢说"为往圣继绝学",中医人做不做得到呢?那就看我们是不是把握得住中医的根本,跟不跟得上时代的步伐了。我们这代人,在寻根求本上或许还能尽些微薄之力,欲跟上时代,肯定要靠具备现代研究能力的年轻一代和具备更高阶科技能力的后人了。与时俱进,跃进反求,中医的出路必然在于现代化,我们对中医的未来充满信心!